전문간호사와 함께하는

한국전문간호사협회

임상추론 Ⅱ

: 실무 사례 중심으로

KAAPN
한국전문간호사협회

전문간호사와
함께하는 임상추론 II
: 실무 사례 중심으로

첫째판 1쇄 인쇄 | 2025년 7월 15일
첫째판 1쇄 발행 | 2025년 7월 25일

지 은 이 한국전문간호사협회
발 행 인 장주연
출 판 기 획 임경수
책 임 편 집 이연성
편집디자인 주은미
표지디자인 김재욱
일 러 스 트 김명곤
마 케 팅 박예진
발 행 처 군자출판사(주)
등록 제4-139호(1991. 6. 24)
본사 (10881) **파주출판단지** 경기도 파주시 회동길 338(서패동 474-1)
전화 (031) 943-1888 팩스 (031) 955-9545
홈페이지 | www.koonja.co.kr

* 파본은 교환하여 드립니다.
* 검인은 저자와의 합의 하에 생략합니다.

ISBN 979-11-7068-307-0 (93510)
정가 30,000원

전문간호사와 함께하는 임상추론 Ⅱ

: 실부 사례 중심으로

축사

지난해 8월 『전문간호사와 함께하는 임상추론: 실무 사례 중심으로』 1편 출간 이후 많은 분들이 현장에서 환자를 보는 데 큰 도움이 된다며 1편에 포함되지 않은 사례들을 추가해달라는 요청을 주셨습니다. 실무에서 활동하는 많은 전문간호사들 역시 집필 과정에 참여를 희망하여, 1편에 수록한 23개의 사례에 이어 2편에서는 24개의 임상추론 사례를 다루었습니다.

2024년 의정갈등으로 수련의 대부분이 병원을 떠나면서 의료계는 격동의 시기를 겪었고, 간호사업무관련 시범사업과 새롭게 공포된 간호법에서 진료지원업무 추가 등으로 그 어느 때보다 전문간호사의 업무와 역할에 대한 관심도가 높아졌습니다. 또한 상급종합병원 구조전환 지원사업이 2024년 10월부터 시작되어 전문간호사가 2교대 또는 3교대로 당직을 서고 24시간 커버하며 primary call을 받는 역할까지 수행하기 시작하면서, 전문간호사를 배치해달라는 의사들의 목소리도 많아졌습니다. 학교와 연계된 병원에서는 전문간호사 과정을 만들어 달라는 요청으로 전문간호사 과정을 신설하는 학교도 늘어나고 있습니다.

이런 시기에 우리 전문간호사에게 필요한 역량, 그리고 차별점은 무엇이어야 할까요? 단순히 동맥천자를 잘 하고, 카테터 관리를 잘 하면 되는 것일까요? 저는 그 이상의 역량이 전문간호사에게 필요하다고 생각합니다. 그리고 그것이 바로 임상추론 능력이라고 생각합니다. 임상추론은 우리가 신체검진을 하든, 의무기록을 적든, 또는 어떤 처치를 하든 환자의 전반적인 상태와 문제를 파악해서 고려해야 하는 사항이 무엇인지 추론하고 적절하게 대처할 수 있는 방법을 찾아서 보다 안전하게 환자를 관리할 수 있는 능력이라고 생각합니다. 의사가 위임한 업무나 처치를 잘 수행하는 것에서 역할이 끝나지 않고, 환자를 위해 보이지 않는 또는 예측 가능한 문제까지 찾아낼 수 있어야 합니다. 그러려면 체계적으로 생각하며 환자의 문제를 놓치지 않기 위해 고민하고 질문하는 습관이 필요합니다.

『전문간호사와 함께하는 임상추론: 실무 사례 중심으로』 2편은 1편과 마찬가지로 임상에서 볼 수 있는 환자의 사례를 바탕으로 대상자의 문제에 대해 질문을 이어 갑니다. 대상자에게 가장 중요한 문제가 무엇인지, 문제해결을 위해 필요한 정보는 무엇인지를 탐색하는 과정을 통해 대상자의 건강문제를 진단하고 문제해결방법을 탐색하는 과정을 기술했습니다. 또한 이런 임상추론 과정에서 전문간호사의 역할, 사례로부터 배울 점 등을 정리하여 임상에서의 활용도를 높였습니다.

책자 제작 과정은 집필진들의 정보를 전달하는 것에서 그치지 않았습니다. 임상에서 활동하는 전문간호사들이 집필에 참여하게 되면 집필 과정을 통해 더 많은 것을 배우고 갈 수 있도록 한국전문간호사협회 임원과 위원들이 편집위원으로 참여하여 임상추론 절차를 밟는 과정에 대해 가이드를 제시하고 부족한 부분을 함께 만들어 갔습니다. 수정 작업을 함께 하면서 집필진 또한 더 성장할 수 있도록 도왔고, 많은 긍정적 피드백도 받았습니다. 한국전문간호사협회는 앞으로도 계속해서 임상에서 활동 중인 전문간호사들의 참여를 독려할 예정입니다. 이러한 과정을 통해 전문간호사와 함께 일하는 의료진과 환자들이 '전문간호사에게 맡기면 걱정할 것이 없어.'라고 안심할 수 있을 만큼 역량을 갖춘 인력으로 성장할 수 있도록 함께 노력하겠습니다.

끝으로 바쁜 중에도 임상추론 1편이 출간되자마자 쉼도 없이 2편 집필 진행을 위해 저자와 임상사례를 모집하고 편집을 주도해주신 한국전문간호사협회 옥오남 교육이사님께 감사드립니다. 또한 저자의 원고를 표준화하고 감수해주신 편집위원과 감수위원께도 감사드립니다. 무엇보다 24개의 임상사례를 기꺼이 제공해주시고 저자로 참여해주신 23명의 저자분들께도 감사드립니다. 언제나 멋진 디자인으로 책을 만들어 주시는 군자출판사에도 감사를 드립니다. 미처 담지 못한 사례는 임상추론 3편으로 찾아 뵙도록 하겠습니다.

감사합니다.

2025년 7월

한국전문간호사협회 회장 **최 수 정**

서문

2024년 8월 『전문간호사와 함께하는 임상추론: 실무 사례 중심으로』 1편을 출간한 이후, 많은 임상 현장의 간호사들로부터 긍정적인 반응과 함께 더 많은 사례에 대한 요청을 받았습니다. 이러한 현장의 목소리에 부응하여 한국전문간호사협회는 지속적으로 사례기반 임상추론 연수강좌를 발전시켜 왔으며, 이번에 보다 풍성한 내용으로 2편을 출간하게 되었습니다.

1편이 임상추론의 기초를 다지는 데 중점을 두었다면, 이번 2편은 보다 다양하고 복합적인 임상 상황에서의 추론 과정을 제시하고자 하였습니다. 특히 내분비계 질환과 호흡기계 질환 사례를 대폭 확충하여, 현대 의료 환경에서 점점 중요해지고 있는 대사질환과 중환자 호흡관리 영역의 임상추론 과정을 깊이 있게 다루었습니다.

이번 2편에는 전문간호사들이 임상 현장에서 축적한 경험을 바탕으로 개발한 24개의 새로운 사례가 담겨 있습니다. 내분비계 4개, 소화기계 4개, 신경계 3개, 심혈관계 6개, 호흡기계 4개, 기타 3개로 분류하였으며, 각 영역별로 전문간호사가 직면할 수 있는 핵심적이고 도전적인 임상 상황들을 선별하였습니다.

1편과 마찬가지로 각 사례는 임상추론 모델의 6단계에 따라 체계적으로 구성하였습니다. '대상자에게 있어 가장 중요한 문제는 무엇인가?'부터 시작하여 '대상자에게 필요한 F/U 계획은 무엇인가?'까지의 과정을 통해, 독자들이 단계적이고 논리적인 사고 과정을 경험할 수 있도록 하였습니다.

특히 2편에서는 1편의 피드백을 반영하여 각 사례의 [알아보기] 섹션을 더욱 충실히 구성하였고, 최신 임상 가이드라인과 근거기반 실무를 반영한 내용으로 업데이트하였습니다. 또한 복잡한 병태생리학적 기전과 치료 과정을 이해하기 쉽도록 더 많은 삽화와 도표를 추가하여 시각적 학습 효과를 높이고자 하였습니다.

임상추론 능력은 전문간호사에게 있어 핵심 역량일 뿐만 아니라, 환자 안전과 치료 성과에 직접적인 영향을 미치는 필수적인 능력입니다. 의료 기술이 발전하고 환자의 중증도가 높아지는 현재의 의료 환경에서, 정확하고 신속한 임상 판단은 그 어느 때보다 중요해지고 있습니다.

이 책을 통해 독자들이 다양한 임상 상황에서의 문제 해결 능력을 향상시키고, 환자 중심적 사고와 근거기반 의사결정 과정을 체득할 수 있기를 기대합니다. 또한 이론과 실무를 연결하는 가교 역할을 하여, 전문간호사로서의 전문성과 자신감을 키우는 데 도움이 되기를 희망합니다.

끝으로 이번 2편이 완성되기까지 귀중한 임상 경험과 전문 지식을 아낌없이 공유해 주신 한국전문간호사협회 회원 여러분께 깊은 감사를 드립니다. 또한 1편의 성공을 발판으로 2편 출간을 지원해 주신 군자출판사 관계자 여러분께도 진심으로 감사의 마음을 전합니다.

이 책이 임상 현장에서 환자를 돌보는 모든 간호사들의 임상추론 역량 강화에 기여하고, 나아가 우리나라 간호의 질적 향상에 보탬이 되기를 기원합니다.

2025년 7월

저자 일동

(가나다순)

편집위원

성명	소속
강영애	서울아산병원
김정혜	울산대학교
문혜원	서울아산병원
박하영	경복대학교 간호대학
옥오남	성균관대학교 임상간호대학원

집 필 진

성명	소속
김민주	고신대학교복음병원
김준기	원주세브란스기독병원
김태은	아주대학교의료원
김현아	서울아산병원
박민정	삼성서울병원
박지원	분당서울대학교병원
박혜경	서울아산병원
송아영	대전을지대학교병원
이세영	삼성서울병원
이영신	서울아산병원
이정민	국민건강보험 일산병원
이주희	서울아산병원
이주희	아주대학교의료원
이희옥	삼성서울병원
이희진	분당서울대학교병원
장연정	신촌세브란스병원
정선영	건국대학교병원
정수빈	분당서울대학교병원
정윤중	서울아산병원
조인선	삼성서울병원
채민진	삼성서울병원
표정조	삼성서울병원
한지은	분당서울대학교병원

Contents

내분비계

01

고혈당고삼투질상태

학습 목표

환자의 주 호소를 토대로 적절한 병력청취와 감별진단을 하기 위한 검사를 알고, 대상자의 특성에 맞춘 간호계획을 수립할 수 있다. 구체적인 목표는 다음과 같다.

❶ 환자의 증상과 징후를 통하여 관련 정보를 수집하고 해석할 수 있다.
❷ 당뇨병케토산증과 고혈당고삼투질상태를 감별하기 위한 혈액검사 결과를 해석할 수 있다.
❸ 고혈당고삼투질상태의 병태생리와 유발인자를 이해하고 설명할 수 있다.
❹ 치료이행 및 고혈당 증상 조절을 위한 간호중재를 수행하며, 고혈당 증상의 조기발견을 위한 환자 및 보호자 교육을 제공할 수 있다.

사례

46세 남자 환자는 고혈압과 면역글로불린 A 신병증(IgA nephropathy)으로 진단받고 지속적인 치료를 받고 있다. 최근 신장내과에서 스테로이드(prednisolone)의 용량을 감량한 이후 전신 위약감을 호소하였다. 대상자는 내원 3-4일 전부터 오심과 식욕부진으로 인해 당분이 많은 주스와 과일을 다량 섭취하였으며, 내원 수일 전부터 양안의 시력저하를 경험하였다.

내원 1시간 전부터 근육경련(muscle spasm)과 오심이 심해져 응급실을 방문하였다. 내원 당시 의식은 명료하였으며, 활력징후는 혈압 133/62 mmHg, 맥박 110회/분, 호흡 18회/분으로 측정되었다. 근육경련 발생 중에도 의식과 기억은 명료하게 유지되었으며, 신경학적 결손은 확인되지 않았다. 응급실에서 시행한 혈액검사 결과 혈청 포도당 농도는 1,374 mg/dL, 당화혈색소(HbA1c)는 14.1%로 확인되었다.

질문 1 대상자에게 있어 가장 중요한 문제는 무엇인가?

고혈당(hyperglycemia)

대상자는 응급실 내원 당시 혈청 포도당 농도가 1,374 mg/dL, 당화혈색소(HbA1c)가 14.1%로 확인되었다. 이는 심각한 고혈당 상태를 나타내며, 즉각적인 치료가 필요하다.

우선적으로 탈수 교정을 위한 수액요법을 시행하였으며, 고혈당 조절을 위해 인슐린 투여를 시작하였다. 또한 고혈당의 원인을 규명하고 이에 대한 치료를 병행하는 것이 중요하다.

질문 2 대상자의 문제를 해결하기 위해 어떤 정보가 필요한가?

1. 대상자의 병력청취와 진찰

당뇨병 진단을 받은 적이 없더라도 고혈당과 함께 다음(polydipsia), 다뇨(polyuria), 이유 없는 체중감소, 구토, 탈수, 의식변화 등이 있을 경우 당뇨병케토산증(diabetic ketoacidosis, DKA) 또는 고혈당고삼투질상태(hyperglycemic hyperosmolar state, HHS)를 의심해야 한다. 이러한 상태는 신속한 인식과 치료가 필요한 의료 응급 상황이다. 대상자는 면역글로불린 A 신병증(IgA nephropathy)으로 스테로이드제제인 프레드니솔론(prednisolone)과 면역억제제인 미코페놀레이트 모페틸(mycophenolate mofetil)을 복용하고 있었으므로 고혈당이 유발될 가능성이 있다.

2. 혈액검사 및 영상검사 결과와 의미

당뇨병케토산증과 고혈당고삼투질상태의 감별을 위해 혈청 포도당 농도 및 동맥혈가스분석(arterial blood gas analysis, AGBA), 케톤체 등의 혈액검사가 요구된다. 추가로, 응급실에서 시행한 심전도, 흉부 X선 촬영, 뇌 컴퓨터단층촬영에서는 이상이 발견되지 않았다.

사례

응급실에서 시행한 동맥혈가스분석(ABGA)을 포함한 혈액검사 결과는 다음과 같다(표 1).

표 1. 동맥혈가스분석과 혈액검사 결과

검사명(단위) \ 날짜	6월 16일 23:00	6월 16일 23:43	6월 17일 00:47
pH	7.294	7.319	7.307
pCO_2 (mmHg)	34.4	39.7	40.1
HCO_3^- (mmol/L)	16.7	20.4	20.0
Lactate (mmol/L)	6.1	2.1	1.6
Glucose (mg/dL)	1,374		847

응급실에서 수액요법과 인슐린 투여를 시행한 후 검사결과의 변화는 다음과 같다(표 2A, 2B).

표 2(A). 동맥혈가스분석과 혈액검사 결과

검사명(단위) \ 날짜	6월 18일 15:06	6월 19일 05:01	6월 20일 04:20
pH	7.339	7.368	7.357
pCO_2 (mmHg)	30.7	27.1	32.6
HCO_3^- (mmol/L)	16.7	15.7	18.5
Glucose (mg/dL)	491		331

표 2(B). 혈액검사 결과

검사명(단위)	결과 추이
Lactate (mmol/L)	17 → 12.2 → 1.6
Na (mmol/L)	119 → 120 (Corrected Na 137) → Corrected 142
K (mmol/L)	5.0 → 4.7 → 4.0
Cl (mmol/L)	87 → 94 → 112
BUN (mg/dL)	54.5 → 53.0 → 43.6
Creatinine (mg/dL)	3.06 (Baseline Cr 1.78) → 2.56 → 1.87
Osmolality (mOsm/kg)	368 → 338 → 317
Amylase (U/L)	58 → 45
Lipase (U/L)	178 → 120
Ammonia (NH3) (㎍/dL)	163 → 29
Beta-hydroxybutyrate (mmol/L)	0.20 → < 0.1
HbA1c (%)	14.1

알아보기

고혈당고삼투질상태(hyperglycemic hyperosmolar state, HHS)

HHS는 주로 고령의 2형당뇨병 환자에서 많이 발생하며, 기저질환이 동반되는 경우가 많아 사망률이 5-20% 정도로 당뇨병케토산증(diabetic ketoacidosis, DKA)보다 높다. 고혈당(600 mg/dL 초과)과 고삼투압(유효 혈청 삼투압농도 320 mOsmol/kg 초과), 탈수가 동반되면 진단한다. 약간의 케톤뇨 혹은 경미한 케톤증과 대사산증이 동반될 수 있다. 가장 흔한 유발인자는 감염이며, 인슐린이나 경구혈당강하제를 적절히 사용하지 않거나 중단한 경우, 뇌혈관질환, 심근경색증, 외상 등에 의해 발생할 수 있다.

당뇨병케토산증(diabetic ketoacidosis, DKA)

DKA는 인슐린의 절대적 또는 상대적 결핍에 의해 발생하는 급성 대사장애로, 오심, 구토, 복통을 동반하며, 빠르고 깊은 쿠스마울(Kussmaul) 호흡을 한다. 다음, 다뇨, 체중감소 등의 고혈당 증상이 동반되기도 한다. 당뇨병케토산증에서는 고혈당, 고케톤혈증, 대사성산증의 세 가지 요소로 구성되며, 혈당이 250 mg/dL 이상, 혈액 pH가 7.3 미만, 혈장 중탄산염 농도가 15 mEq/L 미만, 중증도의 케톤혈증 또는 케톤뇨가 동반되면 진단할 수 있다. 베타하이드록시뷰티르산(beta-hydroxybutyrate)이 케톤 생산의 주요 생성물이므로 혈청/소변 베타하이드록시뷰티르산을 측정하는 것이 가장 유용하다.

〈계속〉

당뇨병케토산증(DKA)과 고혈당고삼투질상태(HHS)의 감별진단을 위한 기준은 다음과 같다(표 3). DKA는 케톤증과 대사성산증이 주요 특징이며 중증도에 따라 3단계로 분류되고, HHS는 심한 고혈당과 고삼투압이 특징이다.

표 3. 당뇨병케토산증(DKA)과 고혈당고삼투질상태(HHS)의 진단기준

항목	DKA			HHS
	경증	중등증	중증	
혈당(mg/dL)[1)]	> 250	> 250	> 250	> 600
동맥혈(정맥혈) pH	7.25-7.30	7.00-7.24	< 7.00	> 7.30
혈청 중탄산염(mEq/L)	15-18	10-14	< 10	> 15
혈청 베타하이드록시뷰티르산 (mmol/L)	> 3	> 3	> 3	< 3
소변/혈장 케톤	양성	양성	양성	음성/양성
유효 혈청 삼투압농도 (mOsmol/kg)[2)]	다양	다양	다양	> 320
음이온차[3)]	> 10	> 12	> 12	< 12
의식상태	명료	명료/기면	혼미/혼수	혼미/혼수

1) SGLT2억제제를 복용하는 환자, 임신부, 알코올 남용이나 간기능 저하가 있는 환자는 정상혈당 DKA (euglycemic DKA)가 발생할 수 있다.

2) 유효 혈청 삼투압농도(effective osmolarity: 2x [Na^+ (mEq/L)] + glucose (mg/dL)/18)

3) 음이온차: (Na^+)-[Cl^- + HCO_3^-]

출처: 2023 당뇨병진료지침, 대한당뇨병학회

질문 3 대상자의 예상되는 진단명은 무엇인가?

고혈당고삼투질상태(HHS)

대상자는 혈청 포도당 농도가 1,374 mg/dL로 고혈당고삼투질상태(HHS)의 진단 기준인 600 mg/dL을 명확히 초과하였으며, 당화혈색소(HbA1c)도 14.1%로 측정되어 만성적인 고혈당 상태임을 시사하고 있다. 또한, 대상자는 내원 수일 전부터 오심, 식욕부진, 전신 위약감 등의 증상이 지속되었으며, 이에 따라 당분이 풍부한 주스와 과일을 다량 섭취하여 고삼투 상태가 더욱 악화된 것으로 판단된다. 내원 당시 대상자는 근육경련을 호소하였으나, 의식은 명료하였고 쿠스마울(Kussmaul) 호흡, 중등도 이상의 케톤혈증, 중증의 대사산증 등 당뇨병케토산증(DKA)의 특징

적인 임상 증상은 나타나지 않았다. 따라서 대상자의 임상적 양상과 검사 결과를 종합하면 HHS에 더욱 부합하며, 즉각적인 수액 요법과 혈당 조절이 요구되는 내분비학적 응급상황으로 판단된다.

질문 4 어떤 우선순위로 문제를 해결하겠는가?

1. 조직관류 회복 및 탈수 증상 조절 - 수액 보충
2. 혈청 포도당 조절 - 인슐린 투여
3. 전해질 불균형 교정

질문 5 어떤 절차와 방법에 따라 문제를 해결하겠는가?

치료 목표는 즉각적으로 순환혈액량과 조직관류를 회복하고, 전해질 불균형을 교정하며, 고혈당 상태를 개선하는 것이다. 또한 감염, 스테로이드 및 면역억제제 사용 여부, 심근경색, 뇌졸중 등 HHS를 유발한 선행 요인을 규명하고 이에 대한 치료를 병행하는 것이 필수적이다.

1. 조직관류 회복 및 탈수 증상 조절 - 수액보충

응급실 내원 당시, 맥박은 110회/분, 혈압은 133/62 mmHg였으나, 시간이 지나면서 혈압이 점차 감소하여 95/57 mmHg까지 떨어졌다. 0.9% 생리식염수(normal saline, NS) 1 L를 신속하게 정맥주입한 후, 추가 수액보충을 위해 NS 1 L를 시간당 500 mL의 속도로 투여하였다. 이후 혈압과 맥박을 지속적으로 모니터링하면서 수액 주입 속도를 300 mL/hr로 조절하였다. 내원 8시간 후에는 맥박이 85회/분, 혈압이 112/59 mmHg로 안정됨에 따라, 0.9% NS 100 mL/hr, 0.45% 식염수 100 mL/hr, 칼륨 보충 수액(0.9% NS + KCl 40 mEq) 300 mL/hr를 지속적으로 투여하였다.

알아보기

수액치료

고혈당고삼투압(HHS)에서는 약 100-200 mL/kg의 수분 부족이 발생할 수 있으며, 이에 따라 수액요법이 가장 우선적으로 시행되어야 한다. 우선 조직관류를 회복하고 적절한 소변배출을 유도하기 위해 0.9% NS 1-2 L를 1-2시간에 걸쳐 정맥주입한다. 이후, 혈청나트륨 수치를 고려하여 0.45% 식염수로 변경하여, 시간당 250-500 mL의 속도로 지속적으로 주입한다. 또한, 혈청 포도당 농도가 300 mg/dL 이하로 감소하면, 저혈당을 예방하기 위해 수액을 5% 포도당과 0.45% 식염수로 변경하여 시간당 150-250 mL/hr 속도로 주입한다.

2. 혈청 포도당 조절 - 인슐린 투여

인슐린 투여를 시작한 후, 초기 혈당 목표는 250-300 mg/dL로 설정하였다. 혈당 조절을 위해 혈청 포도당 농도를 2시간마다 모니터링하며, 사전에 협의된 프로토콜에 따라 인슐린 치료를 시작하였다. 필요시에는 주치의와 상의하여 인슐린 용량을 증가하였다. 퇴원 전날에는 혼합형 인슐린(리조덱플렉스터치주, ryzodeg flextouch)으로 변경하여 하루 2회 투여하도록 하였으며, 당뇨병 전문간호사가 자가 인슐린 주사방법을 교육하였다.

알아보기

인슐린 치료

수액을 보충한 후에는 인슐린 치료를 시행해야 한다. 인슐린은 정맥주사(IV), 근육주사(IM), 피하주사(SC)로 투여할 수 있으며, 의식이 서하된 상태이거나 중증 환자에게는 속효성 인슐린을 0.1 U/kg로 정맥 내 일시 투여(IV bolus)한 후, 0.1 U/kg/hr 속도로 지속 정맥 주입(IV infusion)한다. 또는, 별도의 정맥 내 일시 투여 없이 0.14 U/kg/hr 속도로 지속 정맥 주입하는 방법도 있다. 혈청 포도당 농도가 첫 1시간 동안 10% 이상 감소하지 않을 경우, 체중 1 kg당 0.14 U의 속효성 인슐린을 한꺼번에 정맥주사한 후 이전 치료를 계속한다. 고혈당고삼투질상태(HHS) 환자의 경우, 혈청 포도당 농도가 300 mg/dL에 도달하면, 속효성 인슐린의 정맥주사 속도를 0.02-0.05 U/kg/hr로 줄인다. 이후, 환자의 의식이 명료해질 때까지 혈청 포도당 농도를 200-300 mg/dL 범위에서 유지하면서 지속적으로 모니터링한다.

3. 전해질(칼륨) 교정

탈수 교정과 인슐린 치료는 혈청 칼륨 수치를 급격하게 떨어뜨릴 수 있으므로 적절한 칼륨 보충이 중요하다. 대상자는 응급실 내원 초기에는 2시간마다 칼륨 수치를 모니터링하였다. 초기 칼륨 수치는 5.0 mmol/L였으나, 치료 과정에서 점차 감소하여 4.0 mmol/L까지 떨어졌다. 이에 따라, 칼륨이 포함된 수액(0.9% NS + KCl 40 mEq)을 유지하며 칼륨 보충을 지속하였다.

알아보기

칼륨 교정(그림 1)

초기 칼륨 수치가 3.3 mEq/L 미만인 경우, 인슐린 투여를 시작하지 않고 먼저 칼륨을 20-30 mEq/hr 속도로 보충한다. 반대로, 혈청 칼륨이 5.2 mEq/L를 초과하면 추가적인 칼륨을 투여하지는 않지만 2시간마다 혈청 칼륨 수치를 모니터링하여 변화를 관찰한다.

혈청 칼륨이 3.3-5.2 mEq/L 범위 내에 있는 경우, 수액 1 L당 20-30 mEq의 칼륨을 혼합하여 정맥으로 투여하고, 목표 혈청 칼륨 수치를 4.5 mEq/L로 유지할 수 있도록 조절한다.

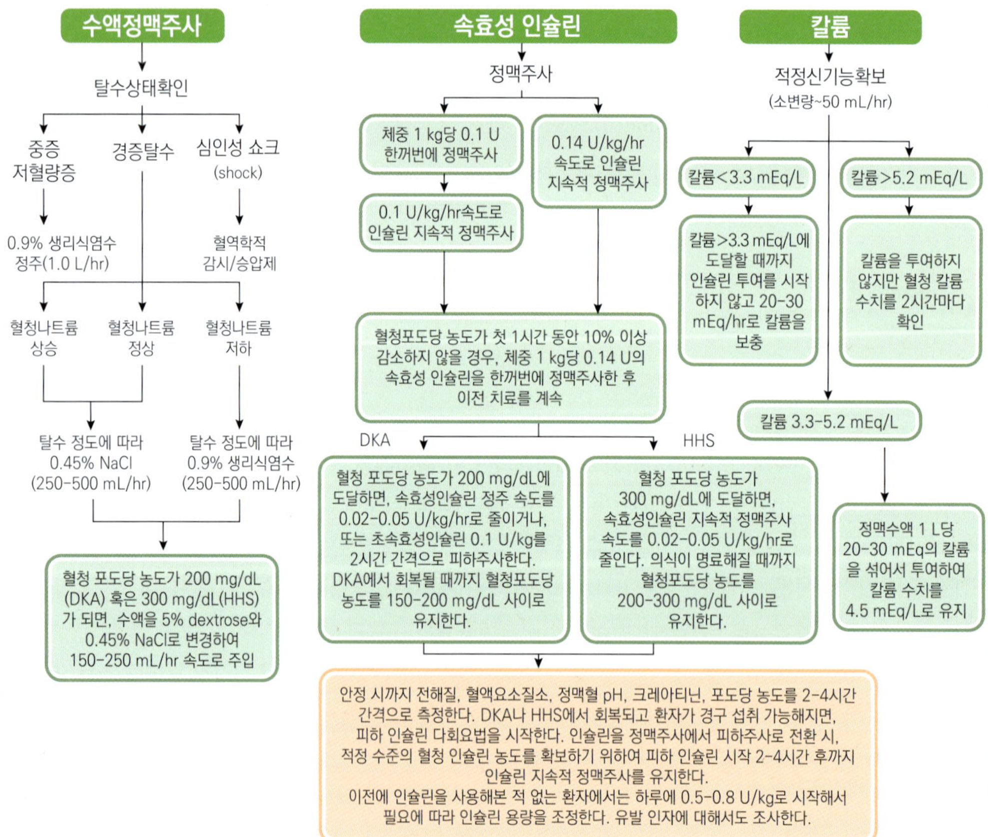

그림 1. 성인 당뇨병케토산증과 고혈당고삼투질상태 치료 알고리즘
(출처: 2023 당뇨병진료지침, 대한당뇨병학회)

질문 6 대상자에게 필요한 F/U 계획은 무엇인가?

1. 치료 과정 중 합병증 발생 여부 모니터링

수액치료, 인슐린 투여 및 전해질(칼륨) 교정 과정에서 저혈당, 저칼륨혈증, 뇌부종 등의 합병증이 발생할 수 있으므로 임상적 상태를 면밀히 모니터링하고 필요시 즉각적인 조치를 시행한다.

2. 혈당조절을 위한 생활습관 관리 및 올바른 인슐린 주사법과 자기혈당측정 교육

당뇨병 관리의 목표는 적절한 생활습관 관리와 약물치료를 통해 혈당을 목표 수준으로 유지하여 급성 및 만성 합병증을 예방하는 것이다. 대상자는 퇴원 후에도 목표 혈당을 유지하고 고혈당 위기를 예방하기 위해서는 가정에서도 혈당을 지속적으로 모니터링하면서 인슐린 주사를 유지해야 한다. 이를 위해 내분비내과 협진 및 당뇨병 전문간호사의 올바른 인슐린 주사방법과 용량조절 방법을 교육받아야 한다. 또한, 저혈당의 정의, 증상, 대처법, 예방방법에 대해서도 충분히 숙지할 수 있도록 교육해야 한다.

3. 고혈당의 원인 및 증상 교육과 예방

고혈당은 감염, 혈당강하제 및 인슐린의 부적절한 투여, 뇌혈관질환, 심근경색증, 급성 췌장염, 외상과 같은 급성질환에 의해 발생할 수 있다. 고혈당의 주요 증상은 소변량과 물 섭취의 증가, 이유 없는 체중감소, 쇠약감, 탈수, 빠른 맥박 등이 있으며, 심한 경우 국소적인 신경학적 변화나 의식변화가 나타날 수 있다. 이러한 증상이 발생하면 즉시 의료기관을 방문하도록 교육해야 한다.

4. 주기적인 외래 추적관찰

대상자는 스테로이드(prednisolone) 용량 감량 후 전신 위약감을 호소하고 있어, 이와 관련된 부신기능 저하증 가능성에 대해 평가하고 약제 조정이 필요할 수 있다. 또한, 급성 신손상이 동반된 상태이므로 추가적으로 신장내과 협진을 통해 약물 조절이 필요할 것으로 보인다.

퇴원 후 1-2주 내 단기 추적관찰을 통해 혈당 조절 상태와 인슐린 용량을 재평가하고, 이후 내분비내과에서 정기적인 장기 추적관찰을 시행해야 한다. 당화혈색소(HbA1c)는 3개월마다 측정하여 혈당 조절 상태를 평가하고, 당뇨병성 망막병증, 신병증, 신경병증 등의 만성 합병증에 대한 선별검사도 정기적으로 시행해야 한다.

전문간호사의 역할

전문간호사는 병력확인 및 신체검사를 통해 대상자의 고혈당 증상을 조기발견하고, 혈당검사 및 동맥혈가스분석(ABGA) 결과를 해석하여 당뇨병케토산증(DKA)과 고혈당고삼투질상태(HHS)를 감별 진단하였다. 또한, 대상자가 퇴원 후에도 목표 혈당 관리와 급성 및 만성 합병증 예방, 고혈당 위기 예방을 위한 인슐린 자가주사 치료를 지속할 수 있도록 상담자 및 교육자로서의 역할을 수행하여 자기관리 능력을 강화하도록 지도하였다. 추가적으로 영양사에게 의뢰하여 효과적인 혈당관리가 지속될 수 있도록 지원하였고, 적절한 치료를 제공받을 수 있도록 신장내과와 신경과와의 협진을 조율하는 조정자와 중재자로서 역할을 수행하였다. 아울러, 대상자와 보호자에게 고혈당의 원인과 증상, 대처법 및 향후 치료계획에 대한 정확한 정보를 제공하여, 치료 과정에 대한 이해를 돕고 심리적 안정을 제공하였다.

요약

대상자는 고혈압, 면역글로불린 A 신병증 과거력이 있는 남환으로, 최근 스테로이드(prednisolone) 용량을 감량한 이후 전신 위약감을 호소하였다. 내원 3-4일 전부터 오심과 식욕부진으로 식사를 제대로 하지 못하고 당분이 많은 주스와 과일만 다량 섭취하였으며, 내원 1시간 전에 발생한 근육경련과 오심으로 응급실에 방문하였다. 응급실 내원 당시, 검사 결과 고혈당과 고삼투압 농도가 확인되어 고혈당고삼투질상태(HHS)로 진단하였다. 즉각적인 치료로 조직관류 회복 및 탈수 증상 개선을 위해 수액을 보충하였고 혈당 조절을 위해 인슐린 치료와 전해질 교정을 시행하였다. 급성기 치료 이후 대상자의 혈당 상태가 안정됨에 따라, 퇴원 전 목표 혈당 관리와 합병증 예방을 위해 인슐린 투여 방법을 피하주사로 변경하고, 자가혈당측정법 및 올바른 인슐린 주사법을 교육하였다. 또한, 대상자와 보호자에게 고혈당의 원인과 증상, 응급상황 시 대처법 및 비상연락망 정보를 제공하였고, 정기적인 검사 및 진료를 받을 수 있도록 안내하였다.

사례로부터 배울 점

- 고혈당고삼투질상태(HHS)는 고혈당과 고삼투압 농도가 특징이며, 심한 케토산증은 동반되지 않지만 경미한 케톤뇨 또는 대사산증이 나타날 수 있다. 따라서 대상자의 임상 증상과 혈액검사 결과를 종합적으로 평가하여 당뇨병케토산증(DKA)과의 신속하고 정확한 감별 진단이 중요하다.
- 고혈당고삼투질상태 치료의 우선순위는 순환혈액량과 조직관류를 회복하기 위해 수액 보충을 하는 것이고, 인슐린 치료를 통한 혈당조절, 전해질 불균형의 정상화가 치료 목표이며 즉각적인 치료가 요구된다.
- 가장 흔한 유발인자는 감염이며, 인슐린이나 경구혈당강하제의 부적절한 사용 또는 중단, 뇌 혈관질환, 심근경색증, 외상, 특정 약물 복용 등이 원인이 될 수 있다. 따라서 치료 과정에서 이러한 선행 인자를 규명하고 함께 치료하는 것이 중요하다.
- 고혈당고삼투질상태는 예방 가능한 질환이므로, 대상자와 보호자에게 충분한 교육을 시행하여 고혈당 증상의 조기 발견과 예방을 촉진하고, 증상이 나타날 경우 즉시 의료기관을 방문하여 신속한 진단과 치료를 받을 수 있도록 안내해야 한다.

참고문헌

- 대한당뇨병학회 교육위원회. 당뇨병 교육지침서. 5판. 대한당뇨병학회; 2024.
- 대한당뇨병학회 진료지침위원회. 2023 당뇨병진료지침. 8판. 대한당뇨병학회; 2023.
- 송유선. 입원환자의 당뇨병관리를 위한 교육 간호사의 역할: 2023 ADA 가이드라인. J Korean Diabetes. 2023;24:35-41.
- Kitabchi AE, Umpierrez GE, Murphy MB, Barrett EJ, Kreisberg RA, Malone JI, et al. Management of hyperglycemic crises in patients with diabetes. Diabetes Care. 2001;24:131-53.

02

당뇨병케토산증

학습 목표

환자의 주 호소를 토대로 적절한 병력청취와 감별진단을 하기 위한 검사를 알고, 대상자의 특성에 맞춘 간호계획을 수립할 수 있다. 구체적인 목표는 다음과 같다.

❶ 환자의 증상과 관련된 객관적인 임상정보를 수집하고 해석할 수 있다.
❷ 근거에 기반하여 당뇨병케토산증(diabetic ketoacidosis, DKA)과 고혈당고삼투질상태(hyperosmolar hyperglycemic state, HHS)를 감별하고, 임상적 판단을 내릴 수 있다.
❸ 당뇨병케토산증(DKA)의 병태생리와 임상적 특성을 이해하고, 응급상황에서 신속한 평가 및 중재를 수행할 수 있다.
❹ 당뇨병케토산증(DKA) 환자의 임상 경과를 모니터링하며, 합병증 예방을 위한 간호를 수행할 수 있다.

사례

48세 남자 환자는 제1형 당뇨병(diabetes mellitus, DM)을 진단받고 주 3회 혈액투석(hemodialysis, HD)을 받고 있다. 환자는 내원 전날 저녁까지 평소와 같이 의사소통이 가능한 상태였다. 그러나 보호자의 진술에 따르면, 환자는 전날부터 규칙적인 식사와 약물 복용을 하지 못했으며, 혈당 측정(blood sugar test, BST)도 시행하지 못했다고 하였다.

내원 당일 아침 10시경 보호자가 투석을 위해 환자를 깨웠을 때 환자는 의식이 명료한 상태였으나 전신에 통증을 호소하며 투석 시간을 미루려는 모습을 보였다. 보호자는 환자의 상태가 호전되는지 관찰했으나 시간이 지날수록 통증이 점차 악화되었고, 환자는 침대에서 몸을 구르며 극심한 불편감을 표현하였다. 이후 의사소통이 불가능할 정도로 소리를 지르고 발버둥치는 상태로 급격히 악화되었으며, 보호자는 이에 즉시 119에 신고하였다.

119가 현장에 도착했을 때 환자는 극심한 통증으로 인해 소리를 지르고 발버둥치며 의사소통이 불가능한 상태였고, 곧바로 응급실로 이송되었다.

응급실 내원 당시 활력징후는 혈압 90/60 mmHg, 맥박 110회/분, 산소포화도는 97%, 체온은 정상 범위였으나, 혈당측정(BST) 결과는 기기의 측정 가능 범위를 초과하여 'high'로 나타났다.

질문 1 대상자에게 있어 가장 중요한 문제는 무엇인가?

의식 상태 변화

대상자는 제1형 당뇨병(DM)을 앓고 있으며, 주 3회 혈액투석(HD)을 받는 상황이지만 금일 갑작스러운 의식 상태 변화로 혈당 측정 및 혈액투석을 시행하지 못한 상태로 응급실에 내원하였다. 내원 당시 혈압은 90/60 mmHg, 산소포화도는 97%, 맥박은 110회/분, 체온은 정상 범위로 측정되었다. 의식 상태는 부르는 소리에 눈을 뜨고 반응하지만 졸려하는 모습(drowsy)을 보였으며, 응급실 도착 후 시행한 혈당측정(BST)에서 'high'가 측정되었다.

질문 2 대상자의 문제를 해결하기 위해 어떤 정보가 필요한가?

1. 과거력 및 병력 청취

대상자의 과거 병력(제1형 당뇨병, 혈액투석 등)을 포함하여 최근 의식 상태 변화를 유발할 수 있는 요인(식사 및 약물 복용 중단, 혈당 관리 상태 등)에 대해 보다 구체적으로 병력 청취를 실시해야 한다.

2. 뇌 컴퓨터단층촬영(computed tomography, CT)

대상자가 호소하는 증상을 토대로 신체 사정을 수행하고, 내원 시 촬영한 brain CT 결과를 통해 대상자의 문제를 파악할 수 있다.

대상자는 내원 후 의식 상태 변화의 원인을 확인하기 위해 응급 검사로 brain CT를 촬영하였다. brain CT 영상을 통해 정상적인 소견과 비교하여 뇌 병변의 이상 유무를 확인하고, 환자의 증상 및 영상 소견을 근거로 임상적 판단이 요구된다. brain CT 결과, 국소 신경학적 이상소견(focal neurological signs)은 관찰되지 않았다(그림 1).

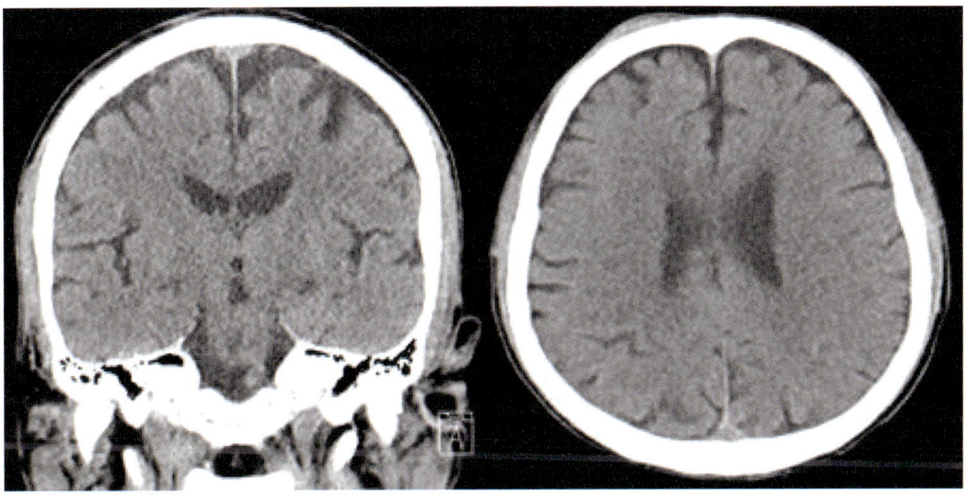

그림 1. Brain CT

3. 혈액검사

대상자의 의식 변화 및 흥분 상태를 유발할 수 있는 전해질 불균형과 같은 대사성 이상 여부를 평가하기 위해 혈액검사를 시행한다. 또한 제1형 당뇨병 및 혈액투석을 받는 과거력과 현재 증상 간의 관련성을 명확히 평가하기 위해 전혈구 검사(complete blood count, CBC), 전해질 검사, 혈액요소질소(blood urea nitrogen, BUN), 크레아티닌(creatinine, Cr), 동맥혈가스분석(arterial blood gas analysis, ABGA), 혈중 베타케톤 검사, 당화혈색소(HbA1c), 젖산(lactic acid) 검사 등 추가적인 혈액검사가 필요하다.

사례

응급실 내원 전날 내분비내과 외래를 방문한 기록이 확인되었으며, 외래 방문 후 저녁 식사까지는 특별한 이상 없이 지냈다고 한다. 그러나 응급실 내원 당일 아침부터 속이 불편하다고 호소하였으며, 이후 의식 상태가 변화하고 증상이 점차 악화되어 응급실로 내원하였다. 응급실 도착 후 검사 결과, 대상자는 심한 고혈당 상태였고, 동맥혈가스분석(ABGA) 검사에서 pH 7.225, pCO_2 26.1 mmHg, pO_2 92.2 mmHg, Base excess (BE) −14.4 mmol/L로 대사산증(metabolic acidosis) 및 이에 대한 호흡성 보상 반응이 나타났다. 응급치료 이후 혈당과 혈압이 안정화되었음에도 불구하고 환자의 의식 상태는 지속적으로 혼돈(confused)된 상태였고, 횡설수설하며 치료에 협조되지 않는 모습을 보였다. 이에 보호자에게 혈액투석(hemodialysis, HD), 인슐린 투여 및 수액치료가 필요함을 설명한 후, 집중치료실(intensive care unit, ICU)로 입원하였다.

질문 3 대상자의 예상되는 진단명은 무엇인가?

당뇨병케토산증(DKA)

대상자는 응급실 내원 당시 혈당측정(BST) 결과가 측정 가능한 최대치를 초과하는 심한 고혈당 상태였다. 또한 동맥혈가스분석(ABGA) 결과 pH 7.225, pCO_2 26.1 mmHg, BE −14.4 mmol/L로 중증의 대사산증 소견을 나타내고 있었다. 대상자는 제1형 당뇨병 병력을 가지고 있으며, 내원 전날부터 규칙적인 식사와 인슐린 투여가 이루어지지 않았고 혈당 모니터링 또한 시행하지 않은 상태였다. 이러한 임상적 양상과 검사 결과를 종합할 때 대상자는 인슐린 결핍으로 인해 발생한 급성 대사장애인 당뇨병케토산증(DKA)으로 진단할 수 있으며, 즉각적인 수액 치료와 인슐린 투여 및 전해질 교정이 필요한 내분비학적 응급 상황이다.

알아보기

당뇨병케토산증(DKA)

당뇨병케토산증

당뇨병의 급성 합병증으로 고혈당, 대사산증(동맥혈 pH<7.30), 케톤혈증 또는 케톤뇨의 세 가지 주요 임상적 특징을 보이는 상태이다. 당뇨병케토산증은 심각도에 따라 경증(mild), 중등도(moderate), 중증(severe) 으로 분류한다(표 1).

〈계속〉

당뇨병케토산증 원인

췌장 베타세포에서 인슐린 분비가 절대적으로 부족하거나 현저히 감소하여 발생한다.

당뇨병케토산증 유발인자

감염, 인슐린 투여 부족 또는 중단, 뇌경색, 심근경색, 약물 복용, 임신, 외상, SGLT-2 억제제 투여 등

당뇨병케토산증 치료

1) 수액 보충(등장성 수액): 치료의 가장 우선적인 목표는 수액을 통해 조직 관류를 개선하는 것이다. 이를 위해 등장성 용액(0.9% 생리식염수 또는 완충 결정질 용액)을 정맥 투여하여 세포외액 용적을 증가시키고 혈청 삼투압을 낮추며, 혈관 수축을 완화시켜 조직으로의 혈액 공급을 개선한다. 또한 수액 보충은 스트레스 호르몬 분비를 감소시켜 인슐린 감수성을 높이는 효과가 있다.
2) 전해질(칼륨) 교정: 인슐린 투여 시 혈청 칼륨 세포 내로 이동하여 저칼륨혈증의 위험이 증가할 수 있으므로, 치료 시작 전과 치료 중에 칼륨 농도를 주기적으로 모니터링하고, 필요에 따라 적절히 칼륨을 보충하여 정상 농도를 유지한다.
3) 인슐린 투여: 칼륨 농도가 3.5 mmol/L 이상인 중등도 또는 중증 당뇨병케토산증(DKA) 환자에게는 저용량 속효성 인슐린을 정맥으로 투여하여 혈당과 케톤체를 감소시킨다. 단, 칼륨 농도가 3.5 mmol/L 미만으로 측정된 경우에는 인슐린 치료를 바로 시작하지 않고, 우선적으로 칼륨을 보충하여 칼륨 농도를 3.5 mmol/L 이상으로 교정한 이후 인슐린 투여를 시작해야 한다.

표 1. 당뇨병케토산증(DKA)의 진단 기준

분류	경증(mild)	중등도(moderate)	중증(severe)
혈청 포도당(mg/dL)	≥200 또는 당뇨병 병력	≥200 또는 당뇨병 병력	≥200 또는 당뇨병 병력
혈청 포도당(mmol/L)	≥11.1	≥11.1	≥11.1
동맥혈 pH	>7.25 ~ <7.30	7.0 ~ 7.25	<7.0
중탄산염(mEq/L)	15 ~ <18	10 ~ <15	<10
소변 케톤	positive	positive	positive
케톤; 니트로프루시드 반응 (nitroprusside reaction)	positive	positive	positive
케톤; 베타하이드록시뷰티르산 (beta-hydroxybutyrate, normal<0.6 mmol/L)	3 ~ 6 mmol/L	3 ~ 6 mmol/L	>6 mmol/L
유효혈청 삼투압(mOsm/kg)	다양(variable)	다양(variable)	다양(variable)
음이온차(anion gap)	>10	>12	>12
의식 상태	명료(alert)	명료/졸림 (alert/drowsy)	혼미/혼수 (stupor/coma)

질문 4 어떤 우선순위로 문제를 해결하겠는가?

1. 혈당 조절 및 전해질 불균형 교정
2. 대사산증 교정 및 의식 상태 평가
3. 혈액투석을 통한 신기능 및 체액 상태 조절
4. 보호자 및 환자 교육

질문 5 어떤 절차와 방법에 따라 문제를 해결하겠는가?

1. 혈당 조절 및 전해질 불균형 교정

1) 수액 요법(식염수 또는 완충 결정질)

가장 우선시되는 치료로 등장성 식염수(0.9% 염화나트륨) 또는 완충 결정질 용액(하트만 용액 또는 플라스마라이트)을 주입해야 한다. 이는 당뇨병케토산증(DKA) 증상을 완화해 주며, 탈수와 순환혈량 감소를 개선하고 혈장 삼투압을 감소시킬 수 있다. 우선 저혈압이나 체내 조직의 저관류 상태를 빠르게 회복시키기 위해 초기에 등장성 식염수(0.9% 염화나트륨) 1,000-2,000 mL를 1-2시간에 걸쳐 빠르게 주입해야 한다. 이후, 대상자의 혈역학적 상태, 탈수 정도, 전해질 수치에 따라 주입속도를 결정하며 나트륨 수치에 따라 등장성 식염수를 저장성 식염수(0.45% NaCl)로 전환해 시간당 250-500 mL의 속도로 주입한다. 혈당이 200-250 mg/dL에 도달하면 5% 포도당액(dextrose solution)으로 바꾸어 주입한다.

수액 요법의 목표는 처음 24시간에서 48시간 이내에 당뇨병케토산증(DKA) 증상을 완화하는 것이며, 급격하게 삼투압을 교정할 경우, 뇌부종을 발생시킬 수 있어 주의가 필요하다.

2) 칼륨 교정

칼륨은 당뇨병케토산증(DKA) 치료 과정에서 인슐린 투여로 인해 세포 내로 이동하여 혈청 농도가 급격히 감소할 수 있으므로, 초기 칼륨 농도에 따라 다음과 같이 조절한다.

- 초기 칼륨 < 3.3 mmol/L: 인슐린 투여를 시작하지 않고 칼륨 농도가 3.3 mmol/L 이상 될 때까지 시간당 10-20 mEq 속도로 칼륨을 보충한다.
- 초기 칼륨 3.3-3.4 mmol/L: 저칼륨혈증이 있는 환자는 칼륨 농도를 3.5 mmol/L 이상으로 높이기 위해 칼륨 보충이 필요하다. 일반적으로 시간당 20-30 mEq의 칼륨을 중심정맥 또는 여러 개의 말초정맥으로 투여한다. 이러한 높은 주입속도는 일반적으로 심전도 모니터링이

필요하다.

- 초기 칼륨 3.5 – 5.0 mmol/L: 주 수액(main fluid) 1 L당 칼륨 20 mEq를 포함되도록 하여 주입한다. 칼륨 농도를 4.0 – 5.0 mmol/L 범위로 유지하며 치료한다.
- 초기 칼륨 > 5.0 mmol/L: 추가적인 칼륨 보충은 시행하지 않고 칼륨 농도가 정상으로 떨어질 때까지 2시간 간격으로 주의 깊게 모니터링한다.

3) 인슐린 투여

칼륨 농도가 3.5 mmol/L 이상인 모든 당뇨병케토산증(DKA) 환자는 즉시 인슐린 치료를 시작해야 한다. 그러나 칼륨이 3.5 mmol/L 미만인 경우에는 인슐린 투여 시 칼륨이 세포 내로 이동하여 저칼륨혈증이 더욱 악화될 수 있으므로 인슐린 치료 전에 우선 수액과 함께 충분한 칼륨을 보충하여 칼륨 농도를 3.5 mmol/L 이상으로 교정해야 한다.

중등도 또는 중증의 당뇨병케토산증(DKA) 대상자는 일반적으로 시간당 0.1 U/kg의 속효성 인슐린을 지속적으로 정맥 주입(continuous IV infusion)하여 치료를 시작한다. 다만, 정맥 접근이 어려워 인슐린 치료가 지연되는 상황에서는 체중 1 kg당 0.1 U의 속효성 인슐린을 정맥(IV) 또는 근육(IM) 주사로 일시(bolus) 투여한 후, 가능한 빠르게 지속적인 정맥 주입을 시행한다.

치료 중에는 혈당 수치를 1시간 간격으로 주기적으로 평가하고 변화 양상을 면밀히 모니터링하여, 목표 혈당 범위에 따라 인슐린 주입 속도를 지속적으로 조정해야 한다.

4) 중탄산염(bicarbonate) 투여

중탄산염 투여는 당뇨병케토산증(DKA)의 치료에서 일반적으로 권장되지 않으며 제한적으로 사용된다. 중탄산염은 심각한 대사산증 환자에서 선택적으로 고려할 수 있으며, 특히 초기 평가에서 동맥혈의 pH가 6.9 이하로 중증 산증이 확인된 경우에만 사용이 권장된다. 반면, pH가 6.9 이상일 경우 중탄산염의 사용은 권장되지 않는다. 중탄산염 사용 시에도 혈액가스 분석 결과를 지속적으로 모니터링하여 과교정 및 전해질 불균형의 위험을 예방해야 한다.

2. 대사산증 교정 및 의식 상태 평가

초기 평가는 환자의 심혈관, 호흡기 및 의식 상태를 종합적으로 평가하는 것을 포함한다. 특히 의식 상태가 혼미(stupor)하거나 혼수(coma) 상태인 환자는 글래스고 혼수 척도(glasgow coma scale, GCS)를 사용하여 의식 수준을 주기적으로 평가한다. GCS 점수가 8점 이하로 심각하게 저하된 환자는 기도 보호와 적절한 호흡 유지를 위해 기관내 삽관(intubation)을 시행하는 것이 일반적으로 필요하다.

3. 혈액투석을 통한 신기능 및 체액 상태 조절

대상자는 혈액투석(hemodialysis, HD)을 주 3회 받는 환자이므로, 급성기 치료 시 혈액투석을 시행하여 요독성 물질과 과도한 수분을 제거하고, 신기능 및 전해질을 효과적으로 관리한다. 투석 중 및 이후 환자의 체액 상태, 전해질 수치, 신기능을 정기적으로 평가하여 적절한 투석 빈도와 강도를 결정한다.

4. 보호자 및 환자 교육

보호자와 환자에게 질병의 특성과 원인을 명확히 이해시키고, 처방된 약물의 정기적 복용과 지속적인 혈당 관리의 중요성을 강조하는 교육을 제공한다. 또한, 환자와 보호자에게 당뇨병케토산증의 예방을 위한 생활습관 관리, 증상의 조기 인지 및 응급 상황에서의 대처법을 충분히 교육한다. 특히 갑작스러운 의식 저하가 발생할 경우 신속한 대처가 어려울 수 있으므로 즉시 의료진에게 알릴 수 있도록 비상 연락체계와 안전 지침을 명확히 안내한다.

알아보기

당뇨병케토산증(DKA)의 치료

치료 목표: 체액 손실을 보충하여 조직 관류를 회복하고, 케톤체 생성을 중단시키며, 전해질 불균형을 정상화하고, 고혈당을 조절하여 환자의 대사 상태를 안정화시키는 것이다.

당뇨병케토산증(DKA)의 주요 합병증

1) 저혈당과 저칼륨혈증

저혈당과 저칼륨혈증은 DKA 치료 과정에서 흔히 발생할 수 있는 합병증으로, 특히 인슐린 투여 시 혈당과 칼륨 농도의 급격한 변화로 인해 나타난다. 따라서 치료 과정 중 주기적으로 혈당과 칼륨 농도를 주의 깊게 모니터링하여 미리 예방하고 신속히 교정해야 한다.

2) 고혈당의 재발

혈당이 일시적으로 안정되더라도 인슐린 투여 중단이나 피하 인슐린 투여로의 전환 과정에서 다시 고혈당 상태로 악화될 수 있다. 이를 방지하기 위해 인슐린 용량 및 투여 방식을 적절히 조정하고, 지속적인 혈당 모니터링이 필요하다.

〈계속〉

3) 뇌부종(cerebral edema)

드물지만 소아 환자에서 치료 중 심각한 합병증으로 뇌부종이 발생할 수 있다. 대표적인 임상 증상으로는 두통, 무기력, 각성 수준 저하 등이 있으며, 신경학적 상태가 빠르게 악화될 수 있으므로 의심되는 즉시 신속한 평가와 적극적인 치료가 요구된다.

4) 고염소혈증(hyperchloremia)

등장성 식염수를 사용하여 치료받는 환자 대부분에서 DKA가 교정되는 과정 중 고염소혈증과 관련된 비음이온차 대사산증(hyperchloremic metabolic acidosis)이 나타날 수 있다. 그러나 일반적으로 신장에서 염화이온을 배출하고 중탄산염을 재생하여 점진적으로 교정되므로 임상적으로 중대한 후유증은 드물다.

질문 6 대상자에게 필요한 F/U 계획은 무엇인가?

1. 혈당 관리 및 인슐린 요법의 지속적인 유지

퇴원 후에도 혈당을 목표 범위 내에서 유지하기 위해 정기적으로 자가 혈당 측정을 시행하고, 필요에 따라 인슐린 용량과 투여 방법을 지속적으로 조정한다. 또한 의료진과의 정기적인 상담을 통해 혈당 조절 상태를 평가하고 당화혈색소(HbA1c)를 주기적으로 확인한다.

2. 건강 상태 및 합병증의 지속적 모니터링

정기적인 외래 방문을 통해 혈당 상태뿐만 아니라 신장 기능, 전해질 균형 및 기타 대사 상태를 주기적으로 평가한다. 특히, 혈액투석 환자로서 추가적인 신장 기능 악화나 전해질 이상을 조기에 발견하고 예방하기 위해 정기적이고 철저한 모니터링이 필요하다.

3. 환자 및 보호자 교육과 자가 관리 강화

환자와 보호자에게 당뇨병케토산증(DKA)의 재발 방지를 위한 질병 관리법, 약물의 올바른 복용법, 식사 관리, 증상 악화 시의 대처 방법 등에 대한 지속적인 교육과 상담을 제공하여 자가 관리 능력을 높인다.

4. 응급상황 대비 및 안전 관리

급격한 혈당 변화나 의식 상태 악화 등의 응급상황에 대비하여 의료진과 즉시 연락 가능한 비상연락망을 제공하고, 이러한 증상이 발생할 경우 즉시 병원을 방문하도록 명확히 안내한다.

알아보기

당뇨병케토산증과 고혈당고삼투질상태

당뇨병케토산증(DKA)은 비교적 낮은 혈당 수준에서도 케톤 생성과 심각한 대사성 산증이 발생하는 반면, 고혈당고삼투질상태(HHS)는 심한 고혈당과 고삼투압 상태를 특징으로 하며, 케톤 생성과 산증은 없거나 매우 경미하게 나타난다(표 2).

표 2. 당뇨병케토산증(DKA)과 고혈당고삼투질상태(HHS) 비교

구분	당뇨병케토산증(DKA)	고혈당고삼투질상태(HHS)
혈청 포도당	250 mg/dL 이상 (13.8 mmol/L 이상)	600 mg/dL 이상 (33.3 mmol/L 이상)
중탄산염	18 mEq/L 이하 (18 mmol/L 이하)	18 mEq/L 이상 (18 mmol/L 이상)
소변 아세토아세트산	positive	negative 또는 minimal
케톤	positive	negative 또는 minimal
혈청 삼투압	다양(variable)	320 mOsm/kg 이상 (320 mmol/kg 이상)
음이온 갭	12 mEq/L 이상 (12 mmol/L 이상)	12 mEq/L 이하 (12 mmol/L 이하)
동맥혈/정맥혈 pH	7.30 이하	7.30 이상

사례

대상자는 집중치료실에 입실하여 혈액투석과 수액 치료를 병행하였다. 치료 후 혈당과 전해질 수치가 안정화되었으며, 의식 상태도 명료해지고 원활한 의사소통이 가능해짐에 따라 일반병실로 전실하였다. 일반병실 전실 후 환자와 보호자를 대상으로 혈당 관리 방법에 대해 재교육을 시행하였다.

전문간호사의 역할

전문간호사는 임상실무 전문가로서 환자의 상태를 신속하고 정확하게 평가하며, 지속적인 모니터링과 세심한 관찰을 통해 환자의 상태 변화를 조기에 인지하는 역할을 수행해야 한다. 특히, 응급실에 내원한 당뇨병케토산증(DKA) 환자에 대해서는 응급의학과, 내분비내과, 신장내과, 신경과 의료진 및 응급전문간호사 등과의 다학제적 협력을 통해 체계적이고 신속한 평가와 중재를 제공해야 한다. 또한 전문간호사는 환자와 보호자가 당뇨병케토산증의 원인과 관리 방법을 충분히 이해할 수 있도록 질병 교육과 상담을 제공하며, 질병으로 인해 발생할 수 있는 심리적 불안을 완화하고 정신적 안정을 도모하는 통합적인 간호를 수행한다. 이를 통해 환자와 보호자의 자가 관리 능력을 강화하고, 환자가 스스로 질병을 효과적으로 관리할 수 있도록 최적의 치료 환경을 조성하는 것이 중요하다.

요약

대상자는 제1형 당뇨병으로 주 3회 혈액투석을 받고 있는 환자로, 내원 전날 저녁까지 일상생활 및 정상적인 의사소통이 가능한 상태였다. 그러나 응급실 내원 당일 아침부터 전신 통증과 함께 의식 상태 변화가 발생하였으며, 식사와 약물 복용 및 혈당 측정을 하지 못한 상태에서 응급실로 이송되었다. 응급실 내원 시 혈당 측정 결과 기기의 최대 측정치를 초과한 고혈당 상태('high')가 확인되었고, 의식 상태 평가를 위해 시행한 뇌 CT에서는 특별한 뇌 병변이 발견되지 않았다. 혈액검사에서 대사산증(acidosis), 전해질 불균형 및 케톤혈증이 나타나 당뇨병케토산증(DKA)으로 진단하였으며, 즉시 혈액투석과 함께 수액 및 인슐린 치료를 시행하였다. 이후 환자의 혈당과 전해질 수치가 안정화되었으며, 의식 상태도 명료해지고 일반병실로 전실하였다. 환자와 보호자에게 질병 관리 및 혈당 조절에 대한 교육을 시행하였으며, 입원 치료 후 추가적인 증상 악화 없이 안정적으로 퇴원하였다.

사례로부터 배울 점

- 당뇨병케토산증(DKA)과 고혈당고삼투질상태(HHS)의 병태생리적 차이점을 이해하고, 각 질환의 주요 증상을 명확하게 구분할 수 있어야 한다.
- 당뇨병케토산증(DKA)의 발생 원인, 대표적인 임상 증상과 징후, 그리고 합병증에 대해 정확히 파악하여, 응급상황 발생 시 신속하고 적절한 응급처치를 시행할 수 있도록 한다.
- 당뇨병케토산증(DKA)의 가장 중요한 초기 치료는 충분한 수액 보충이며, 혈당 및 전해질 불균형을 조기에 교정하는 것이 환자의 예후에 매우 중요하다는 점을 숙지한다.

참고문헌

- 성균관대학교 의과대학 삼성서울병원 내과. 삼성내과매뉴얼. 8판. 군자출판사; 2021.
- Judith Tintinalli. Tintinalli`s Emergency Medicine: A Comprehensive Study Guide. 9th ed. McGraw-Hill; 2019.
- UpToDate [Internet]. Uptodate.com. [cited 2025 Mar 27]. Available from: https://www.uptodate.com/contents/diabetic-ketoacidosis-in-adults-treatment?search=dka%20treatment&source=search_result&selectedTitle=2%7E150&usage_type=default&display_rank=2
- UpToDate [Internet]. Uptodate.com. [cited 2025 Mar 27]. Available from: https://www.uptodate.com/contents/diabetic-ketoacidosis-and-hyperosmolar-hyperglycemic-state-in-adults-clinical-features-evaluation-and-diagnosis?search=dka%20treatment&source=search_result&selectedTitle=4%7E150&usage_type=default&display_rank=4
- UpToDate [Internet]. Uptodate.com. [cited 2025 Mar 27]. Available from: https://www.uptodate.com/contents/diabetic-ketoacidosis-and-hyperosmolar-hyperglycemic-state-in-adults-epidemiology-and-pathogenesis?search=DKA%EC%B9%98%EB%A3%8C&source=search_result&selectedTitle=6%7E150&usage_type=default&display_rank=6

03

부신기능부전증

학습 목표

환자의 주 호소를 토대로 적절한 병력청취와 감별진단을 하기 위한 검사를 알고, 대상자의 특성에 맞춘 간호계획을 수립할 수 있다. 구체적인 목표는 다음과 같다.

❶ 환자가 호소하는 증상 정보를 얻고 해석할 수 있다.
❷ 부신기능에 대해 설명할 수 있다.
❸ 부신기능부전의 증상과 징후를 구별할 수 있다.
❹ 부신피질자극호르몬(Adrenocorticotropic hormone, ACTH) 검사 결과를 해석할 수 있다.
❺ 근거에 기반해서 부신기능부전에 대한 임상적 판단을 할 수 있다.
❻ 부신기능부전 관련 간호중재와 예방법을 포함한 간호계획을 수립할 수 있다.

사례

52세 남자 환자는 폐전이를 동반한 간세포암을 진단받고 아테졸리주맙(atezolizumab)과 베바시주맙(bevacizumab) 병용 요법을 하였고, 이후 추적 검사에서 간 내 전이 악화 및 새로운 척추 전이소견으로 3개월 전부터 카보잔티닙(cabozantinib) 60 mg 복용 중이었다. 최근 CT검사 결과에서 간 내 병변 및 폐, 뼈 전이는 안정적이었고 새롭게 발생한 전이 부위는 없었다. 한 달 전에는 밥 한 공기 분량의 전량 혹은 1/2 정도 식사를 하며 식사량을 유지하였고 산책 등의 일상생활도 가능하였다고 하였으나, 일주일 전부터 다섯 숟가락 정도 식사를 하며 급격한 식욕저하 및 전신 쇠약감으로 배우자가 부축하면서 걸을 수 있는 상태로 외래 진료 후 지지의료(supportive care)를 위해 입원하였다. 환자는 일주일 동안 3 kg의 체중감소가 있었고, 구역, 구토는 없었지만 3일 전부터 배변은 못한 상태였고 통증 호소는 없었다. 카보잔티닙은 2일 전부터는 복용 못하였다고 하였다. 전문간호사는 완전비경구영양(total parenteral nutrition, TPN)을 투여하고 부신피질자극호르몬(adrenocorticotropic hormone, ACTH)검사를 진행하도록 하였다.

입원 이후 시행한 혈액검사(표 1) 및 ACTH 검사결과이다(표 2).

표 1. 혈액검사 결과

검사명	결과
WBC	10.8 x 10^3 /uL
Hemoglobin	10.1 g/dL
Platelet	227 x 10^3 /μL
Segmented neutrophil	70.7%
AST	24 U/L
ALT	22 U/L
BUN	8 mg/dL
Creatinine	0.9 mg/dL
Estimated GFR	62.9 mL/min
T-Protein	5.8 g/dL
Albumin	2.6 g/dL
Glucose	88 mg/dL
Uric acid	1.8 mg/dL
CRP, quantitative	2.15 mg/dL
Procalcitonin	0.11 ng/mL

〈계속〉

표 2. ACTH 검사 결과

시간	ACTH	Cortisol	Aldosterone
0 min	4.2 pg/mL	3.0 μg/dL	41.25 pg/mL
30 min		6.7 μg/dL	
60 min		9.2 μg/dL	
120 min		11 μg/dL	

질문 1 대상자에게 있어 가장 중요한 문제는 무엇인가?

급격한 식욕저하 및 전신쇠약감

대상자는 카보잔티닙 복용 3개월 이후 나타난 급격한 식욕저하 및 전신쇠약감으로 인해 입원하였다. 식욕저하 및 전신쇠약감은 경구항암제 복용 3개월이 지난 시점이고, 최근 시행한 CT검사결과 질병악화 소견은 없는 상태로 경구항암제의 부작용이나 질병 악화 소견보다는 다른 이차적인 원인일 가능성이 높다고 판단되어 부신피질자극호르몬(ACTH)검사를 진행하였다.

알아보기

카보잔티닙의 적응증과 부작용

카보잔티닙은 신상세포암과 간세포암, 분화갑상선암 환자에게 더 이상 임상적으로 유익성이 없거나 수용할 수 없는 독성이 발생하기 전까지 투여되며 권장 투여용량은 1일 1회 60 mg이다. 공복에 복용하고 부작용은 오심, 구토, 구내염, 출혈, 혈전증, 장 천공, 고혈압, 근육통, 관절통, 수족피부반응 등이 있다.

질문 2 대상자의 문제를 해결하기 위해 어떤 정보가 필요한가?

과거력 및 투여약물, 부신기능부전 증상, 진단검사

1) 과거력 및 투여약물

대상자는 과거력상 제2형 당뇨병으로 인해 매 식전 노보래피드(novorapid) 8 unit와 아침 식전 트레시바(tresiba) 10 unit을 투여하였다. 그러나, 최근 식이량 감소로 인해 매 식전 노보래피드는 투약하지 않고 트레시바만 유지했다고 하였다.

2) 부신기능부전 증상

환자가 호소하는 식욕저하 및 전신쇠약감의 원인을 감별하기 위해 부신기능부전으로 나타나는 증상의 특성을 확인하고 적절한 조치를 하기 위함이다.

알아보기

부신의 구조와 부신기능부전

부신은 양쪽 신장 위에 존재하는 각종 호르몬을 분비하는 내분비기관이며 삼각형 모양을 하고 있다. 해부학적으로 피질(cortex)과 수질(medulla)로 나뉘며 피질은 간엽성 조직, 수질은 외배엽성 신경성 조직이다. 부신피질은 바깥쪽으로부터 피막(capsule), 사구대(zona glomerulosa), 속상대(zona fasciculata), 망상대(zona reticularis)로 구성되어 있다(그림 1). 부신피질에서 분비되는 호르몬은 13가지 종류가 있고 그 중 알도스테론(aldosterone), 코티솔(cortisol), 데하이드로에피안드로스테론(dehydroepiandrosterone, DHEA)이 대표적이다. 부신피질호르몬은 시상하부(hypothalamus)-뇌하수체(pituitary)-부신(adrenal gland)을 통해 분비되며 당질코르티코이드는 포도당 합성, 당원 및 단백질 분해, 지방분해를 포함한 대사, 면역 반응, 심혈관계 활동, 뇌기능 등 다양한 생리적 활동 과정에 관여한다.

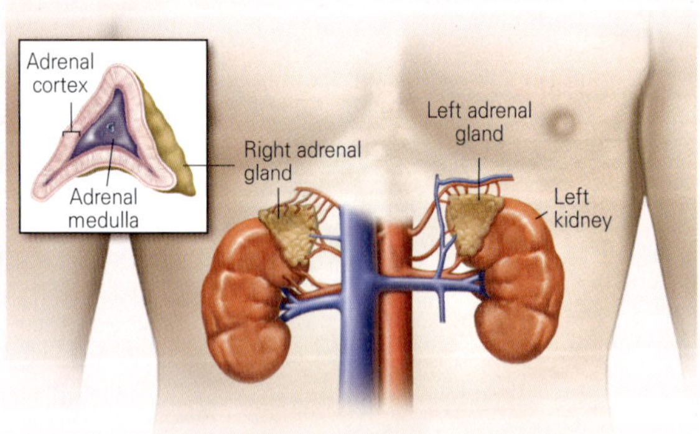

그림 1. 부신의 해부학적 구조

〈계속〉

부신기능부전은 부신피질 스테로이드 호르몬의 분비가 체내 요구량에 못 미쳐 나타나는 모든 경우를 의미하며 일차성 부신기능저하증과 이차성 부신기능저하증으로 구분한다.

(1) 일차성 부신기능저하증(primary adrenal insufficiency)

부신의 해부학적 파괴 또는 대사적 실패로 부신의 90% 이상 파괴되었을 때 증상이 발생하고, 에디슨병(addison's disease)이라고도 불리며 특발성 위축, 수술, 방사선조사, 외상에 의한 부신장애, 감염증[결핵, 후천성면역결핍증후군(acquired immune deficiency syndrome, AIDS)], 악성종양의 부신 전이로 인해 발생한다. 증상과 징후는 전신쇠약, 피로감, 식욕부진, 체중감소, 구역과 구토, 설사, 복통 등이 동반될 수 있고, 색소 과다침착이 나타날 수 있다. 피부의 색소 과다침착은 일차성 부신기능저하증의 가장 특징적인 징후로 대부분의 환자에서 관찰되며 얼굴, 목, 손등 등 햇빛에 많이 노출되는 곳이나 팔꿈치, 무릎, 허리, 어깨 부위 등 만성적인 마찰을 받는 피부에서 뚜렷하게 나타난다. 또한, 부신기능저하로 말초 성호르몬 생합성의 기질인 데하이드로에피안드로스테론(DHEA) 결핍이 생기면, 여성에서 액모나 치모의 감소 및 성욕소실이 흔하게 보이며 일부 여성에서는 자가면역성 성선부전으로 조기 폐경이 될 수 있다. 알도스테론이 결핍되는 경우에는 체위의 변경에 따른 저혈압이 발생할 수도 있고 일부에서 경도 또는 중등도의 기질성 뇌증후군으로 기억장애, 혼돈 및 섬망 증상이 나타나고, 때로 우울증, 지각과민성이나 판단장애를 나타내기도 하여 정신과적 질환으로 잘못 진단되기도 한다.

(2) 이차성 부신기능저하증(secondary adrenal insufficiency)

시상하부, 뇌하수체 이상으로 인해 ACTH 분비가 결핍되어 이차적으로 부신이 위축되어 발생하며 주로 외인성 스테로이드가 가장 흔한 원인이며 ACTH 분비기능을 억제하는 뇌하수체 종양이나 두개인두종, 감염, 림프구성 뇌하수체염, 두개 외상 및 두개 내 큰 동맥류 등은 범 뇌하수체기능저하를 일으키고 이차적으로 부신기능저하증이 나타나게 된다. 그 외 임산부에서 분만 시 과도한 출혈로 저혈압이 생기거나, 뇌하수체 종양에 출혈이 발생하는 뇌하수체졸중에서는 뇌하수체 경색이 생겨서 범 뇌하수체기능저하증을 일으키기도 한다. 이차성 부신피질기능저하증은 일차성 부신기능저하증과 임상증상 및 징후는 같으나, 일차성과 달리 혈액 내 ACTH와 관련 펩티드들이 감소하므로 피부의 색소 과다침착이 없고, 레닌-안지오텐신계로 조절되는 염류코르티코이드가 정상이므로 저혈압, 탈수, 쇼크나 부신 위기도 드물게 나타난다.

3) 진단검사

부신기능부전의 진단에는 아침 혈중 코티솔 측정과 일차성과 이차성 부신기능저하증 감별에 도움이 되는 ACTH 자극 검사가 유용하다.

알아보기

코티솔 검사

혈중 코티솔은 정상적으로 이른 아침에 가장 높으므로 아침 8시경 검사 결과가 5 μg/dL 이하인 경우 부신기능저하증을 의미하고 19 μg/dL 이상인 경우에는 부신기능저하증의 가능성이 적다. 일차성 부신기능저하증의 경우에는 혈중 코티솔이 정상이라 해도 ACTH는 100 pg/mL보다 높다.

ACTH 자극 검사

신속 ACTH 검사로 고용량(250 μg)과 저용량(1 μg) 코신트로핀(cosyntropin) 자극검사가 이용되고 있으며 코신트로핀은 합성 ACTH로 근주 혹은 정주 후 0분, 30분, 60분 뒤 코티솔 혈중 반응을 관찰하여 확인하게 된다. 최대 코티솔 혈중 농도가 18-20 μg/dL이면 정상반응이며, 일차성 부신기능저하증일 경우 기저 ACTH 농도가 상승되어 있고, 기저 ACTH 농도가 정상 혹은 저하된 경우에는 이차성 부신기능저하증을 진단할 수 있다.

인슐린내성검사(insulin tolerance test)

인슐린으로 저혈당을 유도하여 코티솔 분비를 자극하는 검사로 최소 8시간 동안 금식한 상태에서 인슐린 정주 직전, 직후 30분, 60분, 90분, 120분에 채혈하여 혈당과 코티솔을 측정한다. 혈당이 40 mL/dL까지 저하되었을 때 혈중 코티솔이 20 μg/dL 이상이면 정상반응으로 시상하부-뇌하수체-부신 축이 정상임을 의미한다. 인슐린내성검사는 허혈성 심질환, 부정맥 및 경련 환자, 65세 이상 고령 환자에게서 검사할 경우 주의가 필요하다.

질문 3 대상자의 예상되는 진단명은 무엇인가?

식욕저하 및 전신쇠약감 증상으로 나타난 부신기능부전

카보잔티닙 복용 3개월이 지난 시점에서 발생한 대상자의 식욕저하 및 전신쇠약감은 경구항암제의 부작용보다는 다른 이차적인 원인일 가능성이 크다고 판단되어 시행한 부신피질자극호르몬(ACTH)검사 결과 이차성 부신기능저하증을 확인할 수 있었다.

질문 4 어떤 우선순위로 문제를 해결하겠는가?

1. 내분비내과 협진 의뢰
2. 증상 조절
3. 카보잔티닙 복용 지속

질문 5 어떤 절차와 방법에 따라 문제를 해결하겠는가?

1. 내분비내과 협진 의뢰

이차성 부신기능저하증으로 인해 당질코르티코이드 보충 요법에 필요한 상태로 내분비내과에 협진을 하였고 하이드로코티손(hydrocortisone)을 아침 8시 15 mg, 오후 3시 10 mg 복용하도록 처방받았다.

알아보기

당질코르티코이드(표 3)

표 3. 당질코르티코이드의 종류와 효과

종류 \ 효과		등가용량 (mg)	소염효과 (potency)	작용시간 (hours)
Short-acting	Hydrocortisone	20	1	8-12
	Cortisone	25	0.8	
Intermediate-acting	Prednisone Prednisolone	5	4	12-36
	Methylprednisolone Triamcinolone	4	5	
Long-acting	Betamethasone	0.6	25	36-72
	Dexamethasone	0.75	30	

당질코르티코이드 투여 전 고려사항

당질코르티코이드 투여 전에 기저 질환의 중증도, 치료기간, 예상되는 효과적인 당질코르티코이드 용량, 당뇨병, 골다공증, 소화성 궤양, 위염 혹은 다른 만성 감염 질환, 고혈압과 심혈관계 질환, 정신과적 문제 등을 확인하고 당질코르티코이드 용량을 줄이고 부작용을 최소화하는 치료방안 등을 미리 확인해야 한다.

〈계속〉

당질코르티코이드에 영향을 주는 약제

당질코르티코이드 대사는 간의 미소체효소(hepatic microsomal enzyme) 활성을 유발하는 페니토인(phenytoin), 바비튜레이트(barbiturate), 리팜피신(rifampicin) 등에 의해 영향을 주므로 당질코르티코이드 투여 중인 환자에게서는 가능하면 피하도록 하며 부득이한 경우에는 당질코르티코이드 용량을 2배로 증량해야 한다. 반면 디아제팜(diazepam)과 시메티딘(cimetidine)은 CYP3A4 대사를 억제하여 당질코르티코이드 농도를 증가시키며 케토코나졸(ketoconazole)은 CYP3A4 대사를 촉진하여 당질코르티코이드 합성과 대사를 저해한다.

* CYP3A4: 인체에서 가장 중요한 약물 대사 효소 중 하나로, 사이토크롬 P450(CYP450) 효소 계열에 속한다. 간과 소장에서 주로 발현되며, 외부에서 섭취한 약물, 독성 물질, 식이 성분 등을 대사(분해)하는 역할을 한다.

2. 증상 조절

내분비내과 협진 이후 당질코르티코이드 보충요법과 완전비경구영양(TPN)을 투여한 후 전신 쇠약감은 다소 호전되었으며 부족한 식사량에 대해선 경장영양제로 대체하였고 최소 밥 한 공기 분량의 1/2 혹은 1/3 정도 이상의 식사량을 유지할 수 있도록 영양교육실을 통해 상담을 받을 수 있도록 협진 의뢰를 진행하였다. 퇴원 이후 식사량이 감소되는 경우 가정간호를 통해서 완전비경구영양(TPN)을 투여할 수 있는 방법에 대해 가정간호안내를 제공하였다.

3. 카보잔티닙 복용 지속

증상 조절 이후 간세포암의 치료제인 카보잔티닙을 매일 복용하도록 경구용 항암제 복용의 중요성에 대해 재교육하였다. 또한, 부작용이 발생한 경우 전문간호사와 전화상담을 하도록 하였다.

질문 6 대상자에게 필요한 F/U 계획은 무엇인가?

1. 식욕 및 전신쇠약감 모니터와 카보잔티닙 복용 이행

대상자는 내분비내과 협진 이후 당질코르티코이드 보충요법 처방받은 후 퇴원을 진행하였고 2주 뒤 보호자와 전화상담을 하였다. 2주가 지난 시점의 대상자는 ECOG 2등급 정도로 자가간호 수행을 할 수 있고 식이량은 밥 한 공기 분량의 전량 혹은 1/2 정도의 식이량을 유지할 정도로 늘었다고 답하였다. 증상이 호전되어 카보잔티닙을 매일 복용 중이었다.

2. 일상 생활 관리

전신쇠약감으로 인해 적절한 휴식과 활동을 병행하고 낮 동안 운동이 가능할 경우에 걷기, 산책 등의 간단한 운동을 시작하도록 설명하였다. 대상자의 일상생활에 필요한 일들 중 도움이 필요할 경우 보호자에게 적극적으로 도움을 요청할 수 있도록 지지적인 가족관계를 유지하도록 설명하였다.

3. 주의사항 교육

당질코르티코이드 보충요법 이후에도 대상자는 입원 전과 동일하게 아침 식전 트레시바만 유지하였다. 당질코르티코이드 보충요법으로 인해 고혈당이 있을 수 있기에 매 식전 혈당검사와 당뇨수첩을 통한 혈당 관리가 필요함에 대해 교육하였고 스테로이드 투여 중단을 임의로 하지 않도록 안내하였다.

전문간호사의 역할

전문간호사는 식욕저하 및 전신쇠약감을 호소하는 환자 상태를 신속하고 정확하게 파악하여 전문적인 상급 실무를 수행하여 문제해결이 빠르게 이루어지도록 하였고, 근거에 기반하여 증상 조절을 수행하였다. 또한, 내분비내과와의 협진을 통해 조정자의 역할을 하였다. 추후 대상자에게 일어날 수 있는 문제에 대해 가족 및 보호자에게 대체 가능한 방법을 적절하게 교육하는 상담자와 교육자 역할을 하였다.

요약

간세포암을 진단받은 52세 남자 환자는 카보잔티닙 복용 3개월 이후 나타난 급격한 식욕저하 및 전신쇠약감으로 인해 입원을 하였다. 최근 CT검사결과에서 간 내 병변 및 뼈 전이는 안정적이었으며 새롭게 나타난 전이 부위는 없어 경구항암제 복용 3개월이 지난 시점에서의 급격한 식욕저하 및 전신쇠약감에 대해 전문간호사는 다른 이차적인 원인일 가능성이 크다고 판단되어 부신피질자극호르몬(ACTH)검사를 진행하였다. 검사 결과 아침 혈중 코티솔 농도 3.0 μg/dL으로 이차성 부신기능저하증을 의심해 볼 수 있었다. 내분비내과에 협진을 의뢰하였고, 대상자는 이차성 부신기능저하증으로 인해 당질코르티코이드 보충 요법에 필요한 상태로 하이드로코티손을 아침 8시 15 mg, 오후 3시 10 mg을 처방받았다. 이후 전신쇠약감이 다소 호전된 상태로 대상자는 퇴원하였다. 2주 뒤 보호자와의 전화상담을 통해 대상자는 ECOG 2등급 정도로 자가간호 수행을 할 수 있고 밥 한 공기 분량의 전량 혹은 1/2 정도의 식이량을 유지 입원 전과 동일한 인슐린 투약을 유지함을 확인하였다. 이에 당질코르티코이드 보충요법으로 인해 고혈당이 있을 수 있기에 매 식전 혈당검사와 당뇨수첩을 통한 혈당 관리의 중요성과 스테로이드 투여 중단을 임의로 하지 않도록 교육하였다. 또한, 증상 호전 이후 카보잔티닙을 지속적으로 복용하도록 하였다.

사례로부터 배울 점

- 부신피질기능저하증이 발생하게 되면 심한 피로감이나 전신쇠약감, 식욕부진, 오심, 구토, 경련성 복통, 설사, 기능성 장폐색 등의 소화기계 증상들이 발생할 수 있다.
- 이러한 증상은 항암제와 같은 암치료 또는 암 진행에 의한 증상들과 감별이 어려울 수 있어 환자의 증상에 관심을 가지고 주의깊게 사정하여 증상을 조기에 발견하는 것이 중요하다.
- 부신피질기능저하증의 증상을 파악하지 못하게 되는 경우 환자는 극심한 신체적 또는 정신적 스트레스를 받는 상황에서 급성 부신위기가 초래되어 생명에 위협적인 상황이 발생할 수 있기 때문에 부신피질기능저하증이 의심되면 반드시 호르몬검사를 시행하여 부신피질기능을 적절하게 평가하여야 한다.

참고문헌

- 서울아산병원 내과학교실. 서울아산병원 내과 매뉴얼. 5th ed. 서울아산병원; 2020.
- 유순집, 정희경. 부신기능저하증의 진단과 치료: 최신지견. Hanyang Med Rev. 2012;32(4):203-12. doi:10.7599/hmr.2012.32.4.203
- 차선아, 문성대. 부신 질환의 진단을 위한 혈액 검사. 대한내과학회지. 2018:93(6);532. https://doi.org/10.3904/kjm.2018.93.6.532
- Bornstein SR, Allolio B, Arlt W, Barthel A, Don-Wauchope A, Hammer GD, et al. Diagnosis and treatment of primary adrenal insufficiency: An Endocrine Society clinical practice guideline. J Clin Endocrinol Metab [Internet]. 2016;101(2):364–89. Available from: http://dx.doi.org/10.1210/jc.2015-1710
- Samuel S, Nguyen T, Choi HA. Pharmacologic Characteristics of Corticosteroids. J Neurocrit Care [Internet]. 2017;10(2):53–9. Available from: http://dx.doi.org/10.18700/jnc.170035

04

부적절 항이뇨호르몬 분비 증후군

학습 목표

환자의 주 호소를 토대로 적절한 병력청취와 감별진단을 하기 위한 검사를 알고, 대상자의 특성에 맞춘 간호계획을 수립할 수 있다. 구체적인 목표는 다음과 같다.

❶ 환자의 증상을 토대로 관련 정보를 얻고 해석할 수 있다.
❷ 근거에 기반하여 저나트륨혈증의 원인을 유추할 수 있다.
❸ 근거에 기반하여 부적절 항이뇨호르몬 분비 증후군과 유사한 질환을 감별할 수 있다.
❹ 부적절 항이뇨호르몬 분비 증후군 환자 간호를 간호 과정에 맞추어 계획을 수립할 수 있다.

사례

66세 여자 환자는 골수형성이상증후군으로 진단받고 동종 조혈모세포이식을 위해 무균실에 입원하였다. 전문간호사는 이식 전처치 약물을 확인 후 환자와 보호자에게 이식 전처치의 목적 및 약물, 치료과정에 대해 설명하였다. 특히 이식 후 면역억제제로 투여되는 고용량 사이클로포스퍼마이드(cyclophosphamide)에 의해 발생할 수 있는 출혈성 방광염을 예방하기 위해, 하루에 총 6 L의 수액 요법을 계획하였다.

이로 인한 부작용을 모니터링하고 필요시 이뇨제 투여 여부를 판단하기 위해 소변량과 체중을 주기적으로 측정해야 하며, 이를 위해 환자의 협조가 필요함을 설명하였다.

조혈모세포 주입을 받은 후 3일째 고용량의 사이클로포스퍼마이드 투여 전에 생리식염수를 시간당 250 cc를 정맥 지속 주입을 시작하였다. 사이클로포스퍼마이드 주입 전 혈청 전해질 검사에서는 나트륨(Na+) 140 mmol/L, 칼륨(K+) 3.6 mmol/L이었고, 주입 후 전해질 검사에서는 나트륨(Na+) 130 mmol/L, 칼륨(K+) 3.2 mmol/L으로 NaK200 100 mL를 보충하였다. 8AM-4PM I/O 3,070/1,300, 체중이 2.4 kg 증가하여 퓨로세마이드(furosemide) 투약 후 4PM-MN I/O 2,460/2,000으로 유지되었다. 환자는 저녁부터 지속적인 오심과 불안을 호소하여 온단세트론(ondansetron), 메토클로프라미드(metoclopramide)를 주입 후 지켜보던 중 새벽 2시부터 환자는 "추운 것도 같고 몸이 약간씩 떨리는 것 같아요."라고 호소하기 시작하였다. 시간이 지날수록 안절부절못하고 "표현하기 어려워요. 이제는 어지러운 것 같아요."라고 힘들어 하였으며, 담당 간호사의 육안으로도 환자의 어깨, 팔이 눈에 띄게 떨리는 것을 확인하여 주치의와 상의 후 메토클로프라미드의 부작용인 추체외로 증상(extrapyramidal symptom, EPS)으로 판단하고 경과 관찰하였다. 새벽 5시 30분에 "쿵" 소리가 나서 병실에 갔더니 환자는 침대 옆에 쭈그려 있는 모습으로 누워있었고 환자 주변에는 구토 흔적이 많이 관찰되었다. 의식은 불러도 대답이 없는 혼미한 상태(stupor)였다.

질문 1 대상자에게 있어 가장 중요한 문제는 무엇인가?

의식변화

이 환자의 경우 약물의 부작용으로 의심되는 안절부절못함, 떨림, 오심, 불안 증상이 의식소실까지의 급격한 증상 변화가 나타난 상황이었다.

질문 2 대상자의 문제를 해결하기 위해 어떤 정보가 필요한가?

1. 과거력

1) 치료력

2003년 유방암으로 수술, 항암치료, 방사선치료를 받는 과거력이 있었다.

2) 의식 변화의 과정

입원 당시에는 최근의 의식 변화에 대한 호소는 없었고 의식 변화 직전에 오심과 미세한 떨림 증상은 있었다.

3) 투약력

환자에게 주입된 약물에서 부설판(busulfan), 아시클로버(acyclovir), 사이클로포스퍼마이드(cyclophosphamide), 메토클로프라미드(metoclopramide)는 부작용으로 의식 저하가 있었다.

4) 최근에 진단된 질환

두통, 행동이나 신체기능의 이상에 대한 호소는 없었고 감염, 혈전을 의심할 증상은 없었다.

2. 활력징후 사정

혈압 125/70 mmHg, 맥박 88회/min, 체온 36.2°C, 호흡 18회/min으로 특이사항은 없었다.

3. 신경학적 사정

의식 변화 시에는 신경학적 사정을 통해 신경계통의 병변이나 범위를 파악할 수 있다.

사례

담당간호사의 초기 의식 사정 시에는 글래스고 혼수척도(glasgow coma scale, GCS) 3점으로 기관의 프로토콜대로 신경비상팀이 호출되었다. 신경비상팀의 사정 결과는 다음과 같다.

Neurologic examination

mental status: stupor

Cranial nerve

동공 크기와 빛에 대한 동공 반사는 3 P/3 P였고, 안면신경 사정 시 얼굴의 비대칭이나 마비는 없었으며 혀의 비정상적인 움직임이나 치우침은 없었다.

Motor

upper extremities: Gr 3 (right)/ Gr 3 (left)
lower extremities: Gr 3 (right)/ Gr 3 (left)

Sensory

Pain response: symmetric intact

Deep Tendon Reflex

Biceps Brachial 2+/2+
Biceps Radial 2+/2+
Knee Jerk 2+/2+
Ankle Jerk 2+/2+

Pathologic reflex

Hoffman sign -/-
Babinski sign -/-

Gr=Grade

알아보기

글래스고 혼수척도(glasgow coma scale, GCS)

이 척도는 대상자의 의식수준을 객관적으로 평가할 수 있는 표준화된 도구이다. 눈뜨기, 운동반응, 언어반응의 세 가지 항목으로 구성되어 있으며 각 항목의 점수를 합하여 뇌기능수준과 의식수준을 평가한다. 환자의 총점이 3-8점이면 혼수상태를 의미하고, 15점은 완전히 명료하고 잘 기능하는 상태이며, 3점은 최하 점수로 모든 영역에 반응이 없음을 의미한다(표 1).

표 1. 글래스고 혼수척도

항목	반응	점수	환자점수
눈뜨기 (eye opening)	자발적으로: 눈을 뜸, 적절히 알아볼 필요는 없음	4	
	언어자극: 언어자극에 눈 뜸, 명령에 따를 필요는 없음	3	
	통증자극: 흉골/사지/안와상부를 누르는 통증자극에 눈 뜸	2	
	없음: 안와상부 압박(통증자극)에도 반응 없음	1	
운동반응 (motor response)	명령수행: 단순명령을 수행	6	
	통증 국소화: 안와부/흉골을 누르는 자극을 치우려고 함	5	
	움찔: 통증에 팔을 오그라들고, 어깨가 외전됨	4	
	굴곡반응: 비정상적 굴곡자세나 반신마비자세	3	
	신전: 어깨는 내전되고 어깨와 팔이 안으로 회전	2	
	없음: 어떤 통증에도 반응 없이 사지가 늘어져 있음	1	
언어반응 (verbal response)	지남력 있음: 대화 가능하고 지남력 유지됨	5	
	혼돈상태: 횡설수설 대화하며 지남력 떨어짐	4	
	부적절한 단어: 단어는 만드나 문장을 형성하지 못함	3	
	이해할 수 없음: 신음소리만	2	
	없음: 어떤 형태의 언어반응도 없음	1	
총점(3-15)			

출처: Bates' 간호사를 위한 건강사정

4. 혈액 및 소변 검사

감염, 출혈, 전해질 이상, 혈전 가능성, 호르몬 이상에 대한 정보를 얻기 위해 혈액과 소변검사가 필요하다.

사례

혈액검사 결과(표 2)에서는 혈당수치가 높고 혈액 삼투압이 낮고, 나트륨(Na+)과 칼륨(K+) 수치가 낮았고 소변검사 결과에서는 삼투압이 높고 나트륨(Na+)이 높았다.

표 2. 검사결과

검사명	결과
혈액 검사	
WBC	2.2×10^3 /uL
Hct	26.3%
Platelet	64×10^3 /uL
Glucose	138 mg/dL
Creatinine	0.43 mg/dL
BUN	7 mg/dL
Uric acid	2.0 mg/dL
Sodium	115 mmol/L
Potassium	3.3 mmol/L
Chloride	100 mmol/L
CRP	5.06 mg/dL
Lactic acid	1.1 mmol/L
BNP	74 pg/mL
Myoglobin	182 ng/mL
Troponin I	17 pg/mL
CK-MB	4.1 ng/mL
Osmolality	235 mOsm/kg
PT	12.3 sec
PT(INR)	1.05 INR
aPTT	27.1 sec
Fibrinogen	298 mg/dL

검사명	결과
동맥혈 검사	
pH	7.382
pCO_2	29.4 mmHg
pO_2	171.4 mmHg
Base excess	-5.5 mmEq/L
Bicarbonate	17.7 mmEq/L
O_2 saturation	99.5%
소변 검사	
Osmolality	223 mOsm/kg
Sodium	106 mmol/L
COVID 19 검사	
SARS-CoV-2	Negative
호르몬 검사	
TSH	0.44 μU/mL
Free T4	1.6 ng/dL

5. 영상검사

뇌영상검사를 통해 뇌병변이나 출혈을 확인할 수 있다.

사례

환자는 침대에서 내려온 상태로 웅크린 자세로 발견되었고, 의식이 혼미(stupor)하여 외상 소견은 없었으나 낙상을 의심하여 뇌 전산화단층촬영을 시행하였다. 검사 결과 출혈 소견 없이 정상으로 확인되었다.

6. 뇌파검사(electroencephalogram, EEG)

뇌파검사는 뇌전증의 진단과 분류에 필수적인 검사이다.

사례

의식 변화 전의 미세한 떨림이 경련의 가능성도 배제할 수 없어 시행한 뇌파검사에서는 간질파(epileptiform discharge)가 관찰되었다.

질문 3 대상자의 예상되는 진단명은 무엇인가?

부적절 항이뇨호르몬 분비 증후군

의식의 변화의 원인으로는 감염, 대사성 질환, 혈당 이상, 심혈관계 이상, 내분비 이상, 뇌병변, 약제의 부작용이 고려될 수 있었다. 수집된 정보로는 뇌출혈을 제외한 경련 또는 전해질 이상으로 인한 의식의 변화임을 예상할 수 있었다. 우선 심각한 저나트륨혈증에 대한 접근이 고려되어야 한다. 그림 1의 알고리즘에 의하면 식이, 고혈당증, 신기능 이상, 면역글로불린 치료로 인한 원인을 제외한 진성 저장성 저나트륨혈증(true hypotonic hyponatremia)에 해당하였다. 그림 2의 알고리즘에서는 갑상선기능저하증, 부신기능저하증이 제외된 소변의 나트륨(Na+)이 정상수치보다 높은 상황으로 대뇌염분소모증후군(cerebral salt wasting syndrome, CSWS) 또는 부적절 항이뇨호르몬 분비 증후군(syndrome of inappropriate antidiuretic hormone, SIADH)이 의심되었다. 이 두 질환은 감별진단이 필요하나 소변 나트륨의 증가, 농축된 소변, 부종을 동반하지 않은 저나트륨혈증으로 같고 체액량이 결정적인 감별 요인이나 정확하게 체액량을 측정할 수는 없는 상황이었다.

단, CSWS의 원인으로는 두부 손상, 뇌종양, 뇌졸중, 뇌수술, 뇌출혈, 결핵 뇌막염이 알려져 있으나 이 환자의 경우 원인에 해당하지 않고 부종이나 피부 건조, 갈증, 저혈압, 맥박과 호흡 증가의 증상이 발생하지 않아 혈류 저용량으로 볼 수는 없었다. 또한, SIADH 진단을 위한 기준인 혈액 삼투압 < 250 mOsm/kg, 혈액 요산 < 4 mg/dL, 소변 삼투압 > 100 mOsmol/kg, 소변 나트륨 > 40 mEq/L에 해당하여 SIADH에 가깝다고 볼 수 있었다. 두 질환 다 혈액의 고장성 생리식염수가 추천됨으로 이에 대한 중재가 시작되었다. 의식변화의 또 다른 원인인 경련에 대해서는 레비티라세탐(levetiracetam) 투여를 시작하였다.

알아보기

저나트륨혈증 및 혈액질환 환자에 대한 접근

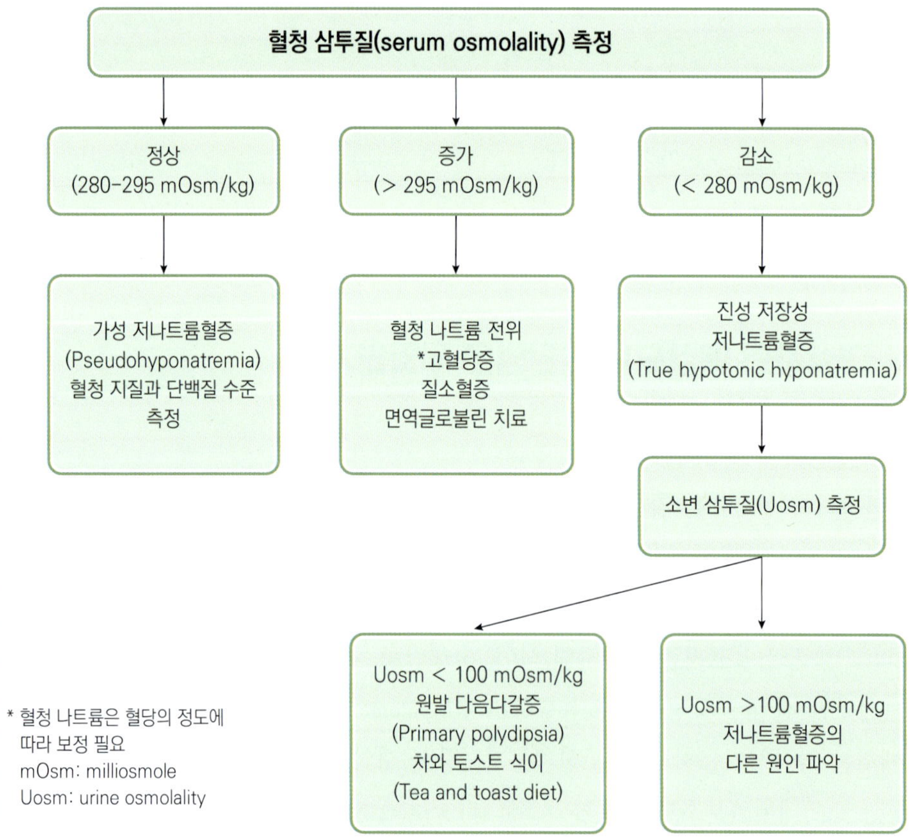

그림 1. 저나트륨혈증 및 혈액질환 환자에 대한 접근(Koumpis E et al., 2020)

〈계속〉

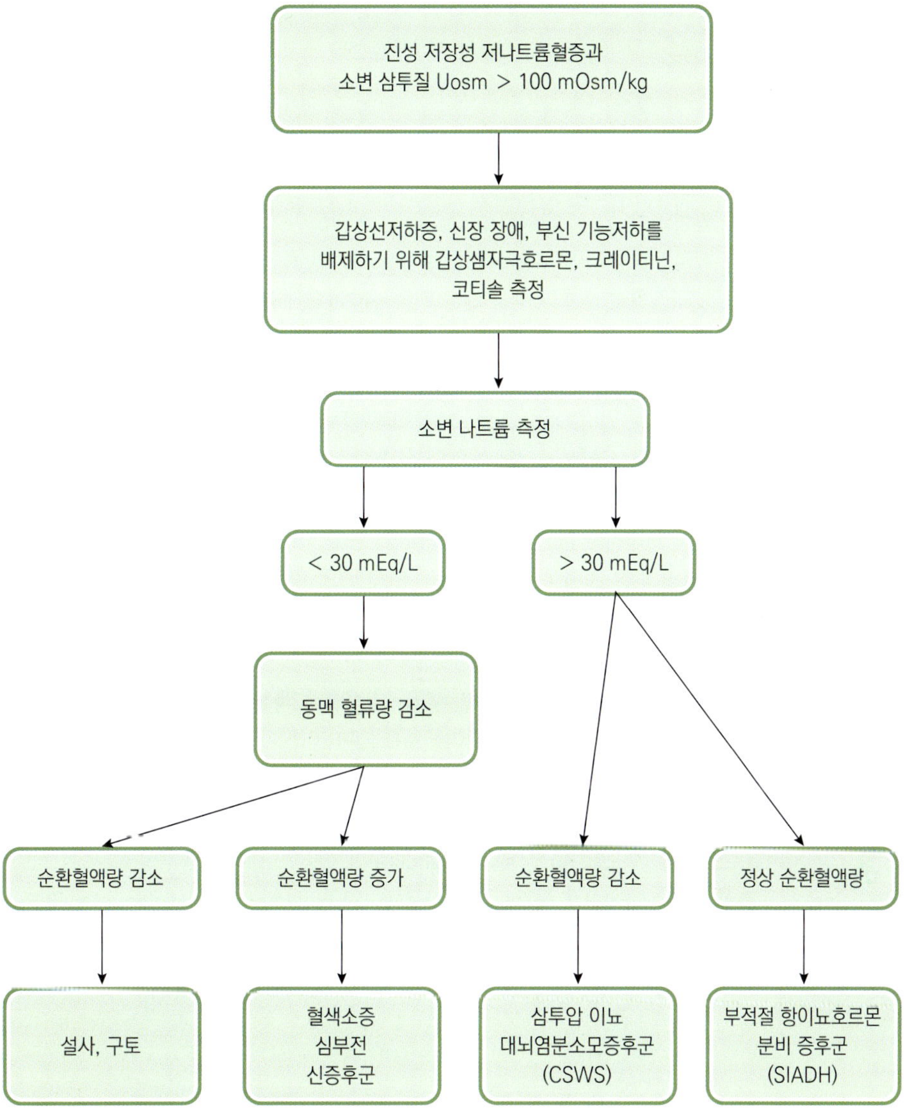

* Uosm: urine osmolality, CSWS: cerebral salt wasting syndrome,
SIADH: Syndrome of Inappropriate Antidiuretic Hormone

그림 2. 저장성 저나트륨혈증과 혈액질환 환자에 대한 접근(Koumpis E et al., 2020)

알아보기

부적절 항이뇨호르몬 분비 증후군 (syndrome of inappropriate antidiuretic hormone, SIADH)

정상혈량성 저나트륨혈증에서 의심되어야 할 질환으로 뇌하수체 후엽(posterior pituitary)에서 항이뇨호르몬(antidiuretic hormone, ADH)이 과도하게 분비되거나 부종양증후군으로 유사 물질의 분비, 악성종양, 폐질환 또는 약물 등으로 발생할 수 있다. 신장의 집합관의 수분 재흡수가 증가하여 혈액의 삼투압이 감소하고 체액량이 증가한다. 체액량의 증가에 대한 보상으로 Na+배출이 증가하게 되고 저나트륨혈증이 심해질 경우 세포 밖 삼투압이 낮아짐으로 수분이 세포 내로 이동하여 세포내액(intracellular volume)의 증가로 인해 세포의 부종과 이에 따른 기능장애(특히, 중추신경세포)를 초래한다. 증상은 오심, 권태, 기면, 혼수 등으로 혈액의 Na+ 농도가 120 mEq/L 이하로 떨어지면서 나타나기 시작하나 빠른 속도로 혈액 나트륨 농도가 감소하면 그 전에도 나타날 수 있다. 동종 조혈모세포이식에서 SIADH가 흔하지는 않으나 발생 시 발견하기 어렵고 진행이 빠르며, 조직적합성 항원 불일치 이식편으로 이식을 하거나, 환자가 4살 이하의 경우, 사이클로포스퍼마이드, 부설판 약물을 사용하는 경우가 위험요인으로 알려져 있다.

저나트륨혈증은 세포외액이 과다하고 Na+ < 135 mmol/L으로 정의되는 가장 흔한 체액과 전해질 불균형이다. 저나트륨혈증의 가장 흔한 원인은 SIADH이다. SIADH의 원인은 종양, 폐질환, 감염, 중추신경계의 이상을 포함하여 약물 특히, 항우울제 선택적 세로토닌 재흡수 억제제(selective serotonin reuptake inhibitors, SSRI)도 포함된다. 보통은 고용량의 사이클로포스퍼마이드(30-40 mg/kg)를 주입 받은 경우 심각한 저나트륨혈증이 보고되어 왔고 보통 주입을 마친 후 5-12시간 후에 발생하며 혈중 Na+의 급격한 감소와 오심, 구토, 발작, 기력 저하 등을 호소한다. 사이클로포스퍼마이드가 SIADH를 일으키는 원리는 분명하지는 않지만 활성화된 사이클로포스퍼마이드는 아르지닌 바소프레신(arginine vasopressin, AVP) 분비를 자극하여 신장에 영향을 미쳐 저나트륨혈증을 일으킨다. 실제로 ADH의 수치가 증가하지는 않았다는 보고도 있으나 사이클로포스퍼마이드의 대사산물(metabolite)이 신장에 직접적인 영향을 끼쳐 원위세관(distal tubules)의 투과성(permeability)을 증가시켜 신사구체여과율(glomerular filtration rate, GFR) 또는 소변의 Na+의 분비를 변화시키지 않고 수분을 재흡수하게 되어 수분 중독(water intoxication)에 이르게 된다고 설명되기도 한다.

질문 4 어떤 우선순위로 문제를 해결하겠는가?

1. 혈액의 나트륨을 올리기 위한 방법을 찾기
2. 생리식염수와 이뇨제 투여
3. 간질에 대한 약 투여

질문 5 어떤 절차와 방법에 따라 문제를 해결하겠는가?

1. 신체 억제제를 포함하여 안전확보하기

이 환자는 의식이 혼미하여 협조가 어려운 상태였고 중심정맥관이 삽입된 상황에서도 수액줄을 당기는 등의 행동을 보였다. 이에 환자 안전을 우선 확보하기 위해 일시적으로 신체 억제대를 적용하였다.

2. 전해질 결과에 따라 정확한 투약이 되도록 하기

저나트륨혈증은 원인 교정이 최우선이나 혈청 Na+의 회복이 우선됨으로 고장성 생리식염수와 이뇨제 투여, 수분 제한이 예상되는 상황으로 혈청 Na+의 결과를 확인하면서 정확한 투약이 필요하다.

3. 환자의 의식 회복 살펴보기

이 환자의 경우 저나트륨혈증이 교정이 되면 의식의 호전이 예상되기는 하나 혈액의 나트륨 Na+의 빠른 교정은 삼투성탈수초증후군(osmotic demyelination syndrome, ODS)을 유발하여 영구적인 뇌손상까지 진행될 수 있어 8 mEg/24 hr 이상이 되지 않도록 하여야 한다. 뇌출혈이 지연되어 발견될 가능성을 배제할 수 없어, 면밀한 의식 상태 사정이 필요하다.

알아보기

삼투성탈수초증후군(osmotic demyelination syndrome, ODS)

저나트륨혈증에 대한 뇌 적응(brain adaptation)은 2일 안에 완성되며 뇌 부종의 발생 예방과 동시에 ODS을 발생시킬 수 있다. ODS는 드물게 발생하나 발생 시에는 연수장애 증상인 구음장애(dysarthria), 연하장애(dysphagia), 빠른 하악반사(brisk jaw jerk)를 포함하여 정신적 장애(psychiatric disturbance), 근긴장이상(dystonia), 사지마비(limb paralysis), 혼수(coma), 사망에 이를 수 있다. ODS는 발생하면 비가역적일 가능성이 높고 신체 기능 이상을 초래할 수 있으며 주로 저나트륨혈증 교정을 위해 생리식염수를 빠른 속도로 과다하게 주입하게 되는 경우에 보고되었다.

4. 보호자에게 상황설명을 하기

환자가 의식이 소실된 당시에는 보호자가 같이 있는 상황이 아니었음으로 보호자에게 상황 설명이 필요하였다. 보호자를 환자 옆에 상주시키고 의료진이 발견하지 못하는 발작, 구토 등의 증상이 있을 수 있으므로 증상을 발견하면 의료진에게 알리도록 하였다.

질문 6 대상자에게 필요한 F/U 계획은 무엇인가?

1. 전해질 모니터링

3% NS 10 cc/hr을 시작하면서 10시간 동안 혈청 Na+ 115→124 mmol/L로 교정되었고 3% NS 100 mL bolus shooting 세 차례 시행하는 2시간 동안 124→131 mmol/L로 교정되었다. 이후 0.45% 생리식염수를 80 cc/hr로 지속주입하면서 14시간 후에는 135 mmol/L까지 교정되었다.

2. 의식 회복 사정

점차 의식이 회복하기 시작하다가 의식이 변화된 상태로 발견된 시점으로부터 24시간 정도 후에는 의식을 완전히 회복하였다. 환자는 본인에게 일어난 상황에 대해 전혀 기억하지 못하였다. 삼투성탈수초증후군의 가능성을 배제할 수 없어 연수장애 증상(구음, 연하, 호흡 등에 관여 연수의 운동신경마비), 근력저하, 떨림, 마비 등의 증상이 나타나는지 관찰이 필요하다.

3. SIADH의 원인 확인하기

이 환자의 경우 의식변화 시에는 검사 결과상 SIADH에 대한 중재를 하여 호전이 되었다. 환자의 식이가 통제된 상황이었으므로 원발성 다음증(primary polydipsia), 저염 식이를 제외할 수 있다. 의식의 변화로 예정되어 있는 두 번째 사이클로포스퍼마이드는 취소되었고 250 cc/hr로 주입되면 0.45% 생리식염수가 중단됨과 동시에 저나트륨혈증 교정을 위한 중재를 시작하였다. 혈액 나트륨 Na+가 교정되면서 의식이 회복이 시작된 것을 보면 사이클로포스퍼마이드 자체의 부작용과 과량의 수액주입으로 인한 급성 희석저나트륨증(acute dilutional hyponatremia)으로 인한 증상이었음을 유추할 수 있다.

알아보기

사이클로포스퍼마이드(cyclophosphamide)

성인과 소아 모두에게 쓰이는 약물로 조혈모세포이식과 관련하여 전처치 요법과 면역질환에서 면역억제제로 다양하게 쓰이는 알킬화제 항암제이다. 이 항암제가 투여되는 경우 약물의 대사물질인 아크롤레인(acrolein)이 신장을 통해 배출되고 방광에 농축됨으로 인해 방광의 요로상피(urothelium)에 부종, 출혈, 궤양을 초래하여 출혈성 방광염을 일으키게 된다. 이를 예방하기 위해 메스나(mesna)와 다량의 생리식염수를 정맥 주입, 지속적인 방광 세척 등이 추천된다.

전문간호사의 역할

전문간호사는 환자와 보호자에게 항암치료의 계획 및 항암제 부작용에 대해 설명하였다. 조혈모세포이식의 경우 환자가 보호자 없이 격리되는 상황도 발생하므로 환자에게 발생 가능한 부작용과 심각한 정도의 부작용까지 설명하고 문제가 발생하였을 때 즉각적이고 적절한 조치를 취하도록 지원해야 한다. 환자와 보호자, 간호사 간 의사소통의 가교 역할을 포함하여 증상을 사정할 수 있고 추후 유사한 사례가 발생하는 경우 의료진, 환자와 보호자의 교육, 상담 및 자문의 역할을 수행할 수 있다.

요약

이 환자는 항암제 주입하고 오후부터 저나트륨혈증이 있었으나 이후에 추후 검사 없이 상태 변화의 이유로 추체외로 증상이 의심되었다. 혼미한 의식상태에서 발견되었으나 이후 빠른 조치로 의식 회복과 전해질 교정이 되었고 낙상으로 인한 후유증 없이 회복된 사례이다. 검사결과 혈액과 소변의 전해질, 삼투압 이상이 확인되었고 의식변화에 대한 원인 파악과 동시에 저나트륨혈증에 대한 교정을 시작하였다. 혈액종양환자에게 의식 변화를 일으키는 원인, 조사된 자료를 근거로 추론하는 과정을 통해 저나트륨혈증을 일으키는 여러 원인에서 SIADH를 의심하였다. 또한, SIADH가 발생하게 된 여러 원인 중 사이클로포스퍼마이드로 인한 약물 부작용과 수액과다로 유추하여 환자의 증상이 호전되었다.

사례로부터 배울 점

- 환자에게 계획된 약물이 프로토콜에 맞추어서 진행되었고 응급상황을 예측할 수 없는 상황이었다.
- 전해질검사를 통해 혈액의 나트륨(Na+)이 낮은 것은 알고 있었으나 환자의 호소와 증상을 저나트륨혈증과 연결하지는 못하였다. 환자에게 의식의 변화까지 온 상태였으나 임상적 추론을 통해 저나트륨혈증의 원인으로 SIADH를 의심하였다.
- 이 과정에서 저나트륨혈증의 알고리즘을 통해 원인을 파악하고, 진단 기준과 유사질환과의 감별 기준에 대해서 알 수 있었다.

- SIADH는 드물게 보는 질환이지만 사망에 이를 수 있는 급격한 변화를 초래할 수 있으므로 기저 질환의 특성, 일상생활 습관, 치료 약물 등으로 발생할 수 있음을 이해하고 주의 깊은 환자 관리가 필요하다.

참고문헌

- 강지연, 이영희, 장명옥, 조미경, 최수정 외 공역. Bates' 간호사를 위한 건강사정. 제3판. 군자출판사; 2023.
- 서울아산병원 내과학교실. 서울아산병원 내과 매뉴얼. 제 5판. 군자출판사; 2020.
- 한국전문간호사 협회. 전문간호사와 함께하는 임상추론: 실무사례 중심으로. 군자출판사; 2024.
- Chen J, Jin Y, Li C, Li Z. Symptomatic hyponatremia induced by low-dose cyclophosphamide in patient with systemic lupus erythematosus: a case report. Medicine. 2020;99(48):e22498.
- Koumpis E, Florentin M, Hatzimichael E, Liamis G. Hyponatremia in patients with hematologic diseases. J Clin Med. 2020;9(11):3721.
- Park SJ, Shin JI. Overview of the Formation, Components, Color, and Abnormal Findings of Urine. J Korean Soc Pediatr Nephrol. 2013;17:29-34.
- Reddy P. Clinical approach to euvolemic hyponatremia. Cureus. 2023;15(2):e35574.
- Salido M, Macarron P, Hernández-García C, D'Cruz DP, Khamashta MA, Hughes GRV. Water intoxication induced by low-dose cyclophosphamide in two patients with systemic lupus erythematosus. Lupus. 2003;12(8):636-9.
- Up to date [Internet] Pathophysiology and etiology of the syndrome of inappropriate antidiuretic hormone secretion (SIADH) [Cited 2025 Jan 26] Available from:https://www.uptodate.com/contents/pathophysiology-and-etiology-of-the-syndrome-of-inappropriate-antidiuretic-hormone-secretion-siadh?search=SIADH&source=search_result&selected Title=1%7E108&usage_type=default&display_rank=1
- Up to date [Internet] Chemotherapy and radiation-related hemorrhagic cystitis in cancer patients Cited 2025 Jan 26] Available from: ttps://www.uptodate.com/contents/chemotherapy-and-radiation-related-hemorrhagic-cystitis-in-cancer-patients?search=cyclophosphamide&source=search_result&selectedTitle=8%7E150&usage_type=default&display_rank=7

소화기계

05

간독성

학습 목표

환자의 주 호소를 토대로 적절한 병력청취와 감별진단을 하기 위한 검사를 알고, 대상자의 특성에 맞춘 간호계획을 수립할 수 있다. 구체적인 목표는 다음과 같다.

❶ 환자가 호소하는 증상을 바탕으로 관련 정보를 얻고 해석할 수 있다.
❷ 간독성 관련 검사 결과를 해석할 수 있다.
❸ 근거에 기반하여 간독성에 대한 임상적 판단을 할 수 있다.
❹ 간독성 관련 간호 중재와 예방법을 포함한 간호 계획을 수립할 수 있다.

사례

65세 남자 환자는 방광암(bladder cancer)을 진단받고 수술을 시행하였다. 이후 고식적 1차 항암화학요법(1st line chemotherapy)으로 젬시타빈(gemcitabine)과 시스플라틴(cisplatin) 병용으로 6차례 시행하였으나 병이 진행되어 항암제를 변경하였다. 2차 항암화학요법(2nd line chemotherapy)으로 CMV [시스플라틴(cisplatin)-메토트렉세이트(methotrexate)-빈블라스틴(vinblastine)] 요법을 진행 중이며 현재 5차까지 완료한 상태이다. 대상자는 내원 이틀 전부터 지속되는 우상복부(right upper quadrant, RUQ) 통증과 구토를 동반한 오심, 전신 위약감을 호소하여 예약된 외래 날짜보다 1주일 일찍 외래를 방문하였다. 내원 이후 시행한 혈액검사 결과는 다음과 같다(표 1).

표 1. 혈액검사 결과

검사명	결과
AST (aspartate aminotransferase)	675 IU/L
ALT (alanine aminotransferase)	450 IU/L
ALP (alkaline phosphatase)	94 IU/L
total bilirubin	1.25 mg/dL
GGT (gamma-glutamyl transferase)	38 IU/L
Albumin	3.8 g/dL
PT (prothrombin time)	12 sec

질문 1 대상자에게 있어 가장 중요한 문제는 무엇인가?

지속되는 RUQ 통증 및 구토를 동반한 오심

대상자는 진통제를 복용 중이나 지속되는 우상복부(RUQ) 통증으로 불편함을 호소하고 있다. 대상자는 CMV 항암치료를 5차례 받은 이력이 있으며, 이전에는 경미한 오심만 경험했으나 현재는 구토를 동반한 심한 오심이 지속되고 있다고 진술했다. 혈액검사에서는 AST/ALT 수치가 현저히 상승했으며, 다른 검사 결과는 정상 범위 내에 있었다.

질문 2 대상자의 문제를 해결하기 위해 어떤 정보가 필요한가?

1. 대상자 병력 확인, 약물 복용력 확인

대상자는 방광암으로 젬시타빈(gemcitabine)과 시스플라틴(cisplatin) 항암제를 투약받은 이력이 있으며, 현재는 시스플라틴(cisplatin), 메토트렉세이트(methotrexate), 빈블라스틴(vinblastine)으로 항암치료를 받고 있다. 이들 항암제는 모두 간독성을 유발할 수 있는 것으로 알려져 있으며, 특히 메토트렉세이트(methotrexate)는 간 효소 수치 상승과 강한 연관성이 있다. 그 외 다른 기저질환은 없었다.

주목할 점은, 증상 발병 5일 전부터 지인의 추천으로 방광암에 효능이 좋다고 하여 봉삼을 환제로 복용했다고 한다. 봉삼환을 복용한 지 5일 후부터 RUQ 통증 및 구토를 동반한 오심이 나타났다고 한다. 봉삼(인삼의 일종)은 단독으로도 간독성을 유발할 수 있으며, 특히 항암제와 같은 약물과 병용 시 약물 상호작용으로 인해 간독성 위험이 증가할 수 있다. 약초나 건강보조식품과 항암제의 병용은 간 효소의 대사에 영향을 미쳐 약물의 혈중 농도를 변화시키고 독성을 증가시킬 수 있다.

따라서 환자의 현재 상태를 평가하기 위해서는 정확한 약물 복용력(용량, 빈도, 기간), 봉삼환의 정확한 성분과 복용량, 이전 간 질환 이력, 음주력, 그리고 다른 간독성 유발 가능 약물의 사용 여부에 대한 추가 정보가 필요하다.

알아보기

간독성

간은 우리가 섭취하는 모든 음식물에서 얻어낸 성분을 몸에 영양분으로 공급하며, 필요하지 않거나 해로운 성분을 분해, 해독하고 배출하는 역할을 한다. 또한 알부민을 비롯한 여러 가지 단백질, 혈액응고인자, 콜레스테롤의 합성, 탄수화물 및 아미노산의 대사, 혈당 조절, 면역 기능 등 우리 몸의 필수적인 기능을 수행한다. 질병 치료를 위해 복용하는 거의 모든 약물 역시 간에서 대사된다. 대부분의 경우 약물과 음식물은 특별한 문제 없이 대사되어 몸 밖으로 배출되지만, 때때로 대사 과정에서 간에 손상을 입히기도 한다.

우리 몸에 들어오는 약효 성분과 영양 성분이 효과를 발휘하려면 대부분 간에서 대사, 전환의 과정을 거쳐야 한다. 특정 약물이나 음식물의 대사, 전환 과정이 간이 감당할 수 있는 한계를 넘거나 중간대사물질이 독성 물질로 작용하면 간독성이 발생한다. 이러한 특성은 양약뿐만 아니라 한약, 건강기능식품 등 사람이 섭취하는 모든 물질에 예외 없이 적용된다.

〈계속〉

임상적으로 우리나라에서 간독성의 가장 흔한 원인 4가지는 약물, 한약, 건강기능식품, 민간요법이다. 이 중 약물의 경우 출시 전 임상시험을 거치기 때문에 간 손상의 확률이 비교적 잘 알려져 있다. 의사로부터 처방을 받아 복용하는 약 중에서 간독성을 일으킬 수 있는 대표적인 약물로는 항생제, 항진균제(무좀약), 결핵약(아이소나이아지드), 진통소염제 그리고 항암제(표 2) 등이 있다. 따라서 이들 약물을 복용할 때는 간독성 발생 여부에 대해 세심한 관찰과 정기적인 추적 검사가 필요하다.

약물 유발성 간독성은 크게 예측 가능한 간독성(용량 의존적)과 예측 불가능한 간독성(특이체질성)으로 나눌 수 있다. 모든 약제를 복용할 때는 반드시 필요한 약제를 적절한 기간 동안만 섭취하는 원칙이 필요하다. 치료를 위해 복용한 약이라도 부적절한 용량을 복용하거나, 일부 환자에서는 때로는 용량과 상관없이 개인의 유전적 요인이나 면역학적 기전에 의해 독성을 일으킬 수 있기 때문이다.

특히 건강기능식품이나 민간요법은 약물과 달리 엄격한 임상시험을 거치지 않아 간독성에 대한 정보가 제한적이며, 이들과 기존 약물 간의 상호작용으로 인한 간독성 위험이 증가할 수 있다. 따라서 환자들은 처방약과 함께 복용하는 모든 보조제나 건강식품에 대해 의료진에게 반드시 알려야 한다.

표 2. 항암제의 간독성

분류	약명	투여경로	부작용	간호 시 고려사항
알킬화제 (alkylating agents)	Busulfan	PO, IV	• ALT 상승, 고빌리루빈혈증, 간정맥폐쇄증(veno occlusive disease, VOD)	• LFT, bilirubin, alkaline phosphatase를 초기평가하고 골수이식 후에는 2일마다 모니터함
	Procarbazine	PO	• 간기능장애	• 매 치료 전 LFT를 모니터함
안트라사이클린(anthracycline)계 항생제	Doxorubicin	IV, intra-arterial	• Bilirubin 수치 상승, 간염	• 간장애, 간담도장애 환자는 주의하여 사용하며 용량조절이 권고됨 • 광범위하게 간을 통해 대사되므로 T.bilirubin 수치가 1.2-3 mg/dL 이상 시 용량 감량을 고려함
대사길항제 (antimetabolites): Antifolates	Methotrexate	PO, IV, Intrathecal	• 급성 간독성 및 잠재적으로 치명적인 만성 간독성과 관련되어 있음 • 위험요인: 누적용량 및 장기간 투약과 관련	• 간독성에 대해 주의깊게(혈청 albumin, LFT) 모니터함 • 프로톤 펌프 억제제(PPI) 요법과 다른 간독성 약물을 함께 사용할 경우 주의하여 사용함

〈계속〉

분류	약명	투여경로	부작용	간호 시 고려사항
대사길항제 (antimetabolites): Pyrimidine analog	Cytarabine	IV, Intrathecal	• 간효소 수치의 일시적 상승, 황달 • 고용량 투여 시 간 내 담즙정체의 원인이 될 수 있음	• 간에서 부분적으로 해독이 되기 때문에 간부전 환자는 용량조절이 필요할 수 있음 • Cytarabine으로 인한 간독성은 일반적으로 가역적임
	Gemcitabine	IV	• 단독 사용 시: Transaminase 상승(67-68%, 3-4등급: 8-10%), alkaline phosphatase 상승(55%, 3-4등급: 9%), bilirubin 상승(13%, 3-4등급: 1-2% 미만)	• 심각한 간독성이 보고됨 • 간장애(간경변, 간염, 알코올중독 이력) 또는 간전이 환자는 주의하여 사용함: 간장애가 악화될 수 있음 • 초기평가 및 정기적으로 LFT를 모니터함
티로신 인산화효소 억제제(tyrosine kinase inhibitor)	Axitinib	PO	• 전체 환자의 22%에서 ALT가 증가함 (1% 미만에서는 심각한 ALT 증가)	• 초기평가 및 정기적으로 LFT를 모니터함 • 이전 Child-Pugh B 등급 간기능 저하 환자는 감량 고려함
	Pazopanib	PO	• 중증의 치명적인 간독성이 발생할 수 있으며 일반적으로 투여 후 첫 18주 내에 LFT 증가를 야기할 수 있음	• 초기평가 후 첫 4개월까지 주 1회 LFT를 모니터하고, 그 이후 정기적으로 모니터함 • 중등도 간장애 환자는 용량을 조정하도록 함 • 중증 간장애 환자에게는 투약을 권고하지 않음
	Sunitinib	PO	• 치명적인 간독성이 발생할 수 있음 • 증상: 황달, transaminase 상승, 고빌리루빈혈증, 응고장애, 뇌병증, 신부전	• 초기평가, 치료 주기별, 임상적 상황에 따라 LFT를 모니터함 • AST/ALT가 정상 상한치의 5배 이상인 경우 투약을 중단함

알아보기

차일드-퓨 등급(Child-Pugh score)

차일드-퓨 등급은 간질환의 중증도를 평가하고 예후를 예측하기 위해 사용되는 임상적 분류 체계이다. 원래는 간경변 환자의 수술 사망률을 예측하기 위해 개발되었으나, 현재는 간질환의 중증도 평가, 간이식 필요성 결정, 항암제를 포함한 약물 용량 조절 등 다양한 임상 결정에 활용된다.

Child-Pugh 점수는 다음 5가지 임상적 지표를 평가한다:

- 총 빌리루빈(total bilirubin) 수치
- 혈청 알부민(serum albumin) 수치
- 프로트롬빈 시간(PT) 또는 INR (international normalized ratio)
- 복수(ascites)의 존재 및 정도
- 간성 뇌증(hepatic encephalopathy)의 존재 및 정도

각 지표에 1-3점을 부여하며(표 3), 합산 점수에 따라 다음과 같이 등급을 분류한다:

표 3. 차일드-퓨 분류 점수 기준

임상적/생화학적 지표	1점	2점	3점
총 빌리루빈(mg/dL)	< 2	2-3	> 3
혈청 알부민(g/dL)	> 3.5	2.8-3.5	< 2.8
PT 연장(초) 또는 INR	< 4 또는 < 1.7	4-6 또는 1.7-2.3	> 6 또는 > 2.3
복수	없음	경증(약물로 조절 가능)	중등도-중증(조절 어려움)
간성 뇌증	없음	경증-중등도(1-2단계)	중증(3-4단계)

- Child-Pugh A: 5-6점(경증 간질환, 간기능 보존 양호)
- Child-Pugh B: 7-9점(중등도 간질환)
- Child-Pugh C: 10-15점 (중증 간질환, 간기능 저하 심각)

이 분류는 항암제 투여 시 다음과 같이 임상적 의사결정에 활용된다:

- Child-Pugh A: 대부분의 경우 정상 용량 투여 가능
- Child-Pugh B: 많은 항암제에서 용량 감량 필요(일반적으로 25-50%)
- Child-Pugh C: 심각한 용량 감량이 필요하거나 특정 항암제는 투여 금기

간독성이 있는 항암제의 경우, 차일드-퓨(Child-Pugh) 점수가 높을수록 간독성 위험이 증가하며, 적절한 용량 조절과 주의 깊은 모니터링이 필요하다.

〈계속〉

간독성의 위험요인

- 차일드-퓨(Child-Pugh) B 또는 C 등급
- 간손상 및 간장애의 과거력
- 간독성 유발 가능성이 있는 항암치료(고용량 투여 시 위험 증가)
- 유전성 간질환의 가족력
- 간을 침범한 종양의 이력
- 이식 관련 이력: 담즙 울혈은 만성 이식편대 숙주반응환자의 80%에서 나타나며, 만성간염은 급성 간염을 경험한 조혈모세포 이식 생존자의 대부분에서 나타남
- 사람면역결핍바이러스(human immunodeficiency virus, HIV), 당뇨, 기저 간질환, 비만 같은 동반 질환
- 간 또는 우측 복부 방사선요법 치료이력
- 알코올과 불법 약물오남용의 과거력(특히 간경변의 경우)
- 간독성 약물(noncytotoxic hepatotoxic drug) 또는 생약 제제(herbal products)의 동시 투약 - 특히 항암제와 생약제제의 병용은 약물 상호작용으로 간독성 위험을 증가시킬 수 있음
- 간동맥내 항암제 주입
- 고령 - 노화에 따른 간 기능 저하 및 다약제 복용 가능성 증가
- 유전적 요인 - 각각의 약물에 따라 다르며 다양한 반응을 일으킴. 약물 대사 효소의 유전적 다형성이 간독성 감수성에 영향을 미칠 수 있음
- 영양 상태 - 영양실조는 간독성에 대한 취약성을 증가시킬 수 있음
- 신장 기능 저하 - 일부 약물의 배설 지연으로 인해 간독성 위험이 증가할 수 있음

2. 대상자의 혈액 검사 및 증상 확인

대상자의 혈액검사 결과 AST 675 IU/L, ALT 450 IU/L로 현저히 상승되어 있었다. 내원 이틀 전부터 우상복부(RUQ) 통증이 지속되었으며, 오심과 구토 및 전신 위약감을 호소하였다. 이러한 임상 증상과 간 효소 수치의 뚜렷한 상승은 급성 간독성을 시사한다.

알아보기

간독성 주요 증상

일반적인 증상	피부 및 눈의 변화
- 피로감 및 전신 위약감 - 식욕 부진 - 오심 및 구토 - 복부 불편감 또는 통증(특히 우상복부)	- 황달: 피부 및 눈 흰자위가 노랗게 변함 - 피부 가려움증(빌리루빈 축적으로 인한 증상) - 창백한 피부색

〈계속〉

소화기 및 기타 증상

- 대변이 옅은 색을 띠거나 지방변이 나타날 수 있음
- 소화불량
- 복부 팽만감
- 소변 색이 짙은 갈색 또는 콜라색으로 변함

전신 증상

- 발열(특히 약물 유발성 간염에서 관찰될 수 있음)
- 체중 감소
- 관절통 및 근육통
- 인플루엔자 유사 증상(특히 약물 유발성 간독성 초기)

중증 증상(심한 경우)

- 혼돈 또는 인지 장애(간성 뇌병증)
- 복부 팽만(복수)
- 출혈 경향
  (혈액 응고 장애로 인해 멍이 쉽게 들거나 출혈이 발생)
- 저혈당
- 산-염기 불균형
- 신부전(간신증후군)
- 호흡곤란(복수로 인한 횡격막 압막 또는 간폐증후군)

검사실 소견

- 간효소(AST, ALT, ALP, GGT) 상승
- 빌리루빈 수치 상승
- PT/INR 연장(심한 경우)
- 알부민 감소(만성 간질환으로 진행 시)
- 혈소판 감소(간경변으로 진행된 경우)

약물 유발성 간독성 특이 패턴

- 간세포성 손상: ALT가 ALP보다 현저히 상승(R값 >5)
- 담즙정체성 손상: ALP가 ALT보다 현저히 상승(R값 <2)
- 혼합형 손상: ALT와 ALP 모두 상승(R값 2-5)

3. 대상자의 영상 검사 확인

대상자는 바로 입원 수속을 진행하였으며, 간 손상 여부를 확인하기 위해 복부 컴퓨터단층촬영(computed tomography, CT)을 시행하였다(그림 1). 복부 CT 영상에서 간비대 소견이 관찰되었으며, 간 실질이 전반적으로 저밀도로 보이는 양상이 확인되었다. 간내 국소 병변이나 담도 확장 소견은 관찰되지 않았다. 이러한 영상 소견은 약물 유발성 간독성과 일치하는 소견으로, 간세포 손상으로 인한 간 부종과 염증성 변화를 시사한다.

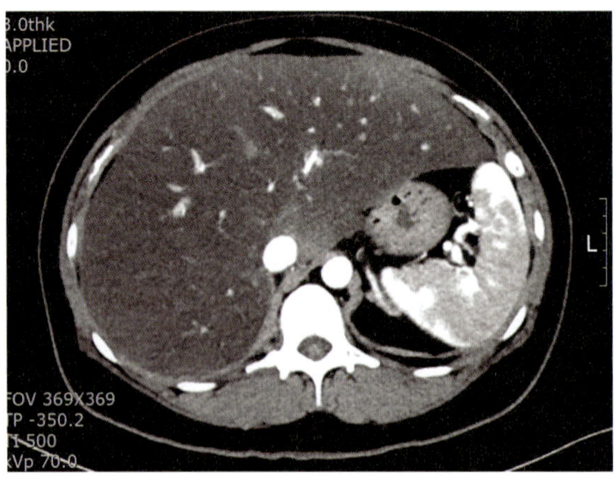

그림 1. 복부 CT

알아보기

영상 검사를 통한 간독성 평가

CT는 간독성으로 인한 구조적, 형태적 변화를 확인하는 데 유용한 도구이며, 특히 간 손상의 단계(간비대, 지방 변성, 섬유화, 종양 등) 평가에 자주 사용된다. 초기 간독성으로 인해 간이 비대해질 수 있고, 정상 간보다 CT에서 저음영(low attenuation)으로 나타날 수 있으며 간 조직이 균일하지 않고 이질적인 패턴으로 보일 수 있다.

약물 유발성 간독성의 CT 소견

- 급성 약물 유발성 간독성: 간비대, 간 실질의 저밀도 변화, 간 내 불균일한 조영증강 패턴이 관찰될 수 있음
- 만성 약물 유발성 간독성: 간 위축, 불규칙한 간 표면, 간 내 결절성 변화가 나타날 수 있음
- 항암제 유발 간독성: 지방간, 결절성 재생성 과형성, 혈관성 질환(정맥 폐쇄성 질환) 등의 소견이 관찰될 수 있음

CT 외 추가 검사

- 초음파(ultrasonography, US): 지방간, 복수 등 간 구조 평가
  - 방사선 노출 없이 간의 에코 변화를 통해 지방간 정도를 평가할 수 있음
- 자기 공명 영상(magnetic resonance imaging, MRI): 간 내 지방 축적, 섬유화 정도 평가에 민감
  - 특히 MR 탄성도 검사는 간 섬유화 평가에 높은 정확도를 보임
- 간 생검(liver biopsy): 간독성의 병리학적 원인을 확인하는 데 가장 정확한 검사
  - 약물 유발성 간독성의 특징적인 조직학적 패턴(간세포 괴사, 염증 세포 침윤, 담즙 정체 등)을 확인할 수 있음
- 간탄성도 검사(fibroscan): 비침습적으로 간 섬유화 정도를 평가하는 방법으로, 간 손상의 진행 정도를 모니터링하는 데 유용함
- 자기공명담췌관조영술(magnetic resonance cholangiopancreatography, MRCP): 담도계 손상이 의심될 경우 담관 구조를 평가하는 데 유용함

CT는 간독성을 평가하는 강력한 도구이지만, 항상 간 기능 검사(liver function test, LFT) 및 임상 증상과 함께 해석해야 보다 정확한 진단이 가능하다. 또한, 약물 유발성 간독성의 진단에는 약물 복용력과 약물 중단 후 증상 호전 여부가 중요한 진단적 가치를 가진다.

질문 3 대상자의 예상되는 진단명은 무엇인가?

약물 유발성 간독성(민간약제 봉삼환 복용 관련)

대상자의 병력, 약물 복용력, 증상, 혈액 검사, 영상 검사 등을 통해 간독성이 확인되었다. 항암제 투약으로 인한 간독성의 연관성 또한 배제할 수 없겠으나, 동일한 항암제를 5회 투약하는 동안 이러한 증상이 없었고, 우상복부 통증과 오심, 구토 증의 등상이 증상이 민간약제를 복용하기 시작한 5일 후부터 발생했으며 간 효소 수치가 급격하게 상승하는 것은 민간약제 복용으로 인한 간독성일 가능성이 높다. 대상자의 AST (675 IU/L)와 ALT (450 IU/L) 수치가 정상 상한치의 10배 이상 상승한 점, 약물 투여와 증상 발생 사이의 명확한 시간적 연관성, 다른 간질환의 배제 등은 약물 유발성 간독성의 진단 기준에 부합한다. 특히 대상자의 경우, 항암제와 봉삼환의 병용으로 인한 약물 상호작용이 간독성 위험을 증가시켰을 가능성도 고려해야 한다.

질문 4 어떤 우선순위로 문제를 해결하겠는가?

1. 의심되는 약물이나 물질 즉시 중단
2. 간내과 협진 의뢰
3. 통증 및 오심, 전신 위약감 관리
4. 환자와 가족 지지 및 교육

질문 5 어떤 절차와 방법에 따라 문제를 해결하겠는가?

1. 의심되는 약물이나 물질 즉시 중단

환자는 민간약제(봉삼환)로 인해 간독성이 발생하였을 가능성이 가장 높다. 의심되는 민간약제의 복용을 즉시 중단하도록 교육한다. 또한 간 효소 수치가 정상화될 때까지는 항암치료 일시 중단을 고려하고 주치의와 항암제 용량 조절 여부를 논의한다.

2. 간내과 협진 의뢰

간내과 협진을 통해 추가 검사(간 생검, 특수 혈액 검사 등) 필요성을 평가하고, 간보호제

(hepatoprotective agents)를 경구 및 주사로 투약한다. 충분한 수액요법으로 탈수와 전해질 불균형을 예방하고 간 회복을 도모한다. 정기적인 간 기능 검사를 통해 회복 과정을 모니터링한다.

3. 통증 및 오심, 전신 위약감 관리

우상복부 통증 완화를 위해 적절한 체위(측위 등)를 취하도록 하고, 간독성이 없는 진통제를 신중하게 선택하여 투약한다. 오심과 구토 조절을 위해 항구토제를 규칙적으로 투여하고, 피로와 위약감 완화를 위한 충분한 휴식을 제공한다. 환자의 영양 상태를 평가하여 필요시 영양 보충을 시행한다.

4. 환자와 가족 지지 및 교육

간독성으로 인한 불안감과 우울감 완화를 위한 정서적 지지를 제공한다. 질병의 상태와 치료 과정에 대해 환자와 가족에게 충분히 설명하고 이해를 돕는다. 회복 기간 동안 대상자에게 필요한 생활 습관 변화(처방되지 않은 약물, 민간요법, 건강보조식품 사용 주의 등)에 대한 교육을 시행한다. 간에 부담을 주지 않는 균형 잡힌 식사(저지방, 고단백, 적절한 탄수화물)를 유지하며, 규칙적인 생활과 충분한 휴식을 취할 것을 교육한다.

질문 6 대상자에게 필요한 F/U 계획은 무엇인가?

1. 간기능검사 추적관찰 확인

입원치료 3주 후 간기능 수치가 모두 정상으로 회복되었다. 이후 퇴원하여 1주일에 한 번 외래를 방문하여 피검사로 추적관찰 중이다. 조기 회복 이후에는 검사 간격을 점진적으로 늘려 2주, 4주, 3개월 간격으로 장기적인 간 기능 모니터링을 계획한다.

2. 간독성 관련 증상 여부 확인

외래 내원 시 증상 상담을 통해 환자의 관련 증상에 대해 확인하였다. 환자는 더 이상 RUQ 통증, 오심과 구토, 전신 위약감이 나타나지 않고 전반적인 컨디션이 양호하다고 하였다. 지속적으로 피로감, 식욕부진, 복부 불편감, 황달 등 간독성 재발 징후가 있는지 모니터링하고, 이상 증상 발생 시 즉시 의료진에게 연락하도록 교육한다.

3. 향후 항암제 투여에 대한 계획

간 수치가 정상화되어 중단하였던 항암화학요법을 재개하게 되더라도 항암제를 재투약하는 것에 있어 간독성에 대해 안심할 수는 없다. 종전과 동일한 용량을 투약할지 용량을 감량하여 투약할지 주치의 판단에 따라 투여량 조절을 고려해야 한다.

대상자는 이전 용량의 10%를 감량하여 항암제를 투약하였고, 이후 간기능 검사에서 모두 정상소견으로 나타났다.

4. 약물 및 건강보조식품 복용 관리

처방약 외의 모든 약물, 건강보조식품, 한약재, 민간요법의 사용을 엄격히 제한하고, 새로운 약물 투여 시 반드시 의료진과 상담하도록 교육한다. 복용 중인 모든 약물에 대한 목록을 작성하여 관리하고, 정기 방문 시 함께 검토한다.

5. 생활습관 관리 및 교육

간 건강을 위한 적절한 식이요법(저지방, 고단백, 충분한 과일과 채소)과 충분한 수분 섭취를 권장한다. 알코올 섭취를 완전히 금지하고, 규칙적인 생활과 적절한 신체활동을 유지하도록 교육한다. 스트레스 관리 방법과 충분한 휴식의 중요성에 대해서도 강조한다.

전문간호사의 역할

전문간호사는 환자의 초기 사정 및 증상, 검사 결과를 토대로 근거에 기반하여 환자의 상태를 평가하고, 이에 맞는 간호 계획을 수립 및 실행하는 임상실무 전문간호사로서의 역할을 수행하였다. 특히 간독성 관련 증상 모니터링과 약물 사용력 평가에 중점을 두었으며, 환자 및 가족에게 건강 관리, 질병 예방, 치료 방법에 대한 상담과 교육을 제공하였다. 또한 타 부서와 협력하며 진단, 치료, 의사소통 과정에서 중심적인 역할을 수행하였다. 최신 의료 지식과 연구를 임상에 적용하며, 근거 기반 간호를 실천하며 환자 안전과 치료 결과를 향상시키는 역할을 수행하였다. 퇴원 후에도 지속적인 모니터링과 교육을 통해 재발 방지와 장기적인 간 건강 관리를 지원하였다.

요약

환자는 방광암으로 시스플라틴(cisplatin), 메토트렉세이트(methotrexate), 빈블라스틴(vinblastine) 항암화학요법 중으로, 내원 이틀 전부터 발생한 RUQ 통증, 오심과 구토, 전신 위약감으로 인해 내원하였다. 간기능 검사상 AST 675 IU/L, ALT 450 IU/L로 현저히 상승되어 있었고, 환자는 증상 발병 5일 전부터 지인의 추천으로 방광암에 효능이 좋다고 하여 봉삼환제를 복용했다고 보고하였다. 즉시 의심되는 민간약제의 복용을 중단하도록 교육하였고, 입원하여 간호보제를 경구 및 주사로 투약하였으며 3주 후 환자의 간기능 수치는 정상으로 회복하였다. 간독성의 원인, 경과 및 예방법에 대해 환자와 가족에게 지지 및 교육을 시행한 후 퇴원하여 1주일마다 외래를 방문하며 간기능 수치를 확인하였다. 회복이 안정적으로 유지됨에 따라 10% 감량한 항암화학요법을 시행한 이후에도 간기능 수치는 안정되어 있었다.

사례로부터 배울 점

- 우리나라에서 간독성의 가장 흔한 원인 4가지는 약물, 한약, 건강기능식품, 민간요법이다. 항암화학요법을 받는 환자는 그 자체로서도 간독성의 위험에 노출되어 있지만, 환자와 가족들은 그 위험성을 크게 인지하지 못하는 경우가 많다. 특히 주위에서 암환자에게 좋다는 한약, 건강기능식품, 민간요법 등을 의료진과 상담 없이 사용해보고자 하는 경향이 있다.
- 간독성은 간부전으로 진행될 수 있고 심각한 후유증으로 더 이상 항암화학요법을 받을 수 없는 경우가 발생할 수 있기 때문에, 전문간호사로서 환자와 가족에게 정확한 정보를 제공하고 적극적으로 교육하는 것은 매우 중요하다.
- 또한 처방된 항암제와 다른 약물, 건강기능식품, 민간요법 간의 잠재적 상호작용에 대해 환자와 가족에게 경각심을 일깨우고, 모든 복용 물질에 대해 의료진과 상의하도록 지속적으로 강조할 필요가 있다. 이러한 예방적 교육과 모니터링은 항암화학요법의 효과를 최적화하고 간독성과 같은 심각한 부작용을 예방하는 데 필수적이다.

참고문헌

- 김연희, 권인각, 김정혜, 박정윤, 설미이, 전명희 외. 암환자 증상관리. 포널스; 2017.
- 남민선, 박선영, 박지은, 변보영, 송현주 외. 항암화학요법과 생물학적요법. 포널스; 2015.
- 임재희, 김영석, 이유나, 김상균, 정승원, 장재영, 외. 독성간염의 임상적 고찰과 조직소견. 대한내과학회지. 2011;81(1):53-63.
- 정승원. 급성 간손상: 바이러스성 간염과 독성간염을 중심으로. 대한간학회지. 2011;17(3s):299-312.
- Fontana RJ, Watkins PB, Bonkovsky HL. Rochon J for the DILIN Study Group. Drug Induced Liver Injury Network(DILIN) Prospective Study: Rationale, Design and Conduct. Drug Safety. 2009;32:1 – 14.
- Ostapowicz G, Fontana RJ, Schiødt FV, Larson A, Davern TJ, Han SHB, et al. Results of a prospective study of acute liver failure at 17 tertiary care centers in the United States. Ann Intern Med. 2002;137(12):947 – 54.

06

간정맥폐쇄증

학습 목표

환자의 주 호소를 토대로 적절한 병력청취와 감별진단을 하기 위한 검사를 알고, 대상자의 특성에 맞춘 간호계획을 수립할 수 있다. 구체적인 목표는 다음과 같다.

❶ 환자의 증상 및 객관적 정보를 얻고 해석할 수 있다.
❷ 임상적 특성을 통해 간정맥폐쇄증이 나타나고 있음을 유추할 수 있다.
❸ 근거에 기반하여 간정맥폐쇄증에 대한 임상적 판단을 할 수 있다.
❹ 간정맥폐쇄증에 관련된 간호 중재를 우선순위에 따라 계획할 수 있다.
❺ 간정맥폐쇄증 환자의 임상 경과를 모니터링하고 합병증 예방을 위한 간호를 수행할 수 있다.

사례

29세 여자 환자는 만성골수백혈병 진단을 받고, 반일치 동종조혈모세포이식(haploidentical allogenic peripheral stem cell transplantation)을 위해 입원하였다. 이식 전 전처치로 플루다라빈(fludarabine), 부설판(busulfan), 타이모글로불린(thymoglobulin)을 투여한 후 동종조혈모세포이식을 진행하였다. 그러나 이식 21일째 골수검사상 단순연쇄반복 검사(Short Tandem Repeat, STR)에서 수혜자 세포 비율이 70%로 확인되어 생착 실패로 판단하였다. 이에 2차 반일치 동종조혈모세포이식을 결정하고, 전처치 요법으로 플루다라빈(fludarabine), 멜팔란(melphalan), 타이모글로불린(thymoglobulin), 전신방사선조사(total body irradiation, TBI)를 병합하여 시행하였다. 첫 번째 이식 후 생착 실패로 인해 범혈구감소증과 호중구 감소성 발열이 지속되었고, 침습성 폐 아스페르길루스증(invasive pulmonary aspergillosis), 폐렴, 구강을 포함한 점막염 및 코 주변 연조직염이 발생하였다. 이에 테이코플라닌(teicoplanin), 아미카신(amikacin), 이사부코나졸(isavuconazole)을 투여하며 치료를 지속하고 있으나, 심한 구내염으로 인해 필수적인 경구약을 제외한 다른 약물의 복용은 중단된 상태이다.

2차 이식 후 5일째부터 총 빌리루빈 수치는 1.45 mg/dL, 직접 빌리루빈 수치는 0.96 mg/dL로 나타났으며, 7일째에는 총 빌리루빈 수치가 3.49 mg/dL, 직접 빌리루빈 수치는 2.46 mg/dL로 상승하였다(표 1). 또한 이식 당일 66 kg이었던 체중이 7일째 70 kg으로 약 4 kg 증가하였으며, 극심한 우상복부 통증과 함께 복부 컴퓨터단층촬영(CT)에서 간비대가 확인되었다(그림 1). 첫 번째 이식 전 B형 간염 바이러스 코어 항체(면역글로블린 G) 검사는 음성이었으나(표 2), 간기능 수치가 상승한 시점에 재검사에서 양성으로 전환되어 엔테카비르(entecavir) 0.5 mg 투여를 시작하였다.

〈계속〉

사례

표 1. 생체 징후 및 혈액검사 결과

항목 \ 날짜	6월 1일	6월 2일	6월 3일	6월 4일	6월 5일	6월 6일	6월 7일
체중(kg)	66.3	65.9	68.4	69.4	69.2	70	68.6
섭취량/배설량	6,104/4,950	6,950/5,050	7,520/3,470	7,550/6,250	8,577/6,510	8,090/7,900	6,420/6,160
복부둘레(cm)	85					85	
Total bilirubin (mg/dL)	0.39	0.43	0.58	0.85	1.45	2.51	3.49
Direct bilirubin (mg/dL)	0.20	0.18	0.28	0.51	0.96	1.78	2.46
AST (U/L)	47	33	30	34	37	46	50
ALT (U/L)	38	29	25	23	25	26	40
ALP (IU/L)	114	112	101	98	101	106	113
γ-GT (IU/L)	168	184	171	182	193	219	244
BUN (mg/dL)	9.3	7.6	8.6	12.8	17.2	22.7	30.8
Creatinine (mg/dL)	0.53	0.63	0.56	0.66	0.87	0.83	0.97

표 2. B형 간염 검사 결과

검사명 \ 날짜	1월 16일	6월 7일
HBs Ag	nonreactive	nonreactive
Anti-HBs	nonreactive	reactive
Anti-HBc total IgG	nonreactive	reactive
HCV Ab	nonreactive	nonreactive
Anti HAV IgG	nonreactive	nonreactive
Anti HAV IgM	nonreactive	nonreactive
HBV DNA	–	target not detected

〈계속〉

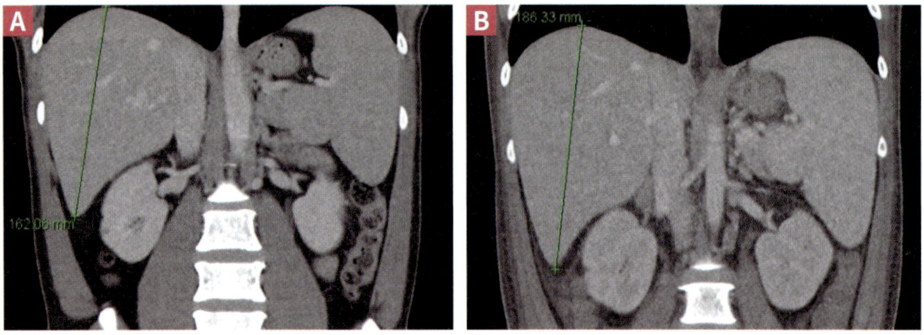

그림 1. (A) 조혈모세포 이식 진행 전, (B) 2차 조혈모세포 이식 진행 후 7일 지난 시점

알아보기

단순연쇄반복 검사(Short Tandem Repeat, STR)란

인간염색체의 DNA에는 단순 반복 서열(tandem repeat sequence)이 존재한다. 이런 반복서열에서 반복 단위의 반복 횟수는 사람마다 다양하게 나타나는 유전자 좌위가 있으며, 반복 단위의 염기서열이 2-6개의 염기쌍(base pair, bp)인 것을 STR이라고 한다. 조혈모세포이식의 생착 및 재발 평가를 위해 혈액이나 골수를 사용하는 검사는 환자의 검체량이 제한적인 경우가 많으므로 소량의 DNA로 검사가 가능한 STR이 유용한 것으로 보고되고 있다. STR은 2-6개의 염기쌍이 반복되고 인체 염색체에 비교적 널리 분포된 특징으로 인해 동종조혈모세포이식의 생착 및 재발 식별에 국내외에서 많이 활용되고 있다. STR 분석을 통해 공여자와 수혜자의 키메리즘(chimerism) 상태를 정확하게 평가할 수 있어 이식 후 생착 실패나 재발의 조기 발견에 중요한 역할을 한다.

STR 기본 원리: DNA는 두 가닥의 나선형 구조로, 아데닌(A), 구아닌(G), 시토신(C), 티민(T)이라는 염기들이 쌍을 이루고 있다. 이 염기쌍 하나를 1 bp라고 한다. STR 검사에서 '2-6 bp'라고 할 때는 2개에서 6개의 염기쌍으로 이루어진 짧은 DNA 서열이 반복된다는 의미이다. 예를 들어, AGAT라는 염기서열이 한 사람은 8번, 다른 사람은 12번 반복되는 식이다. 여러 STR 위치를 분석하면 개인마다 고유한 유전자 프로필을 얻을 수 있다.

조혈모세포이식에서의 활용: 이식 후 공여자와 수혜자의 세포 비율(키메리즘)을 측정하는 데 사용된다. 이식 성공 여부와 생착 정도를 평가할 수 있으며, 일반적으로 공여자 세포 비율이 95% 이상이면 완전 키메리즘(complete chimerism)으로 간주한다. 사례에서 수혜자 비율이 70%로 관찰된 것은 공여자 세포가 30%만 생착된 상태를 의미하므로 생착 실패로 판단한 것이다.

질문 1 대상자에게 있어 가장 중요한 문제는 무엇인가?

급격한 체중 증가, 우상복부 통증 및 황달

전문간호사가 신체 사정 및 문진 시 환자는 극심한 우상복부 통증을 호소하고 있었고, 임상 관찰 기록에서는 4일 동안 4 kg의 급격한 체중 증가가 확인되었다. 또한 황달이 육안으로 관찰되며 간 기능 검사상 총 빌리루빈과 직접 빌리루빈 수치가 급격하게 상승(5일째 총 빌리루빈 1.45 mg/dL에서 7일째 3.49 mg/dL로 상승)하고 있다. 이러한 증상 및 징후는 조혈모세포이식 후 발생할 수 있는 심각한 합병증을 시사하므로 신속한 처치가 필요한 상황이다. 간 합병증은 조혈모세포이식 수혜자의 조기 및 후기 사망률과 이환율의 주요 원인으로 조기 진단과 관리가 매우 중요하다.

질문 2 대상자의 문제를 해결하기 위해 어떤 정보가 필요한가?

1. 동종 조혈모세포이식과 관련된 간 수치 상승에 대한 환자의 추가 증상 및 관련 혈액검사 결과 확인

환자가 현재 호소하고 있는 증상과 관련된 혈액검사 결과[전혈구계산(complete blood count, CBC), 간기능검사 및 신장기능검사, 혈액응고검사(PT, aPTT, 피브리노겐, D-dimer), 전해질 검사, 간염바이러스 검사] 확인이 필요하다. 또한 신체검진을 통한 환자평가(복수, 부종, 간비대, 비장비대, 피부색 변화)와 활력징후 등의 확인이 필요하다.

2. 동종 조혈모세포이식과 관련된 간 수치 상승의 위험요인 및 관련 요인 확인

동종 조혈모세포이식과 관련하여 간 수치가 올라가는 요인에 어떤 원인이 있는지 확인한다.

간정맥폐쇄증, 약물 유발성 간독성, 이식편대숙주병, 감염성 간염, 패혈증, 미세혈관병증, 담즙 정체 등의 가능성을 감별하기 위한 정보가 필요하다.

3. 영상 의학적검사 결과 확인

만약 복부 영상 검사를 실시하였다면, 영상 검사에서 어떤 결과가 나왔는지 확인해야 한다.

복부 초음파나 복부 CT를 촬영하는 것은 감별 진단에 도움이 된다.

특히 복부 도플러 초음파 검사를 통해 간문맥 및 간정맥의 혈류 속도와 방향을 평가하고, 역류 또는 폐쇄 여부를 확인하는 것이 중요하다.

질문 3 대상자의 예상되는 진단명은 무엇인가?

간정맥폐쇄증(hepatic veno-occlusive disease, VOD)

대상자는 만성골수백혈병으로 2차 반일치 동종조혈모세포이식 후 5일째부터 총 빌리루빈 수치가 1.45 mg/dL에서 7일째 3.49 mg/dL로 급격히 상승하였고, 같은 기간 동안 체중이 66 kg에서 70 kg으로 4 kg 증가하였다. 또한 극심한 우상복부 통증을 호소하고 있으며, 복부 CT에서 간비대가 확인되었다. 이러한 임상 양상은 유럽혈액골수이식학회 기준(European Society for Blood and Marrow Transplantation Criteria, EBMT)에서 제시하는 간정맥폐쇄증의 전형적인 증상 및 징후와 일치한다. 대상자는 생착 실패로 인한 2차 이식, 그리고 전신방사선조사(TBI)를 포함한 전처치 요법 등 VOD의 주요 위험 요인을 다수 가지고 있다. 이러한 임상 소견을 종합할 때 간정맥폐쇄증이 가장 유력한 진단으로 판단된다.

알아보기

간정맥폐쇄증(hepatic veno-occlusive disease, VOD)

동모양혈관폐쇄증후군(sinusoidal obstruction syndrome, SOS)이라고도 불리며, 간 내 동모양혈관(sinusoid)의 내피세포가 손상되고 이로 인해 작은 간정맥이 폐쇄되어 발생하는 간 손상 증후군이다. 동모양혈관폐쇄증후군(SOS)이라는 용어는 병리학적으로 질환의 발생 기전을 더 정확히 반영한다고 여겨져 최근에는 간정맥폐쇄증(VOD) 대신 이 용어가 더 선호되는 경향이 있다.

간정맥폐쇄증은 대개 조혈모세포이식 후 50일 이내에 발생하는 독성 합병증으로서 이식 전처치 약물과 전신 방사선 등으로 인해 간세포가 손상되어 간 내 글루타치온 효소가 감소하고, 여러 알킬화제의 독성 대사물질을 충분히 처리하지 못하게 되어 간 내 동모양혈관 내피세포가 손상되는 것에서 기인한다. 동모양혈관 내피세포(sinusoidal endothelial cell, SEC)가 손상됨에 따라 혈관 벽이 약해져 적혈구, 백혈구 등 다양한 혈구 세포들이 동모양 혈관 바깥 디세강(space of disse)으로 빠져나가 동모양혈관이 좁아지게 되고 정상적인 항응고기전이 작동하지 못하고 혈소판 응집이 활성화되어 혈전 형성이 촉진된다.

종합적으로 동모양혈관이 폐쇄됨으로써 간문맥 고혈압이 유발되고 원활한 혈류가 유지되지 못하며, 그로 인해 다양한 증상이 나타나게 된다. 우상복부 통증을 동반한 간비대, 체중 증가 및 복수로 나타나는 체액저류, 그리고 고빌리루빈혈증으로 인한 황달 소견이 대표적인 증상이며, 도플러 초음파에서 확인되는 간문맥 혈류의 감소 혹은 역류 소견이 진단에 도움이 된다. 조혈모세포이식 환자의 3-18%에서 발생하며 전반적으로 소아에서 조금 더 자주 발생하는 것으로 보고된다.

〈계속〉

간정맥폐쇄증의 위험인자는 다음과 같다(표 3).

표 3. 간정맥폐쇄증 위험인자

이식 관련 인자	환자 및 질환 관련 인자	간 관련 인자
• 동종이식 > 자가이식 • 주 조직적합항원 불일치 이식 • 타인공여자 이식 • 골수 파괴강도 전 처치 • 고용량 부설판 전 처치 • 고용량 전신 방사선 전 처치 • 재이식 • 시롤리무스(sirolimus)와 칼시뉴린 억제제(calcineurin inhibitors)사용	• 40세 이상 연령대 • 남성 • 호르몬 치료 중인 여성 • 재발 불응성 질환 상태 • 지중해성 빈혈 • 과응고성 유전질환 (GSTM1 polymorphism, MTHFR 677CC/1298CC)	• 이식 전 간 기능 저하 (transaminase > 2.5x ULN or bilirubin > 1.5 ULN or 간경화) • 활동성 간염바이러스 • 이전의 복부 방사선 기왕력 • 간독성 약제 - 이노투주맙 오조가미신 (inotuzumab ozogamicin) - 젬투주맙 오조가미신 (gemtuzumab ozogamicin)

진단 기준

성인에서 유럽혈액골수이식학회(EBMT) 기준으로는 21일 이내에 발생하는 VOD 진단기준은 총빌리루빈 2 mg/dL 이상을 만족하면서 복수, 체중 증가 5% 초과, 통증을 동반한 간비대의 3가지 증상 중 2개 이상의 기준을 충족해야 한다.

21일 이후에 발생하는 VOD일 경우 조직학적으로 증명되거나, 21일 이후라도 21일 이전의 진단기준을 충족할 경우, 또는 혈역학적 초음파 증거와 함께 복수, 체중 증가 5% 초과, 통증을 동반한 간비대, 총빌리루빈 2 mg/dL 이상의 4가지 증상 중 2개 이상을 충족하면 진단할 수 있다.

중증도 평가

첫 임상 증상이 나타난 후 진단까지 걸리는 시간이 4일 이내, 총빌리루빈 5 mg/dL 이상 또는 2배가 되는 시간이 48시간 이내일 경우, 트랜스아미나제의 수치가 정상 상한치의 5배를 초과할 때, 체중 증가가 5% 이상일 때, 이식 시 신장기능 기준치의 1.5배 이상일 경우 중 2가지 이상을 충족하면 매우 심삭한 것으로 생각할 수 있다.

예방 및 치료

간정맥폐쇄증 예방으로는 간 손상 관련 약물 자제, 철분 과다 조절, 이식 전처치를 환자의 상태에 맞게 조절, 우르소데옥시콜산(ursodeoxycholic acid, UDCA) 사용, 예방적 데피브로타이드(defibrotide) 사용 등을 고려할 수 있다. 치료로는 일일 섭취량과 배설량 조절 및 염분제한, 이뇨제 사용, 간독성 약제 최소화, 고용량의 메틸프레드니솔론(methylprednisolone) 사용, 필요시 복수 천자, 데피브로타이드(defibrotide) 사용, 수술적 동정맥루 형성 등이 있다.

질문 4 어떤 우선순위로 문제를 해결하겠는가?

1. 데피브로타이드(defibrotide) 투여
2. 섭취/배설량 관리 및 체중 관리(수분 및 염분제한, 이뇨제 통한 수분 균형 조절), 전해질 관리, 통증관리, 의식 사정
3. 간독성 약제 최소화
4. 혈역학적 모니터링 및 간기능, 신기능 지속적 평가

질문 5 어떤 절차와 방법에 따라 문제를 해결하겠는가?

1. 데피브로타이드(defibrotide) 투여

데피브로타이드(defibrotide)는 미국 FDA와 국내에서 '조혈모세포 이식 후 중증 간정맥폐쇄증의 치료'에 최초로 승인된 의약품이다. 이 약은 혈관이완과 혈소판응집억제 작용을 증가시키며 조직 플라스미노겐 활성제(tissue plasminogen activator, tPA)의 기능증가, 플라스미노겐 활성제 억제제-1(plasminogen activator inhibitor-1, PAI-1)의 감소, 조직인자경로억제제(tissue factor pathway inhibitor)의 억제 작용을 통해 혈전 용해작용과 항염증성, 항허혈성 작용을 갖는다. 임상 연구 결과 헤파린(heparin)이나 tPA 제제와는 달리 전신성 출혈성 부작용은 거의 없는 것으로 보고되었다. 표준 용량은 6시간마다 6.25 mg/kg (25 mg/kg/일)을 최소 21일간 투여하며, 임상 호전이 있을 때까지 유지한다.

2. 섭취/배설량 관리 및 체중 관리(수분 및 염분제한, 이뇨제 통한 수분 균형 조절), 전해질 관리, 통증관리, 의식 사정

일일 체중 측정과 섭취 및 배설량 측정은 간의 혈류량을 유지하는 데 매우 중요한 부분이다.

이에 전문간호사는 체중과 복부둘레를 매일 확인하고, 적절한 섭취/배설량을 유지하는 데 주의를 기울여야 한다.

정상 혈류량을 조절하면서 적절한 전해질 농도를 유지하는 것 또한 매우 중요하며, 신중하게 이뇨제를 사용해야 한다.

복부 팽만이 심하면 조심스럽게 복수 천자를 고려해 볼 수 있다. 환자의 안위를 위해 통증 경감을 위한 적절한 진통제 투여도 고려되어야 한다. 또한 간 부전으로 인한 대사성 산증이 환자의 의식변화를 가져올 수 있으므로 주의 깊게 관찰하는 것이 필요하다.

3. 간독성 약제 최소화

간독성 부작용과 관련된 약물을 최대한 피해야 한다[비스테로이드성 소염제(non-steroidal anti-inflammatory drugs, NSAID)와 아세트아미노펜(acetaminophen) 등 약물 사용에 유의해야 한다].

또한 간에서 대사되는 약물의 용량 조절이 필요하며, 현재 투여 중인 항생제와 항진균제의 간독성을 평가하고 대체 가능한 약물로 변경을 고려해야 한다.

4. 혈역학적 모니터링 및 간기능, 신기능 지속적 평가

간정맥폐쇄증은 다기관 부전으로 진행할 수 있으므로, 혈압, 맥박, 중심정맥압 등 혈역학적 지표를 지속적으로 모니터링해야 한다. 간기능 검사(빌리루빈, 트랜스아미나제, 알칼리성 포스파타제, 알부민, 프로트롬빈 시간)와 신기능 검사(BUN, 크레아티닌, 사구체 여과율)를 최소 하루 1회 이상 평가하여 악화 징후를 조기에 발견한다.

사례

전문간호사는 환자의 혈액검사 결과와 신체 사정 및 문진을 시행한 후 간정맥폐쇄증이 강력하게 의심되는 소견임을 확인하고 혈액내과 전문의와 상의하여 데피브로타이드(defibrotide)를 즉시 사용하기로 하였다.

환자에게 데피브로타이드를 투여하는 이유와 함께 다양한 부위의 출혈, 약물 과민반응 등 의료진에게 알려야 할 부작용에 관해서 설명하고 투여를 시작하였다.

질문 6 대상자에게 필요한 F/U 계획은 무엇인가?

1. 간정맥폐쇄증 증상 관리

기본적으로 섭취량과 배설량 기록, 체중 측정, 복부둘레 측정 외에도 자세한 신체 사정을 통한 출혈 여부 확인, 매일 하루에 한 번 이상 지속적인 혈액학적 검사 결과 확인[특히 간 효소, 혈청 빌리루빈, 크레아티닌(creatinine)의 추이를 확인] 등 다른 관련 증상이 없는지 주의 깊게 관찰해야 한다.

또한 데피브로타이드(defibrotide) 사용으로 인한 부작용인 설사, 저혈압 유무 등을 관찰해야 한다.

2. 정서적 지지

대상자와 보호자는 환자의 건강 상태와 관련하여 심리적 불안감을 호소할 수 있다. 이에 대해 전문간호사는 환자의 심리적 불안감 해소를 위한 정서적 지지를 제공하고, 불안감과 우울감이 조절되지 않을 경우 정신건강의학과 전문가의 자문을 통해 심리 치료나 약물 치료 등을 고려할 수 있다. 또한 환자의 현재 상태와 향후 치료 계획에 대해 명확하게 설명하고, 질문에 답변함으로써 대상자와 보호자의 불확실성을 감소시키고 치료 과정에 적극적으로 참여하도록 돕는다.

3. 간 부전에 따른 추가 합병증 유무를 모니터링

간 기능 저하와 관련된 다발성 장기기능 장애 증후군으로 호흡 기능, 심장 및 신장기능이 급격하게 저하될 우려가 있으므로 면밀히 환자의 상태를 관찰해야 한다. 특히 산소포화도, 호흡수, 혈압, 맥박, 소변량, 의식 상태 등을 주기적으로 확인해야 한다. 만약 다발성 장기기능 장애 증후군으로 환자의 상태가 급격하게 변화한다면 중환자실 치료도 고려해야 한다.

4. 다학제 관리

담당 혈액내과 전문의, 종양 전문간호사 외에도 영양팀, 중환자 전문의, 중환자 전문간호사, 소화기내과 전문의, 약사 등 다학제 협진을 통해 환자에게 발생하는 다양한 문제를 효과적이고 즉각적으로 해결할 수 있도록 해야 한다. 특히 영양팀과 협력하여 간기능 저하 환자에게 적합한 영양 공급을 계획하고, 약사와 함께 투여 중인 약물의 간 대사율을 고려한 용량 조절이 필요하다.

전문간호사의 역할

전문간호사는 우선 초기사정 및 평가 과정을 거쳐 간정맥폐쇄증(hepatic veno-occlusive disease, VOD) 발생과 관련하여 고위험군인지 확인해야 하고, VOD 증상을 조기에 발견할 수 있도록 담당 간호사와 보호자, 환자에게 충분한 교육을 제공하여 VOD 발생 시 적절한 조치가 이루어지도록 해야 한다.

이 사례에서 전문간호사는 환자의 2차 이식과 관련된 VOD 위험요인을 초기에 파악하고, 체중 증가와 복부 둘레 모니터링을 주의 깊게 시행하여 VOD의 조기 징후를 발견했다. 또한 우상복부 통증, 빌리루빈 수치 상승, CT 결과 등을 종합적으로 평가하여 신속하게 VOD를 의심하고 치료 계획을 수립했다.

또한 전문간호사로서 환자, 보호자, 혈액내과 전문의, 간호사 사이의 의사소통 가교 역할뿐만 아니라 근거에 기반한 임상적 추론 수행 및 관련 중재를 수행함으로써 임상실무 전문가, 자문가 등의 역할을 수행했다. 환자와 가족에게 데피브로타이드 치료의 필요성과 예상되는 부작용에 대해 자세히 설명하고, 치료 과정 중 필요한 수분 제한과 면밀한 모니터링의 중요성에 대한 교육을 제공했다.

향후 병동 간호사를 대상으로 VOD와 관련하여 발생할 수 있는 약물 및 위험요인과 이와 관련된 대처 방안에 대해서도 지속적으로 교육하는 것이 필요하다. 이 사례를 바탕으로 간호 직원 교육 자료를 개발하여 VOD의 초기 징후에 대한 인식을 높이고, 고위험 환자 관리에 대한 프로토콜을 수립하는 노력을 기울일 계획이다.

요약

환자는 생착 실패와 관련된 2차 이식 진행 과정에서 간정맥폐쇄증이 발생하였다.

전문간호사는 2차 이식과 관련하여 환자의 간정맥폐쇄증과 관련된 위험인사를 확인하였으며 간정맥폐쇄증이 발생할 가능성을 염두에 두고 전혈구계산(CBC)과 신장기능검사 및 간 기능 검사, 섭취 및 배설량 관리, 약물 관리 등을 통해 관리하였으나 결국 간정맥폐쇄증이 발생하였다. 관련 증상이 발생하였을 때 전문간호사는 혈액내과 전문의와 논의하여 즉각적인 VOD 치료를 위해 데피브로타이드(defibrotide)를 투여하기 시작했고, 동시에 지속적인 섭취 및 배설량, 체중 모니터링을 통하여 체액과다와 관련된 간호를 시행하였다. 또한 환자의 우상복부 통증에 대한 적절한 통증 관리와 심리적 지지를 제공하였다.

사례로부터 배울 점

- 간정맥폐쇄증은 일반적으로 조혈모세포 이식 후 나타나는 합병증 중 하나로 빠르게 진행되며, 여러 장기기능 장애와 함께 사망에 이를 수도 있는 심각한 증후군이다. 따라서 종양 전문간호사는 간정맥폐쇄증에 관하여 충분한 초기사정 및 평가 과정을 거쳐 위험요인은 조기에 제거하고 관리하며, 제거할 수 없는 위험요인은 충분한 관찰을 통해 유발 위험을 낮춰야 한다.
- 만약 발생하였더라도 조기에 적절한 치료 및 관리를 함으로써 간정맥폐쇄증이 진행되지 않도록 관리해야 한다. 또한 이식편대숙주질환, 감염 등 다른 질환과 감별이 필요하므로 환자의 증상 및 임상 검사 결과 등을 근거로 하여 발생 원인을 정확하게 파악하는 것이 매우 중요하다.
- 특히 본 사례에서처럼 이식 실패로 인한 2차 이식, 전신 방사선조사 포함 전처치와 같은 고위험군 환자에서는 더욱 면밀한 모니터링이 필요하며, 간정맥폐쇄증의 초기 징후(체중 증가, 간비대, 빌리루빈 상승)를 빠르게 인지하고 대응하는 전문간호사의 역량이 환자의 예후에 결정적인 영향을 미칠 수 있음을 알 수 있다. 또한 간정맥폐쇄증의 치료는 다학제적 접근이 필요하며, 전문간호사는 이 과정에서 각 분야 의료진 간의 효과적인 의사소통과 협력을 촉진하는 중추적 역할을 담당해야 함을 배울 수 있다.

참고문헌

- 김태엽, 박수향, 권은희, 김기연, 서장수, 손상균. 동종말초혈액 조혈모세포 이식후 생착 판별을 위한 VNTR-PCR에서 3가지 LTR 시발체의 감별능과 임상 결과 예측 지표로서의 의의. Korean J Clin Pathol 2001;21:527-33.
- 대한조혈모세포이식학회. KSBMT Handboo 조혈모세포이식의 실제. 2판. 2003년
- 대한혈액학회. 혈액학. 3판. 범문에듀케이션; 2018.
- 신약평론-데피텔리오. 약학정보원. 2017.
- Bonifazi F, Barbato F, Ravaioli F, Sessa M, Defrancesco I, Arpinati M, et al. Diagnosis and Treatment of VOD/SOS After Allogeneic Hematopoietic Stem Cell Transplantation. Front Immunol 2020 Apr 3;11:489.
- Botti S, Orlando L, Gargiulo G, Cecco VD, Banfi M, Duranti L, et al. Veno-occlusive disease nurse management: development of a dynamic monitoring tool by the GITMO nursing group. Ecancermedicalscience 2016 Aug 8;10:661.
- Cancer treatments online [Internet]. Org.au. [cited 2025 Apr 9]. Available from: https://www.eviq.org.au
- Dalle JH, Giral SA. Hepatic Veno-Occlusive Disease after Hematopoietic Stem Cell Transplantation: Risk Factors and Stratification, Prophylaxis, and Treatment. Biol Blood Marrow Transplant 2016 Mar;22(3):400-9.
- Kristin L. Mangada. Interprofessional Team-based Care of the Hematopoietic Cell Transplantation Patient With Hepatic Veno-occlusive Disease/Sinusoidal Obstruction Syndrome. J Pediatr Hematol Oncol 2023 Jan 1;45(1):12-7.
- Kumar S, DeLeve LD, Kamath PS, Tefferi A. Hepatic veno-occlusive disease (sinusoidal obstruction syndrome) after hematopoietic stem cell transplantation. Mayo Clin Proc 2003 May;78(5):589-98.
- Lai X, Liu L, Zhang Z, Shi L, Yang G, Wu M, et al. Hepatic veno-occlusive disease/sinusoidal obstruction syndrome after hematopoietic stem cell transplantation for thalassemia major: incidence, management, and outcome. Bone Marrow Transplant 2021 Jul;56(7):1635-41.
- Richardson PG, Corbacioglu S. Veno-occlusive disease/sinusoidal obstruction syndrome in patients with prior gemtuzumab ozogamicin: literature analysis of survival after defibrotide treatment. Blood Cancer J 2020 Mar 4;10(3):29.
- UpToDate [Internet]. Uptodate.com. [cited 2025 Apr 9]. Available from: https://www.uptodate.com/contents/hepatic-sinusoidal-obstruction-syndrome-veno-occlusive-disease-in-adults?search=hepatic%20veno%20occlusive%20disease&source=search_result&selectedTitle=1%7E94&usage_type=default&display_rank=1
- Wallhult E, Kenyon M, Liptrott S, Mank A, Ní Chonghaile M, Babic A, et al. Management of veno-occlusive disease: the multidisciplinary approach to care. Eur J Haematol 2017;98(4):322 – 9.

07

닫힌장폐쇄

학습 목표

환자의 주 호소를 토대로 적절한 병력청취와 감별진단을 하기 위한 검사를 알고, 대상자의 특성에 맞춘 간호계획을 수립할 수 있다. 구체적인 목표는 다음과 같다.

❶ 닫힌장폐쇄 환자의 주요 증상과 징후를 체계적으로 사정하고 이를 바탕으로 임상적 의미를 도출할 수 있다.
❷ 닫힌장폐쇄의 원인을 파악하기 위해 시행한 신난검사의 결과를 분석하고 해석할 수 있다.
❸ 최신 근거와 임상지침에 따라 닫힌장폐쇄의 병태생리를 이해하고 적절한 임상적 판단을 내릴 수 있다.
❹ 환자의 상태와 위험 요인을 종합적으로 평가하여 맞춤형 간호중재를 계획하고 실행할 수 있다.

사례

56세 여자 환자가 2차례 복부 수술 기왕력이 있는 상태에서 갑작스러운 복통과 구토로 외과에 입원하였다. 입원 당시 혈압 91/59 mmHg, 맥박 86회/분, 호흡 16회/분, 체온 35.8℃로 안정적이었다.

초기 평가에서는 경미한 복부팽만과 장음 감소로 장 폐쇄가 의심되어 금식 및 비위관 삽입을 포함한 보존적 치료를 시작하였다.

입원 24시간 후, 환자는 수치평가척도(numerical rating scale, NRS) 10점의 극심한 복부 통증과 움직이지 않으려 하고 식은땀을 흘리는 모습이 보였으며, 맥박 130회/분, 체온 38.8℃소견을 보였다.

과거력: 30년 전 제왕절개술 / 15년 전 장 폐쇄로 개복하여 소장절제술 및 유착박리술 시행

질문 1 대상자에게 있어 가장 중요한 문제는 무엇인가?

극심한 복부 통증

대상자는 NRS 10점의 극심한 복부 통증과 맥박 상승(130회/분), 체온 상승(38.8℃)을 보이고 있다. 이는 급성 복증의 가능성을 강하게 시사하며, 즉각적인 사정과 중재가 필요하다.

가장 중요한 문제는 복부 통증 악화로 인해 생리적 변화가 나타난 것인지, 아니면 급성 복증으로 진행되어 응급 수술적 치료가 필요한 상태인지 신속히 평가하는 것이다. 이를 위해 환자의 병력, 신체검사 소견, 추가 진단검사 결과를 체계적으로 분석하여 정확한 임상 판단을 내리고, 필요시 즉각적인 중재를 시행해야 한다.

질문 2 대상자의 문제를 해결하기 위해 어떤 정보가 필요한가?

1. 문진

복부 통증 환자를 평가하기 위한 문진 항목은 원인을 파악하고 응급 여부를 감별하는 데 매우 중요하다(표 1).

사례

"처음에는 오른쪽 아랫배만 아팠는데, 점점 배 전체로 통증이 퍼졌어요."라고 호소하였다. 환자는 가스가 움직이는 느낌이 없었고, 가스 배출이 이루어지지 않았으며, 식욕 부진과 함께 오심과 초록색 구토를 동반하고 있었다(표 1).

표 1. 증상에 대한 문진

주관적 호소		"하루 종일 배가 찢어질 듯이 아프고 오른쪽 아랫배만 아팠는데 배 전체가 다 아픈 거 같아요."				
문진	복부통증	□ 없음	☑ 있음	(NRS: 10점, 쥐어 짜듯이 아픔)		
	방사통	□ 없음	☑ 있음	배가 터질듯한 느낌	□ 없음	☑ 있음
	가스가 도는 느낌	☑ 없음	□ 있음	배변	☑ 없음	□ 있음
	가스배출	☑ 없음	□ 있음	오심	□ 없음	☑ 있음
	식욕	☑ 없음	□ 있음	배고픔	□ 없음	□ 있음
	복부경련	□ 없음	☑ 있음			
	구토	□ 없음	☑ 있음	(초록색: 소량)		

이러한 증상은 복부 내 압력 증가와 장운동 저하를 시사하며, 복막염이나 장 천공과 같은 응급 상황으로 진행될 가능성이 높았다. 이를 확인하기 위해 병력 청취와 더불어 신체검진이 반드시 병행되어야 하는 상태로 판단되었다.

알아보기

복통에 대한 문진

세심한 문진(병력청취)은 대상자의 복통 원인을 파악하는 데 필수적이며, 질환의 경과와 연관성을 명확히 하여 진단 정확도를 높인다. 이를 통해 급성 복증이 의심될 경우, 신속하고 적절한 중재를 계획할 수 있으며, 불필요한 검사 및 치료로 인한 지연을 줄일 수 있다(표 2).

〈계속〉

표 2. 복통 문진

항목	구체적인 질문 내용	확인 목적
복통의 위치	통증이 시작된 위치는 어디인가요? 통증이 방사되거나 퍼지나요?	통증의 정확한 위치와 방사통 여부로 원인 질환(예: 담낭염, 충수염 등)을 감별
복통의 양상	통증의 성격은 어떤가요?(예: 찌르는 듯한, 둔한, 경련성) 발현은 갑작스러운가요? 서서히 진행되었나요?	통증의 특성과 발현 양상을 통해 급성 복증 또는 만성 질환 가능성을 구분
통증의 시간적 경과	통증은 언제 시작되었나요? 지속적으로 아픈가요? 아니면 간헐적으로 아픈가요?	시간적 패턴을 통해 질환의 급성/만성 여부와 진행 상태를 파악
악화 및 완화 요인	어떤 상황에서 통증이 더 심해지거나 완화되나요?	특정 상황에 따라 통증이 악화/완화되는지를 확인해 진단에 참고
동반 증상	구토(내용물 색깔, 양), 설사, 발열, 혈변, 황달 같은 증상이 있나요?	동반 증상을 통해 복강 내 감염, 출혈, 장폐쇄 또는 장 천공과 같은 질환 가능성 확인
과거 병력	복부 수술을 받은 적이 있나요? 수술 시기는 언제였나요? 수술 후 합병증은 있었나요? 만성 질환(당뇨병, 고혈압, 심혈관 질환)이나 복용 중인 약물이 있나요?	과거 수술력과 만성 질환 여부로 장유착, 합병증 등 관련 질환 가능성을 예측

2. 신체검진

사례

담당간호사의 초기 의식 사정 시에는 글라스고우 혼수 척도(glasgow coma scale, GCS) 3점으로 기관의 프로토콜대로 신경비상팀이 호출되었다. 신경비상팀의 사정 결과는 다음과 같다(표 3).

표 3. 사정 결과

시진	전신외양	☑ 매우 아파보임		(☐ 안절부절못함)	(☑ 움직이지 않으려 함)	
	복부팽만	☑ 있음	☐ 없음			
청진	장음	☑ 없음	☐ 정상	☐ 저하	☐ 항진	
타진	타진음	☐ 둔탁음	☐ 평탄음	☑ 고창음		
	가스위치	☐ 우하복부	☐ 우상복부	☐ 좌하복부	☐ 좌상복부	☑ 전체
촉진	복부상태	☐ 부드러움	☑ 강직	☑ 압통	☑ 반발압통(우하복부)	
배액관	L-tube	☐ 해당 없음	☑ 배액량: 900 cc/day		☑ 배액양상: 초록색	

〈계속〉

신체검진 시 환자는 매우 아파 보이며, 통증으로 인해 움직이지 않으려 하고 안절부절못하는 모습을 보이며 복부팽만이 관찰되었고 장음은 들리지 않았다. 복부 전반에 걸쳐 가스가 관찰되었으며 타진 시 고창음이 확인되었다. 촉진 시 복부는 압통이 있었으며 특히 우하복부에서 반발압통이 확인되었다. 비위관을 통해 900 cc 정도의 다량의 위장액이 배출되었다. 발열의 소견으로 감염의 발생 가능성을 염두에 두고 항생제 사용을 시작하였다.

환자는 복부팽만, 장음 소실, 가스 축적, 그리고 압통 및 반발 압통이 관찰됨에 따라 급성 복증 및 장 폐쇄가 의심되며, 신속한 추가 평가와 중재가 필요한 상태로 보인다.

알아보기

복부 사정

복부 사정은 체계적이고 정확하게 수행해야 원인 감별진단에 큰 도움이 된다.

문진과 신체검진을 세심하게 실시하면 감별진단의 범위를 효과적으로 좁히는 데 필요한 충분한 정보를 얻을 수 있다.

1) 복부 사정

(1) 시진

환자의 전반적인 병색과 자세는 급성 질환을 평가하는 중요한 단서를 제공한다. 환자는 움직임을 최소화하며 가만히 있으려 하였다. 이는 복막염과 같은 상태에서 흔히 관찰되는 특징으로, 통증을 최소화하려는 보호 반응일 가능성이 높다.

(2) 청진

장음의 유무와 변화를 확인하기 위해 청진을 시행한다. 장음이 감소하거나 사라졌는지(장 폐쇄 또는 복막염), 또는 금속성 고음이 들리는지(기계적 장 폐쇄)를 확인하는 것이 중요하다. 이는 장운동 저하와 폐쇄 상태를 평가하는 데 유용한 정보를 제공한다.

(3) 타진

복부를 타진하여 고음(장 내 가스 축적) 또는 둔탁음(복강 내 액체 축적, 예: 복수 또는 출혈)을 확인한다. 타진 결과는 장 폐쇄나 복막염의 진행 상태를 평가하고, 추가 검사가 필요한지 판단하는 데 중요한 단서를 제공한다.

(4) 촉진

복부 압통(tenderness)과 반발 압통(rebound tenderness)은 복막염과 같은 복부 질환을 진단하는 데 중요한 신체검진 소견이다.

① 압통: 복부를 눌렀을 때 통증이 발생하는 것을 의미하며, 특정 부위의 염증이나 병변을 시사한다(그림 1-1).

② 반발 압통: 눌렀던 손을 갑자기 뗄 때 통증이 더 심해지는 현상으로, 이는 복막염을 강하게 시사하는 소견이다(그림 1-2).

③ 근성 방어(muscle guarding): 환자가 염증이 있는 복부 장기를 '보호'하기 위해 복벽 근육을 긴장시키는 현상으로 복막염을 시사할 수 있는 소견이며 복부를 만졌을 때 나타난다.

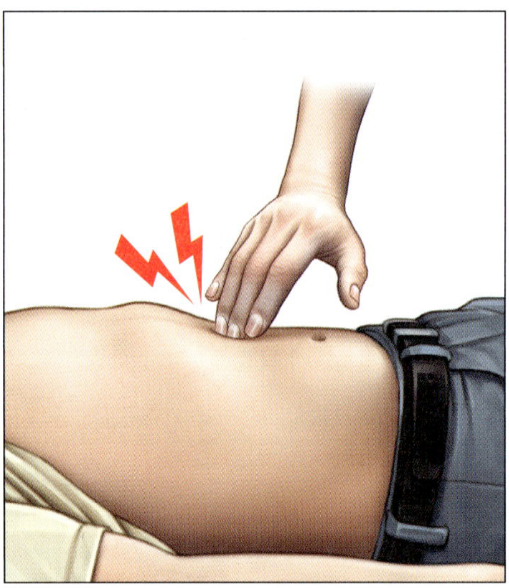

그림 1-1. 압통

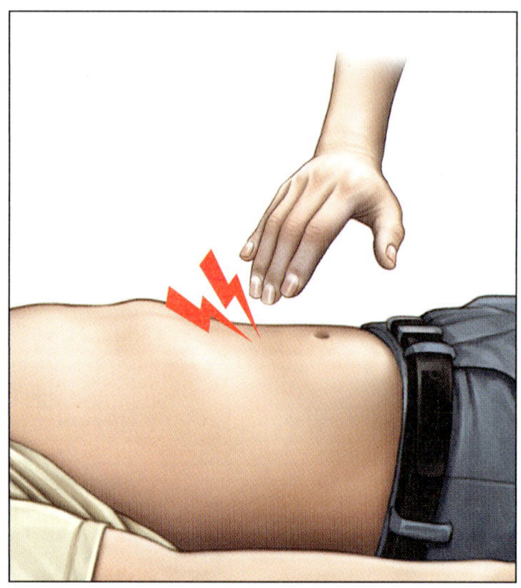

그림 1-2. 반발압통

2) 비위관 배액 상태 평가

비위관 배액양상은 위장관의 상태를 직접적으로 반영하는 지표로, 위장관 정체, 폐쇄, 출혈, 또는 감염과 같은 위중한 상태를 평가하는 데 필수적이다(표 4).

알아보기

비위관 배액양상(표 4)

표 4. 배액양상

배액양상	배액양상 의미
투명하거나 약간 노란 위액	정상 위액, 위산 배출
황록색 담즙	십이지장 내용물이 역류하여 배출된 상태로 장 폐쇄 가능성을 시사
갈색 또는 커피 찌꺼기 같은 배출물	위출혈의 가능성(혈액이 위산과 접촉하여 변화한 상태)
붉은색 혈액	상부 위장관 출혈
탁한 갈색 또는 대변 같은 배출물	장 폐쇄로 인해 대장 내용물이 위장으로 역류된 상태를 나타냄(중증 장 폐쇄)

3) 활력징후 변화

대상자는 38.8℃로 발열이 있고, 빈맥이 있는 상태로 감염이 의심되며 항생제 투여가 필요할 수 있다.

알아보기

장 폐쇄로 인한 감염

장 폐쇄가 발생하면 장내 압력이 상승하여 장벽의 혈류가 감소하고 평활근 기능이 손상된다. 이로 인해 장운동이 저하되고 점막이 손상되면서 정상 장내 세균총에 변화가 생긴다.

장벽 기능이 무너지면 장내 미생물과 내독소가 혈류로 유입되어 발열 등 감염 증상을 일으킬 수 있다. 이러한 상황에서는 항생제 사용을 고려하는데, 특히 다음 세 가지 경우에 더욱 중요하다:

(1) 염증 수치 상승

(2) 심한 장부종

(3) 장 폐쇄가 심하여 복강 내 감염이 의심

3. 진단 검사

1) 영상검사

복부 X-ray, CT 등을 통해 장 폐쇄 여부, 장 천공, 복막염 여부를 파악한다.

사례

환자의 입원 당일, 다음날 복부 X-ray와 복부 CT촬영을 하였다(그림 2-1, 2-2, 2-3).

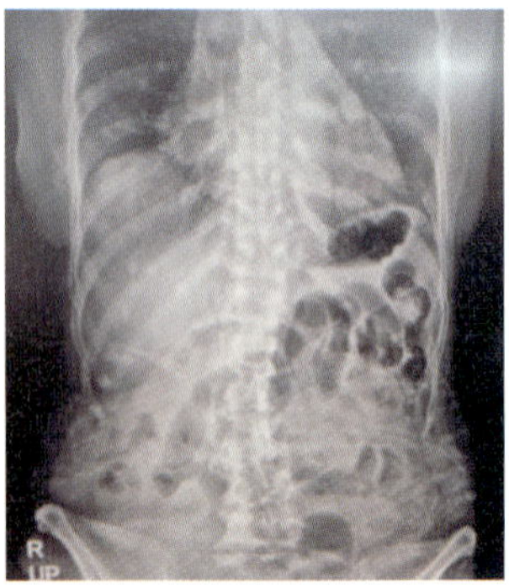

그림 2-1.
입원 당일-supine upright X-ray

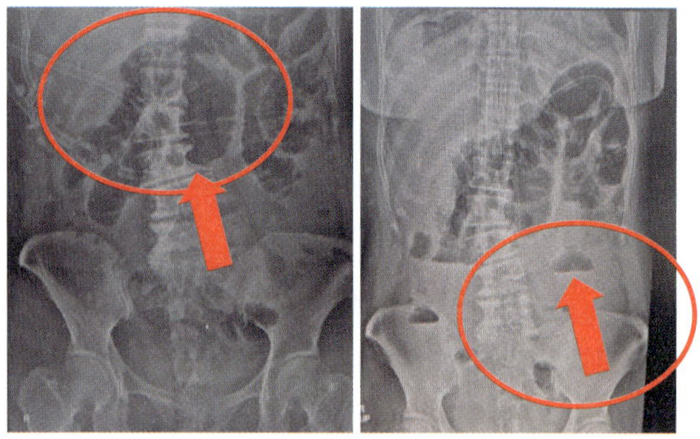

그림 2-2.
입원 다음날-supine/upright X-ray

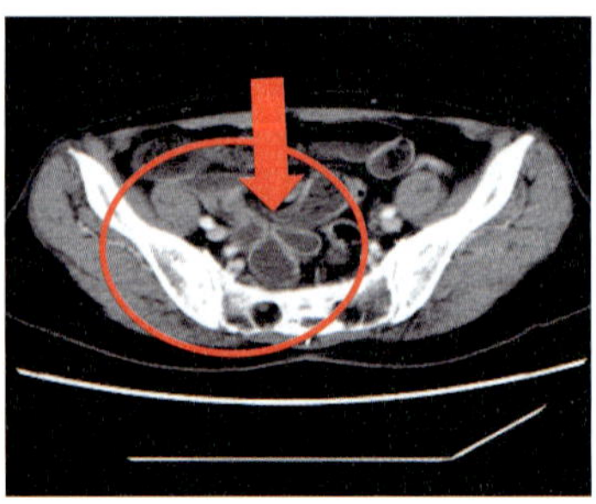

그림 2-3. 복부 CT

- **복부 X-ray:** 팽창된 장 및 기수위(air-fluid level) 관찰됨
- **복부 CT:** 닫힌장폐쇄(closed loop obstruction) 확인됨
- **혈액검사:** 정상범주임

알아보기

복부 X-ray

적응증: 장 천공이나 장 폐쇄가 의심되는 경우 초기 영상 검사로 시행된다.

한계: 민감도와 특이도가 높지 않아, 추가적인 영상 검사가 필요할 수 있다.

소장폐쇄 X-ray

정상 소장의 직경은 3 cm 미만이며, 폐쇄 시 소장이 팽창하여 직경이 증가할 수 있다.

소장 내부 구조인 소장 주름(valvulae conniventes)은 소장 폐쇄 시 엑스레이에서 더욱 뚜렷하게 관찰된다(그림 3). 팽창된 소장이 중앙부에 위치하며, 선명한 주름이 특징적으로 나타난다.

소장폐쇄인 경우 기수위(air-fluid level)가 나타나며, 계단 모양의 배열(stepladder pattern)이 관찰된다(그림 4). 이는 소장의 폐쇄와 팽창을 나타내는 특징적인 소견이다.

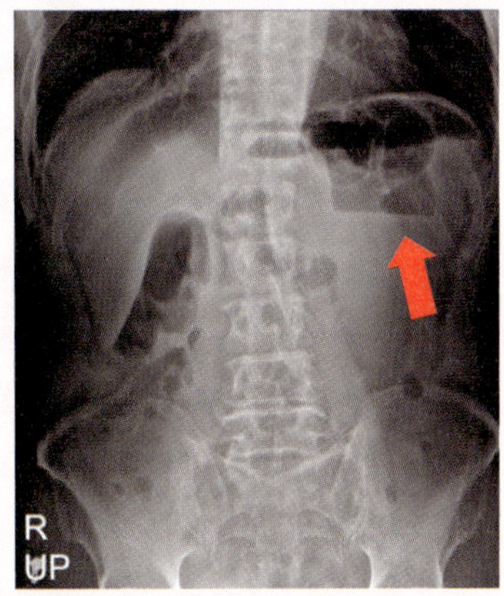

그림 4. 기수위 양상
(air fluid level, stepladder pattern)

이와 같은 소견은 장폐쇄 및 장 천공을 평가하는 초기 단계에서 유용하며, 필요시 CT 등의 정밀 검사를 통해 진단을 보완해야 한다.

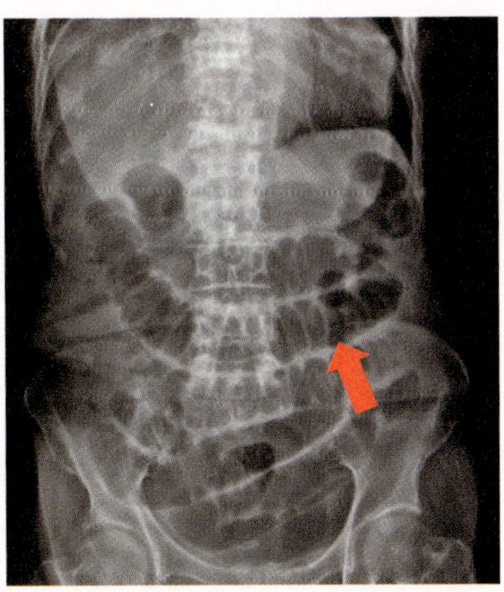

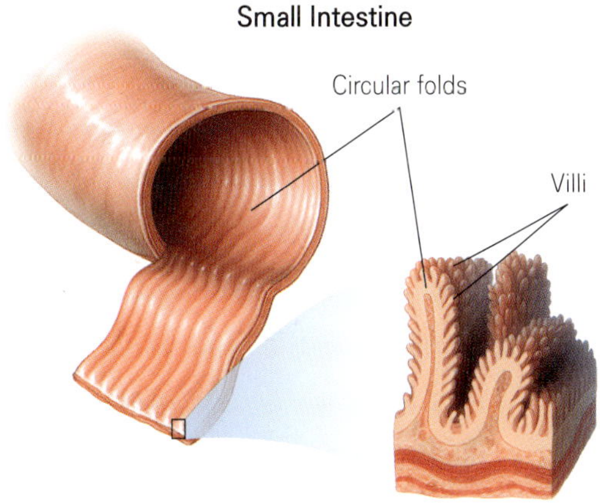

그림 3. 소장 주름(valvulae conniventes)

〈계속〉

복부 CT

급성 복통 환자에서 초기 진단에 가장 선호되는 영상 검사로 단순 촬영에 비해 대부분의 급성 복통 원인에서 더 높은 민감도와 특이도를 제공한다.

소장의 폐쇄된 부위에서 장간막 혈관이 모여드는 형태로, U자형 또는 C자형의 소장 분절이 관찰되고 이러한 소견은 막힌 장폐쇄의 특징적인 모습으로, 정확한 진단과 치료 계획에 도움을 준다(그림 5).

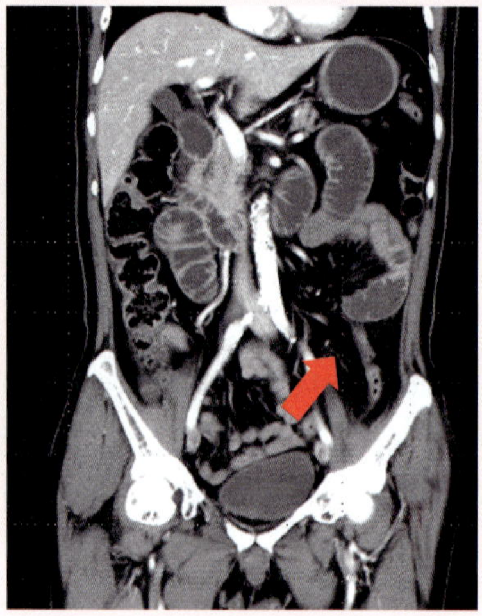

그림 5. 복부 CT

2) 혈액검사

백혈구(white blood cell) 수치

초기 소화기계 평가에 직접적으로 유의미하지 않다. 상승 정도와 대사성 상태를 함께 평가하여 원인과 상태를 파악해야 한다.

질문 3 대상자의 예상되는 진단명은 무엇인가?

닫힌장폐쇄(closed loop obstruction)

C-loop obstruction은 일반적으로 'closed-loop obstruction'을 의미하며, 이는 장 폐쇄의 한 형태로, 장의 두 지점이 폐쇄되어 장 내용물이 갇히는 상태를 말한다. 이러한 폐쇄로 인해 장이 C자 또는 U자 형태로 보일 수 있다. 이러한 특징적인 모양은 방사선 영상에서 관찰되며, 이는 닫힌장폐쇄의 존재를 시사한다(그림 6). 이러한 닫힌 장 폐쇄는 장의 꼬임이나 유착 등에 의해 발생할 수 있으며, 장 허혈이나 괴사, 천공으로 진행될 수 있기 때문에 신속한 진단과 치료가 필요하다.

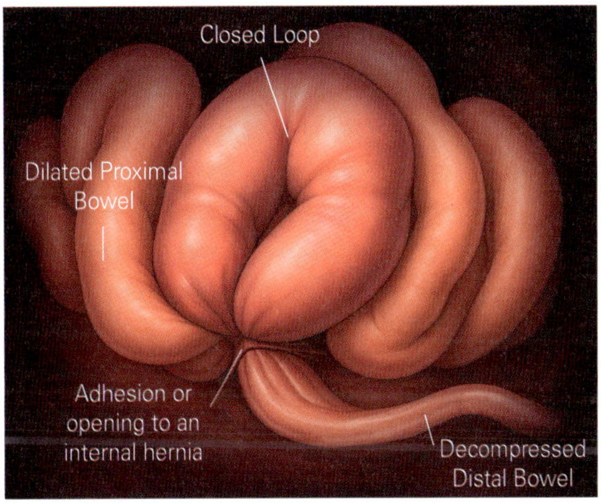

그림 6. 닫힌장폐쇄

질문 4 어떤 우선순위로 문제를 해결하겠는가?

1. 응급 수술 준비
2. 산소요법
3. 통증 관리
4. 항생제 요법과 금식

질문 5 어떤 절차와 방법에 따라 문제를 해결하겠는가?

1. 응급 수술 준비

닫힌장폐쇄로 인한 급성 복증의 경우, 장 괴사 및 복막염, 장 천공 등 생명을 위협하는 상태로 빠르게 진행될 수 있으므로 응급 수술 준비가 최우선이다. 수술 전 환자의 상태를 안정화하기 위해 진단검사(복부 CT, 혈액검사), 수액요법, 혈액 교차검사 등 필요한 모든 조치를 신속히 시행한다.

2. 산소요법

복부팽만은 횡격막을 자극하여 호흡과 환기를 방해할 수 있으므로, 산소포화도(SpO_2)를 모니터링하고 호흡수와 호흡 패턴을 평가한다. 산소요법을 적용하여 저산소증을 방지하고 조직에 충분한 산소를 공급하여 2차적인 장기 손상을 예방할 수 있다.

3. 통증 관리

1) 통증의 강도와 특성 변화를 모니터링하여, 복막염이나 농양 발생 여부를 신속히 평가한다.
2) 환자의 복근 긴장을 완화하고 통증을 줄이기 위해 좌위(fowler) 또는 반좌위(semi-fowler) 자세를 취하게 한다.
3) 통증의 변화 양상과 진행 상태는 중요한 진단 정보이다. 따라서 급성 복증의 원인이 명확히 확인되고 수술의 필요성이 평가되기 전까지는 진통제 투여에 신중해야 한다.

4. 항생제 요법과 금식

1) 복강 내 감염과 염증 진행을 막기 위해 광범위 항생제를 신속히 투여한다.
2) 장폐쇄 또는 복막염이 의심되는 경우, 금식을 유지하여 위장관 정체를 줄이고 소화기계의 부담을 완화한다.
3) 비위관 삽입 상태를 지속적으로 관리하며, 배출물의 양과 색깔을 모니터링하여 장 폐쇄의 진행 여부를 평가한다.

알아보기

장 천공 항생제요법

장 천공은 장내 세균(그람음성균, 혐기성균 등)이 복강으로 유입되어 복막염과 복강 내 감염을 유발한다. 따라서 다양한 병원체에 광범위하게 작용할 수 있는 항생제 조합이 필요하다.

1. 흔히 사용되는 항생제 조합

1) 메트로니다졸(metronidazole) + 세프트리악손(ceftriaxone) 또는 세포탁심(cefotaxime) + 메트로니다졸: 혐기성 세균(예: Bacteroides fragilis)에 효과적이며, 복강 내 감염에서 중요한 역할을 한다. 세프트리악손 또는 세포탁심은 그람음성 장내 세균(예: E. coli, Klebsiella)에 효과적이며, 장 천공으로 인한 복강 내 감염을 치료하는 데 사용된다.

2) 피페라실린-타조박탐(piperacillin-tazobactam)
단독으로 사용 가능하며, 그람음성균, 그람양성균, 혐기성균을 포함한 다양한 병원체에 대해 광범위한 항균 스펙트럼을 갖는다.

질문 6 대상자에게 필요한 F/U 계획은 무엇인가?

1. 닫힌장폐쇄 수술 후 항생제 중단

수술 후 항생제는 감염 예방을 위해 제한적으로 사용되며, 감염 증상이 없고 염증 수치(WBC, CRP)가 정상화되면 중단한다. 불필요한 항생제 사용을 줄여 내성균 발생을 예방하는 것이 중요하다.

2. 장 폐쇄 재발 예방 교육

복부 수술 기왕력과 장폐쇄 재발 가능성을 고려하여 식습관, 생활습관, 증상 모니터링에 대해 교육한다.

전문간호사의 역할

전문간호사는 NRS 10점의 극심한 복부 통증, 빈맥(130회/분), 체온 상승(38.8℃) 등 급성 복증이 의심되는 증상을 신속히 평가하고, 즉각적인 안정화 조치를 시행하였다. 먼저, 환자의 활력징후와 복부 상태를 면밀히 평가하여 복부팽만과 반발압통 등의 이상 징후를 확인하였다. 확인된 소견은 의료진과 즉시 공유하였으며, 복부 CT, X-ray, 혈액검사 등의 추가 진단검사를 신속하게 조율하여 시행하였다. 이후 검사 결과를 분석하여 응급 수술이 필요한 상태를 조기에 예측하고, 수술 전 최적의 환자 관리를 수행하였다. 이 과정에서 전문간호사는 임상적 판단력을 발휘하여 최적의 치료 결정을 신속하게 내릴 수 있었다. 또한, 수술 후 환자와 가족에게 현재 상태와 치료 계획을 명확하고 이해하기 쉬운 언어로 설명하며, 장 폐쇄의 재발 가능성, 증상 악화 시 대처 방법, 퇴원 후 유의해야 할 생활 습관 등을 교육하였다. 이를 통해 환자의 자가관리 능력을 증진시키고, 퇴원 후 장폐쇄 재발을 예방하기 위한 식이 및 생활 습관 관리법을 제공하였다. 더불어, 증상 악화 시 즉각적인 병원 방문을 유도하여 합병증 예방에 기여하였다.

이처럼 전문간호사는 다학제적 의료팀과 긴밀히 협력하여 환자 맞춤형 최적의 치료 계획을 수립하고, 위급한 상황에서도 신속한 안정화를 돕는 핵심적인 중요한 역할을 수행하였다. 또한, 환자의 예후 개선과 안전한 치료 진행을 위해 임상적 판단력을 적극적으로 발휘하며, 합병증 예방과 빠른 회복을 최우선 과제로 고려하였다.

요약

56세 여자 환자는 2차례 복부 수술 기왕력이 있는 상태에서 장 폐쇄로 외과에 입원하여 금식 및 비위관 삽입 등의 보존적 치료를 받았다. 그러나 입원 후 24시간이 경과하며 NRS 10점의 극심한 복부 통증과 함께 맥박 상승(130회/분), 체온 상승(38.8℃)이 나타나 급성 복증이 의심되었다.

환자의 활력징후와 복부 상태를 신속히 평가하고, 복부팽만과 반발압통 등 이상 소견을 확인하였다. 이후 복부 CT를 통해 장 폐쇄의 악화된 상황과 복막염 또는 장 천공 가능성을 판단하였고, 응급 수술을 준비하였다. 이를 통해 환자의 상태를 안정화하고, 최적의 치료 계획을 수립하며 회복을 지원하였다.

사례로부터 배울 점

- 닫힌장폐쇄(close loop obstruction)와 같은 급성 복증은 혈류 차단으로 인해 장 괴사와 복막염으로 진행될 가능성이 높아 생명을 위협하는 응급 상황이다. 따라서 신속하고 체계적인 평가를 통해 적절한 응급 조치를 취하는 것이 필수적이다.
- 문진 시 환자의 병력을 자세하고 구조화된 방식으로 청취하면 진단의 정확성을 높이고 불필요한 검사를 최소화할 수 있다. 체계적이고 정확한 복부 사정은 감별진단에 핵심적인 역할을 하며, 특히 복부 촉진을 통해 압통의 위치를 파악하는 것은 감별진단 범위를 좁히는 데 유용하다. 또한, 근성 방어(muscle guarding) 또는 반동 압통(rebound tenderness)의 존재는 복막 자극을 시사하며, 이는 복막염 가능성과 급성 복증의 중증도를 평가하는 중요한 지표가 된다.
- 혈액 검사와 영상 검사는 진단을 더욱 구체화하는 데 필수적이며, 이를 바탕으로 신속한 치료 결정을 내리는 것이 중요하다.
- 결국, 빠른 평가, 정확한 진찰, 적절한 검사, 그리고 즉각적인 치료 결정이 환자의 예후를 좌우하는 핵심 요소임을 인지해야 한다.

참고문헌

- 대한응급의학회. SMART 기본일차진료 매뉴얼 2권. PART 8. 소화기. 서울: 대한응급의학회; 2022.
- 대한응급의학회. SMART 응급진료 매뉴얼 2권. PART 8. 소화기. 서울. 대한응급의학회; 2022.
- Ansari P. Intestinal Obstruction. New York: MD Review; 2020.
- Chick JF, Mandell JC, Mullen KM, Khurana B. Classic signs of closed loop bowel obstruction. Intern Emerg Med. 2013;8:263–4.
- Cohn SM, Brower ST. Surgery: Evidence-based Practice. People's Medical Publishing House-USA; 2012.
- Freeman LC. Responding to Small-bowel obstruction: Learn how to recognize the problem and help your patient navigate the roadblock. Nurs. 2007;37(5):56–7.
- Mbengue A, Ndiaye A, Soko TO, Sahnoun M, Fall A, Diouf CT, et al. Closed loop obstruction: pictorial essay. Diagn Interv Imaging. 2015;96(2):213–20.
- Tavakkoli A, Ashley SW, Zinner MJ. Small Intestine. In: Brunicardi F, Andersen DK, Billiar TR, Dunn DL, Kao LS, Hunter JG, Matthews JB, Pollock RE. eds. Schwartz's Principles of Surgery. 11th ed. McGraw-Hill Education; 2019.
- Teachmesurgery.com. [cited 2025 Mar 28]. Available from: https://teachmesurgery.com/general/presentations/bowel-obstruction/

08

췌장절제수술 후 췌장루

학습 목표

환자의 주 호소를 토대로 적절한 병력청취와 감별진단을 하기 위한 검사를 알고, 대상자의 특성에 맞춘 간호계획을 수립할 수 있다. 구체적인 목표는 다음과 같다.

❶ 주관적 증상과 객관적 정보를 체계적으로 수집하고 해석할 수 있다.
❷ 췌장절제수술과 관련한 합병증을 확인하기 위한 검사와 결과를 해석할 수 있다.
❸ 근거에 기반하여 수술 후 췌장루의 임상적 판단을 할 수 있다.
❹ 수술 후 췌장루에 대한 간호중재를 포함한 간호계획을 수립할 수 있다.

사례

환자는 58세 남자로 컴퓨터단층촬영(computed tomography, CT)에서 발견된 췌장종양 소견으로 내원하였다. 조직검사 결과 췌장체부 신경내분비종양(pancreas body neuroendocrine tumor)으로 진단되어 복강경 비장보존 원위췌장절제술(laparoscopic spleen preserving distal pancreatectomy)을 시행받았다.

수술 후 1일째(postoperative day#1, POD#1)부터 췌장 절단면(resection margin)에 삽입한 배액관에서 측정한 아밀라아제/리파아제(JP amylase/lipase) 수치가 지속적으로 상승하여 식이는 물(sips of water, SOW)만 유지하였다. 수술 후 3일째(POD#3) 시행한 복부 CT에서 췌장 절단면에 수술 후 체액 저류(postoperative fluid collection)를 확인할 수 있었다(그림 1, 화살표). 배액관(Jackson pratt, JP)을 유지하면서 경과 관찰 중 수술 후 7일째(POD#7)에 배액량이 증가하고 배액 양상이 탁한 갈색(turbid brownish)으로 변화하였다(그림 2).

배액관에서 측정한 아밀라아제/리파아제 수치, 일일 배액량 및 배액 양상의 변화는 다음과 같다(표 1).

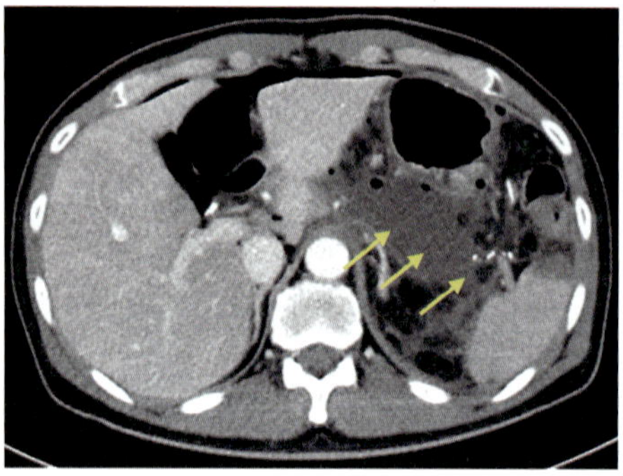

그림 1. POD#3 복부 CT에서 확인된 수술 후 체액 저류

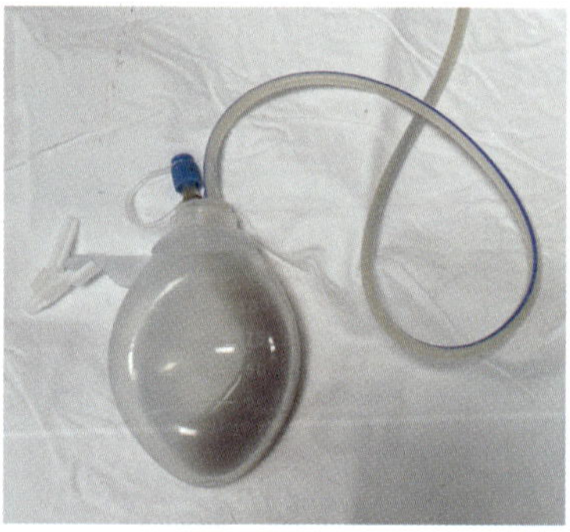

그림 2. POD#7 탁한 갈색으로 변한 배액관

표 1. 수술 후 경과에 따른 배액관 검사결과 및 양상

수술 후 일차 \ 검사결과와 양상	JP amylase/lipase (U/L)	배액량(cc)	배액 양상
POD#1	10,778/32,580	8	sanguineous
POD#2	43,260/155,650	53	old bloody
POD#3	179,190/789,760	12	old bloody
POD#4	54,790/269,880	42	old bloody
POD#5	43,850/157,800	37	old bloody
POD#6	84,350/373,270	31	old bloody
POD#7	80,552/320,310	90	turbid brownish

질문 1 대상자에게 있어 가장 중요한 문제는 무엇인가?

배액관 내 아밀라아제/리파아제 수치의 지속적 상승, 배액량 증가 및 색 변화

대상자는 원위췌장절제술 후 배액관을 통해 아밀라아제/리파아제 수치가 높은 췌장액이 지속적으로 배출되고 있으며, 수술 7일째에는 배액량의 증가 및 배액 색이 탁한 갈색으로 변화하는 양상을 보였다. 이러한 변화는 수술 부위 절단면에서 췌장액이 복강 내로 누출되고 있을 가능성을 시사한다. 췌장액은 강력한 소화효소를 포함하고 있어 복강 내로 누출 시 복막염 및 주위 조직을 녹여 출혈, 패혈증 등의 심각한 합병증으로 진행될 수 있기 때문에 주의깊은 모니터가 필요하다.

질문 2 대상자의 문제를 해결하기 위해 어떤 정보가 필요한가?

1. 활력징후 확인

환자의 임상상태를 파악하기 위해 활력징후를 확인한다. 혈압 117/75 mmHg, 맥박 70회/분, 호흡수 16회/분, 체온 37.2℃였다.

2. 복부사정

췌장액 누출로 인한 복막염 유무를 확인하기 위하여 복부사정을 시행한다.

1) 시진

수술 상처 및 배액관 삽입 부위를 포함하여 복부 전체에서 발적, 삼출물, 창상 감염 징후 등 특이소견은 관찰되지 않았다.

2) 청진

사분면(quadrants) 모두에서 과다활동성 장음(hyperactive bowel sounds)이 청진되었고, 간헐적으로 가스 배출 소견이 들렸다.

3) 타진

타진 시 복부 전체에서 기체팽만음(tympanic sounds)이 들렸고, 왼쪽 상부(left upper quadrant, LUQ)에 불편감과 복부 전반에 복부팽만을 호소하였다.

4) 촉진

촉진 시 왼쪽 상부에서 수치통증척도(numerical rating scale, NRS) 5점의 통증을 호소하였으나, 복부경직(rigidity)이나 반동압통(rebound tenderness)은 관찰되지 않았다.

3. 혈액검사결과

수술 후 급성췌장염이나 췌장루 등을 파악하기 위해 혈액검사결과를 확인하였다. 백혈구(white blood count, WBC)와 C-반응성 단백질(C-reactive protein, CRP) 및 아밀라아제/리파아제(amylase/lipase) 수치가 상승하였다(표 2).

표 2. 혈액검사결과

검사명	결과
WBC (white blood count)	15,300/μL
Hemoglobin	12.5 g/dL
Platelet	390 x 10^3/μL
AST (aspartate transaminase)	68 IU/L
ALT (alanine transaminase)	28 IU/L
Total bilirubin	0.5 mg/dL
Amylase	133 U/L
Lipase	101 U/L
CRP (c-reactive protein)	11.22 mg/dL

4. 복부 CT

수술 후 7일째 재시행한 복부 CT에서는 수술 후 3일째 촬영한 영상과 비교했을 때 췌장 절단면 주변 체액 저류가 증가한 소견이 확인되었다(그림 3). 이는 췌장액 누출이 지속되고 있으며, 국소 염증 또는 감염 소견으로 이어질 수 있음을 시사한다.

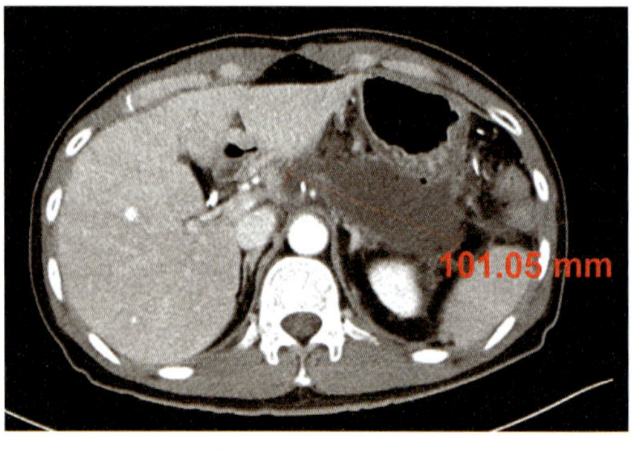

그림 3. POD#7 복부 CT

질문 3 대상자의 예상되는 진단명은 무엇인가?

수술 후 췌장루(postoperative pancreatic fistula, POPF)

수술 후 경과 기간, 임상 증상, 배액관을 통한 배액 양상 및 아밀라아제(amylase)/리파아제(lipase) 수치, 혈액검사 결과 등을 종합적으로 고려할 때 췌장누출을 강하게 의심할 수 있다. 국제 췌장수술 연구그룹(ISGPS)의 정의에 따르면, 수술 후 췌장루는 수술 후 3일째 이후에도 배액관의 아밀라아제 수치가 정상 혈청 수치의 3배 이상 상승한 경우로 진단한다. 대상자는 POD#1부터 배액관의 아밀라아제가 10,778 U/L로 이미 정상 상한치(약 100 U/L)의 100배 이상 상승하였고, POD#3에는 179,190 U/L까지 증가하여 진단 기준을 명확히 충족한다. 또한 POD#7에 배액량이 90 mL로 급증하고 배액 양상이 탁한 갈색으로 변화한 것은 췌장루가 임상적으로 의미 있는 합병증으로 진행하고 있음을 나타낸다. 췌장누출(pancreatic leak)은 일반적으로 수술 후뿐만 아니라 급성/만성 췌장염, 외상 등에서도 발생할 수 있다. 특별히 췌장절제수술 후 췌장누출이 지속되어 임상적으로 의미 있는 합병증으로 발전한 상태를 '수술 후 췌장루'라 지칭한다.

알아보기

수술 후 췌장루(postoperative pancreatic fistula, POPF)(표 3)

표 3. 국제 췌장수술 연구그룹(The International Study Group of Pancreas Surgery, ISGPS)의 POPF 분류 (2016년 개정)

상태(event)	생화학적 누공 (POPF 없음)	B등급 POPF	C등급 POPF
배액관의 아밀라제 수치가 정상 혈청 상한치의 3배 이상 상승	예	예	예
배액관을 통한 췌장액 배액이 3주 이상 지속	아니요	예	예
임상적으로 유의미한 POPF 관리 변경	아니요	예	예
POPF 관련 출혈에 대한 혈관조영 시술	아니요	예	예
POPF 관련 재수술	아니요	아니요	예
POPF 관련 감염 증상들	아니요	예 (기관부전 없음)	예 (기관부전 동반)
POPF 관련 장기부전	아니요	아니요	예
POPF 관련 사망	아니요	아니요	예

- 생화학적 누공(biochemical leakage, BL): 과거에 A등급으로 분류하였던 것으로 배액관의 아밀라제 수치가 혈청 아밀라제 정상 수치보다 3배 이상 높지만 임상적 경과에 영향을 미치지 않아 실제적으로 췌장루로 간주하지 않음
- B등급 POPF: 배액관을 3주 이상 보유하고 있거나, 경피적 또는 내시경적 시술을 통해 배액관의 위치 교정이나 배액이 필요한 경우
- C등급 POPF: 췌장루로 인해 재수술이 필요하거나, 기관부전(organ failure)이 동반되었거나 사망에 이르는 경우

질문 4 어떤 우선순위로 문제를 해결하겠는가?

1. 금식 및 영양지원
2. 항생제 투여
3. 옥트레오타이드(octreotide) 투여
4. 통증조절
5. 시술준비
6. 환자/보호자 교육 및 상담

질문 5 어떤 절차와 방법에 따라 문제를 해결하겠는가?

1. 금식 및 영양지원

대상자는 B등급 POPF 진단하에 췌장 분비 자극을 최소화하기 위해 즉시 금식(nil per os, NPO)을 시행하였다. 금식 기간 동안 영양 상태 유지를 위해 완전정맥영양(total parenteral nutrition, TPN)을 공급하였다. 국제 췌장수술 연구그룹(ISGPS)의 권고사항에 따라 췌장루가 호전될 때까지 금식을 유지하면서 영양 상태를 모니터링하였다.

2. 항생제 투여

발열은 관찰되지 않았지만 배액관의 배액양상, 혈액검사결과 등을 고려하여 배액관 균배양검사(JP culture)를 시행하고, POPF에서 가장 흔하게 검출되는 그람 음성균인 *대장균(Escherichia coli)*, *폐렴간균(Klebsiella pneumonia)* 등의 균주를 타겟으로 경험적 항생제 피페라실린/타조박탐(piperacillin/tazobactam) 4.5 g을 8시간 간격으로 정맥주사하였다.

3. 옥트레오타이드(octreotide) 투여

췌장액 분비감소를 위해 옥트레오타이드 0.1 mg을 24시간마다 피하주사하였다. 옥트레오타이드는 소마토스타틴(somatostatin)의 유사체(analogue)로서 췌장의 외분비 기능을 억제하여 췌장액 분비를 감소시키는 작용을 한다.

알아보기

POPF에서 소마토스타틴(somatostatin)과 옥트레오타이드(octreotide)의 효과

소마토스타틴과 옥트레오타이드는 췌장액 분비 억제를 목적으로 사용하는 약물이다. 소마토스타틴은 인체에서 자연적으로 생성되는 호르몬으로, 반감기가 1-3분으로 매우 짧아 지속적인 정맥주입이 필요하다. 반면, 소마토스타틴의 합성 유도체인 옥트레오타이드는 소마토스타틴보다 약효가 20배 이상 강하고 반감기가 길어 피하주사로 투여할 수 있다. 두 약물은 모두 POPF의 예방 및 치료를 위해 사용되고 있으나, 임상적 효과에 대해서는 여전히 논쟁의 여지가 있다.

4. 통증조절

POPF 발생 시 복강 내 염증이나 주변 조직의 자극으로 인해 복부통증을 호소할 수 있으므로 적절한 통증중재가 필요하다. 대상자가 NRS 5점의 통증을 호소하여, 필요시(pro re nata, PRN) 처방에 따라 이부프로펜(ibuprofen) 400 mg을 정맥 투여하였다.

5. 시술준비

환자상태 변화를 담당의에게 보고한 후, 통증조절과 함께 내시경초음파 유도하 경벽배액술(endoscopic ultrasound guided transmural drainage) 시술을 준비하였다. 20게이지(gauge, G) 이상의 정맥 캐뉼라(IV cannula)를 확보하고, 시술 전 중단이 필요한 약물이 없는지 확인하였다.

알아보기

내시경초음파 유도하 경벽배액술(endoscopic ultrasound guided transmural drainage)(그림 4)

수술 후 체액저류(postoperative fluid collection)를 배액하는 방법에는 경피적 카테터 배액(percutaneous catheter drainage, PCD)과 내시경초음파 유도하 경벽배액(endoscopic ultrasound guided transmural drainage, EUS-TD) 두 가지 방법이 있다. 체액 저류의 위치에 따른 접근성 및 시술 적응증, 시술 후 합병증 등을 고려하여 가장 적절한 방법을 선택한다. 경피적 카테터 배액은 영상의학과 의뢰, 내시경초음파 유도하 경벽배액은 소화기내과에 의뢰한다.

내시경초음파 유도하 경벽배액은 내시경초음파(EUS)를 이용하여 위장관 벽을 통해 체액저류를 확인하고 19 G 바늘로 천자 후 가이드와이어를 삽입하여 내부 스텐트(플라스틱 또는 금속)를 삽입하여 배액 경로를 확보하는 방법이다. EUS를 통해 천자 경로 주변의 혈관 구조를 실시간으로 확인할 수 있어 기존의 경피적 카테터 배액술에 비해 출혈 위험도가 낮은 장점이 있다. 적응증으로는 췌장가성낭종(pancreatic pseudocyst), 감염성 췌장괴사(infected pancreatic necrosis), 췌장농양(pancreatic abscess), 수술 후 췌장루(POPF) 등이 있다.

〈계속〉

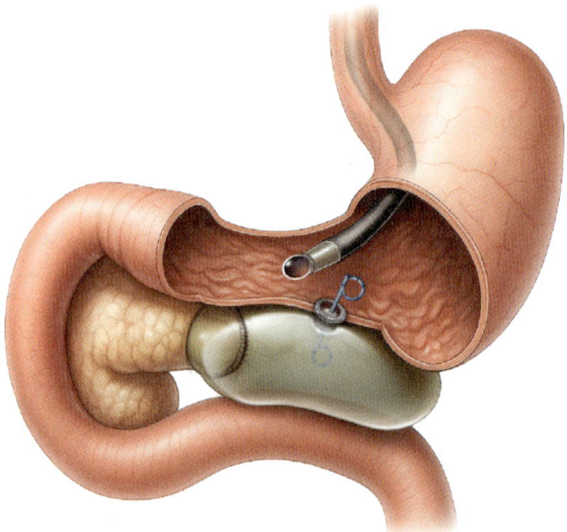

그림 4. 내시경초음파 유도하 경벽 배액술

사례

시술 후 내시경초음파 영상을 통한 체액이 배액되는 모습(그림 5)과 복부 X-ray (abdomen supine & upright)를 통해 스텐트 위치(화살표)를 확인할 수 있다(그림 6).

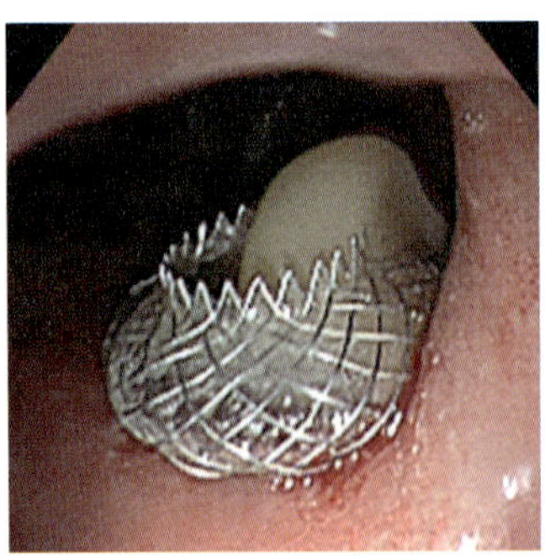

그림 5. 스텐트 통해 배액되는 모습

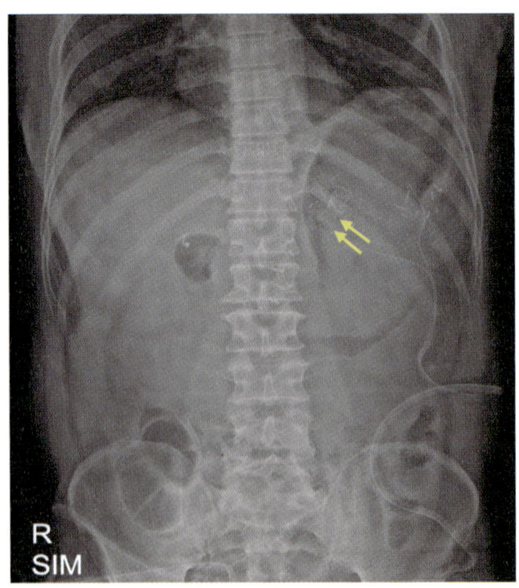

그림 6. 복부 X-ray에서 스텐트 위치 확인

6. 환자/보호자 교육 및 상담

환자와 보호자가 치료 결정 과정에 참여할 수 있도록 검사결과를 포함한 현재 상태에 대해 이해하기 쉽게 설명하였다. 환자는 수술 후 합병증 발생과 침습적 내시경 시술에 대한 불안감과 두려움을 표현하였다. 이에 환자와 보호자에게 궁금한 점을 자유롭게 질문하도록 격려하고 상세한 답변과 함께 정서적 지지를 제공하였다.

질문 6 대상자에게 필요한 F/U 계획은 무엇인가?

1. 시술 후 합병증 모니터

내시경초음파 유도하 경벽배액술 후 발생할 수 있는 감염, 출혈, 천공, 스텐트 이탈 등의 합병증을 조기에 파악하기 위해 주기적인 활력징후 및 혈액검사, 복부 X-ray 촬영이 필요하다.

2. 배액관 균배양검사 결과 확인 및 항생제 변경

배액관 균배양검사 결과에서 균이 동정될 경우, 감염내과와의 협진을 통해 균주에 따른 적절한 항생제로 변경하는 것을 고려해야 한다.

3. POPF 호전 확인 후 배액관 제거

임상증상이 완화되어 식이 진행 후에도 배액관의 아밀라아세/리파아제 수치가 혈청 아밀라아제/리파아제 수치와 유사한 수준으로 감소되고 하루 10 cc 이하의 배액관 배액량으로 줄고 추적 CT (follow up CT)에서 잔류 체액저류가 소실되면 배액관을 제거한다.

사례

시술 후 배액관의 아밀라아제/리파아제 수치와 배액량이 감소하여 수술 후 13일째 배액관을 제거하였다(표 4).

표 4. 내시경초음파 유도하 경벽배액술 후 배액관 아밀라아제/리파아제 수치 및 배액량 변화

검사결과와 배액량 / 수술 후 일차	JP amylase/lipase (U/L)	배액량(cc)	비고
POD#8	47,850/83,689	30	
POD#10	9,750/22,860	11	
POD#11	7,423/29,244	20	
POD#12	1,038/7,423	8	
POD#13	234/688	10	제거

4. 식이 진행 및 영양교육

POPF가 호전됨에 따라 저지방식으로 식이를 서서히 진행하며, 수술 후 2-3개월 정도 저지방 식이를 유지한다. 필요시 영양팀 협진을 통해 환자와 보호자에게 영양교육을 시행한다.

5. 스텐트 제거

1-2개월 후 추적 CT와 함께 소화기내과 협진을 통해 내시경 스텐트 제거술(endoscopic stent removal)을 시행한다.

전문간호사의 역할

전문간호사는 췌장절제수술 후 환자의 임상정보와 검사결과를 통해 POPF가 발생하였음을 인지하였다. POPF는 복강 내 감염, 패혈증, 출혈 등 심각한 합병증을 유발할 수 있어 이에 전문간호사는 임상실무 전문가로서 관련 임상정보를 체계적으로 수집하고, 이를 바탕으로 근거 기반의 임상적 판단을 내리는 중요한 역할을 수행하였다. 또한 환자와 보호자가 치료 결정 과정에 참여할 수 있도록 자세한 설명과 함께 정서적 지지를 제공함으로써 교육자, 상담자로서의 역할을 수행하였다.

요약

환자는 원위췌장절제술 후 배액관의 아밀라아제/리파아제 수치가 지속적으로 높아 SOW만 유지하면서 경과관찰 중이었다. 수술 후 7일째 배액관의 배액량이 증가하고 색이 탁한 갈색(turbid brownish)으로 변하여 B등급 POPF로 진단하였다. 복강 내 감염 위험을 고려하여 NPO 및 항생제를 투여하였고, 췌장액 분비 억제를 위해 소마토스타틴 합성 유도체인 옥트레오타이드도 추가하였다.

POPF와 관련한 합병증을 파악하기 위해 신체사정을 시행하였으며 중증도 이상의 복부 통증(NRS 5점)을 호소하여 통증 중재를 시행하였다. 복부 CT에서 확인된 수술 후 체액저류를 배액하기 위해 내시경초음파 유도하 경벽배액술을 시행하였고, 시술 후 합병증 모니터링과 POPF 호전 시 관리에 대한 간호를 계획하였다.

사례로부터 배울 점

- 수술 후 췌장루(POPF)는 췌장절제수술 후 발생하는 흔한 합병증 중에 하나로 임상적으로 중요하지 않은 경미한 생화학적 누공(biochemical leak, BL)이 약 10-20%, 추가적인 배액관 관리, 금식, 항생제 투여, 시술 등의 중재가 필요한 임상적으로 중요한 B등급 POPF는 약 5-15%, 출혈, 패혈증, 다기관부전 등이 발생하여 재수술이 필요하거나 사망에 이를 수 있는 C등급 POPF는 약 1-5%로 보고되고 있다. 췌장절제수술 후 가장 심각한 합병증은 수술 후 출혈이며, 이는 POPF와 그로 인한 감염성 합병증이 주요 원인으로 알려져 있다. 이를 고려할 때, B등급 이상의 POPF를 조기에 발견하고 심각한 합병증으로 악화되는 것을 방지하기 위한 임상적 판단이 매우 중요하다.
- POPF 발생 시 시행하는 내시경초음파 유도하 경벽배액술(EUS-TD)의 방법과 그 과정에서 발생할 수 있는 합병증을 이해하고, 이를 기반으로 관련 간호 계획을 세울 수 있어야 한다.
- POPF 치료를 위해 간담도췌외과, 소화기내과, 감염내과, 영양팀 등 다학제적 접근이 필요하며, 이러한 치료 과정에서 환자가 적극적으로 치료에 참여할 수 있도록 격려하고 이해를 돕는 것은 전문간호사의 중요한 역할 중 하나이다.

참고문헌

- 김선회, 서경석, 이광웅, 장진영. 간담췌외과학. 4판. 의학문화사; 2019.
- Bassi C, Marchegiani G, Dervenis C, Sarr M, Abu Hilal M, Adham M, et al. The 2016 update of the International Study Group (ISGPS) definition and grading of postoperative pancreatic fistula: 11 Years After. Surgery. 2017;161(3):584–91.
- Gaujoux S, Regimbeau JM, Piessen G, Truant S, Foissac F, Barbier L, et al. Somatostatin Versus Octreotide for Prevention of Postoperative Pancreatic Fistula: The PREFIPS Randomized Clinical Trial: A FRENCH 007–ACHBT Study. Ann Surg. 2024;280(2):179–87.
- Storm AC, Levy MJ, Kaura K, Abu Dayyeh BK, Cleary SP, Kendrick ML, et al. Acute and early EUS–guided transmural drainage of symptomatic postoperative fluid collections. Gastrointest Endosc. 2020;91(5):1085–91.e1.

신경계

09

뇌수두증

학습 목표

환자의 주 호소를 토대로 적절한 병력청취와 감별진단을 하기 위한 검사를 알고, 대상자의 특성에 맞춘 간호계획을 수립할 수 있다. 구체적인 목표는 다음과 같다.

❶ 환자의 주관적 증상과 객관적 정보를 체계적으로 수집하고 해석할 수 있다.
❷ 수집된 정보를 바탕으로 뇌수두증에 대한 임상적 판단을 내릴 수 있다.
❸ 뇌수두증 환자의 신경학적 상태를 평가하여 간호의 우선순위를 결정할 수 있다.
❹ 뇌수두증 환자의 상태와 배액관(lumbar drain, EVD 등)을 고려한 적합한 간호 중재를 계획하고 실행할 수 있다.
❺ 뇌수두증의 치료 과정 중 발생할 수 있는 합병증을 예방하고 효과적으로 관리할 수 있다.

사례

55세 여자 환자는 당뇨병, 고혈압, 이상지질혈증 및 선천성 수두증(congenital hydrocephalus)의 과거력을 가지고 있다. 환자는 평소 의식이 명료하여 일상생활에 지장이 없었으나, 최근 들어 지속적인 졸음을 호소하였다. 특히 아침이 지나도 쉽게 깨어나지 못한 채 계속 수면 상태를 유지하는 양상을 보였다. 보호자는 "이전에는 벽에 손을 짚고 일어설 수 있었으나, 최근에는 운동 기능이 저하되어 기어 다니는 것조차 어려울 정도로 상태가 악화되었다"고 진술하였다.

의식 저하와 신체 기능 저하로 119를 통해 응급실로 내원하였고, 응급실 도착 당시 환자의 상태를 평가한 결과, 글래스고 혼수 척도(glasgow coma scale, GCS)는 눈 반응(eye opening) 3점, 언어 반응(verbal response) 4점, 운동 반응(motor response) 6점으로 평가되었다. 동공은 양측 모두 3 mm 크기였으며 빛 반사에 대한 반응은 신속(prompt)하였다. 리치몬드 흥분-진정 척도(richmond agitation-sedation scale, RASS)에서는 -1점으로 가벼운 진정(light sedation) 상태로 평가되었다. 신경학적 사정에서 사지 근력은 상지가 양측 모두 4점, 하지는 양측 모두 3점으로 확인되었다.

추가적인 평가를 위해 시행한 뇌 컴퓨터단층촬영(brain CT) 결과, 뇌실 확장과 같은 수두증(hydrocephalus) 소견이 확인되었으며(그림 1), 이에 따라 환자는 즉시 중환자실로 이송되었다.

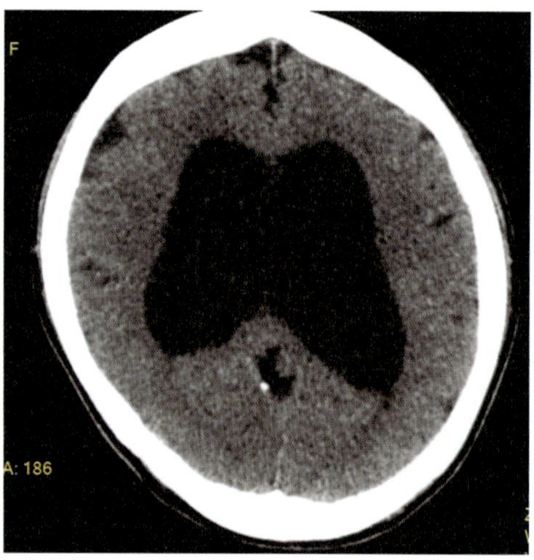

그림 1. 응급실에서 시행한 brain CT

질문 1 대상자에게 있어 가장 중요한 문제는 무엇인가?

의식수준 저하

대상자는 최근 지속적인 졸음을 호소하며, 응급실 내원 당시 글래스고 혼수 척도(GCS)가 눈 반응 3점, 언어 반응 4점, 운동 반응 6점으로 평가되었고, 리치몬드 흥분-진정 척도(RASS)는 -1점으로 가벼운 진정 상태를 보였다. 환자는 의식수준이 저하된 상태로, 즉각적인 신경학적 평가와 중재가 필요한 상황이다.

의식수준 저하의 원인은 뇌압상승(increased intracranial pressure, ICP)을 동반한 수두증(hydrocephalus)으로 판단된다. 수두증은 뇌척수액(cerebrospinal fluid, CSF)이 과도하게 축적되어 뇌실이 확장되고, 그로 인해 두개내압이 상승하여 뇌 기능 장애와 의식저하가 나타나는 신경학적 응급 상황이다. 조기 진단과 신속한 처치가 이루어지지 않을 경우 신경학적 손상이나 생명을 위협하는 합병증이 발생할 수 있으므로, 즉시 적절한 치료와 관리가 필요하다.

질문 2 대상자의 문제를 해결하기 위해 어떤 정보가 필요한가?

1. 뇌 컴퓨터단층촬영(brain CT) 및 자기공명영상(brain MRI) 검사

뇌 CT와 MRI는 수두증 환자의 뇌실(ventricle) 확장 여부와 그 정도를 평가하는 필수적인 영상학적 검사이다. 이를 통해 뇌척수액(cerebrospinal fluid, CSF)의 축적으로 인한 구조적 변화와 이상을 정확하게 진단할 수 있다.

2. 에반스 지수(evans index) 측정

에반스 지수는 영상 검사상 뇌실의 크기와 뇌의 전체 크기를 비교한 비율을 나타낸 것으로, 수두증의 심각성을 객관적으로 수치화한 지표이다. 에반스 지수를 통해 수두증의 진단 및 중증도를 판단하고 치료 계획을 수립할 수 있다.

3. 수두증 유형의 구분

영상검사 결과를 통해 폐쇄성 수두증(obstructive hydrocephalus)과 교통성 수두증(communicating hydrocephalus)을 구분할 수 있다. 폐쇄성 수두증은 뇌척수액의 흐름이 막혀서 발생하는 반면, 교통성 수두증은 뇌척수액 흐름은 유지되나 흡수의 장애가 원인이 되어 발생한다. 두 유형은 치료 방법이 다르므로 정확한 진단이 중요하다.

4. 뇌 손상 및 신경학적 영향 평가

뇌 MRI는 장기간 지속된 수두증으로 인한 뇌 조직의 손상 정도와 신경학적 변화를 평가하는 데 유용하다. 이러한 정보를 통해 환자의 예후를 예측하고 적절한 치료 방법을 결정할 수 있다.

알아보기

에반스 지수(evans index)

정의: 에반스 지수(evans index)는 뇌실 확장 여부를 평가하는 지표로, 뇌 CT 또는 MRI 여상에서 양측 전두뇌실(frontal horn)의 최대 가로 직경과 두개골 내 최대 가로 직경 간의 비율을 나타낸다.

Evans index = 양측 전두뇌실의 최대 가로 직경 / 두개골 내 최대 가로 직경

Evans index 값에 따른 임상적 해석

- 0.20-0.25 : 정상 범위
- 0.25-0.30 : 초기 뇌실확장 의심(경계선상)
- 0.30 초과 : 명확한 뇌실확장(수두증 가능성 높음)

그림 2의 CT영상에서 측정된 에반스 지수(evans index)는 약 0.55로, 정상 범위(0.20-0.25)를 크게 초과하며 명확한 뇌실 확장 기준(0.30 초과)을 현저히 상회하는 수치이다. 대상자는 뇌실이 심각하게 확장되어 있으며, 중증의 수두증(hydrocephalus) 상태임을 시사한다.

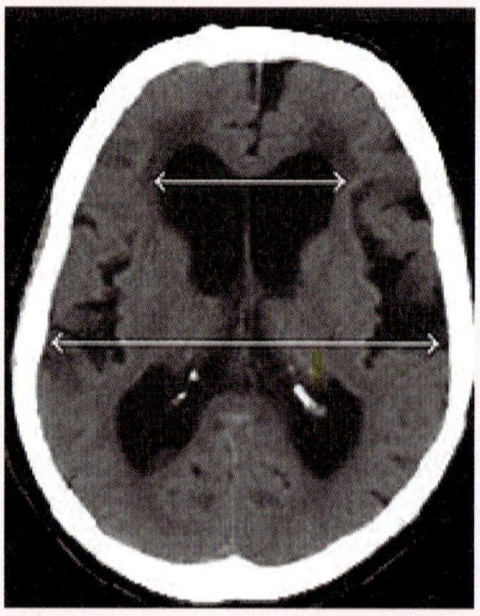

그림 2. 에반스 지수(evans index) 측정(뇌 CT 영상)

질문 3 대상자의 예상되는 진단명은 무엇인가?

뇌수두증(hydrocephalus)

대상자는 최근 지속적인 졸음과 의식수준 저하가 있었으며, 운동기능 또한 급격히 악화되었다. 응급실 내원 후 시행한 신경학적 평가에서 글래스고 혼수 척도(GCS)의 감소 및 근력 저하가 확인되었고, 영상 검사상 에반스 지수(evans index)가 0.55로 명확한 뇌실 확장이 관찰되었다. 이러한 임상적 소견과 영상학적 결과를 종합할 때, 대상자는 뇌척수액의 과도한 축적으로 인해 뇌실 확장 및 두개내압 상승이 발생하는 뇌수두증(hydrocephalus)으로 진단된다.

질문 4 어떤 우선순위로 문제를 해결하겠는가?

1. 의식 수준 및 신경학적 상태 평가
2. 두개내압 상승 징후 관리
3. 뇌척수액 배액술 시행
4. 배액관 관리 및 합병증 예방
5. 환자 및 보호자 교육

질문 5 어떤 절차와 방법에 따라 문제를 해결하겠는가?

1. 의식 수준 및 신경학적 상태 평가

환자의 의식 수준 평가는 글래스고 혼수 척도(glasgow coma scale, GCS)를 사용하여 시행한다. GCS는 눈 반응(eye opening), 언어 반응(verbal response), 운동 반응(motor response)의 세 가지 항목을 통해 환자의 의식 상태를 객관적으로 평가하는 척도이다. 각 항목은 점수화하여 총점 3점에서 15점까지 나타낼 수 있으며, 3점은 가장 심각한 혼수 상태를 의미하고, 15점은 정상적인 의식을 나타낸다. 또한, 환자의 중추신경계 상태를 보다 정확하게 평가하기 위해 신경학적 동공 지수(neurological pupil index, NPi)를 사용한다. NPi는 동공 크기와 빛 반응의 민감도를 정량적으로 측정하는 객관적인 지표로, 비정상적인 동공 반응은 뇌 손상이나 중추신경계의 이상을 조기에 나타내는 중요한 징후이다. 따라서 GCS와 NPi를 주기적으로 측정하여 환자의 신경학적 상태를 면밀히 평가하고 모니터링하는 것이 중요하다.

2. 두개내압 상승 징후 관리

두개내압 상승(increased intracranial pressure, ICP)은 뇌를 둘러싸고 있는 두개골 내의 압력이 비정상적으로 증가하는 상태로, 다양한 임상 증상을 동반한다. 주요 증상으로는 두통, 서맥, 구토, 시신경 압박에 의한 시야장애, 복시, 시력저하가 있다. 이러한 증상이 관찰된다면 두개내압 상승을 의심하여 즉각적인 신경학적 평가와 신속한 의료적 중재가 필요하다.

3. 뇌척수액 배액술 시행

환자의 두개내압 상승을 완화하고 뇌척수액(cerebrospinal fluid, CSF)의 흐름을 정상화하기 위해 신경외과 및 영상의학과와 협진하여 환자의 상태에 따라 적합한 뇌척수액 배액술을 시행한다. 배액술의 유형 및 적용은 다음과 같다.

1) 요추배액관(lumbar drain)

요추배액관은 요추 부위에 삽입하여 뇌척수액의 흐름을 조절하거나 두개내압을 일시적으로 낮추기 위해 시행한다. 주로 뇌수두증, 뇌출혈 등으로 인해 두개내압이 급격히 상승한 환자에게 단기적인 치료 목적으로 적용된다. 삽입 후 최소 3시간 이상 환자의 머리를 평평한 자세로 유지하여 뇌척수액의 압력을 안정화시키고 두통 발생을 예방한다.

2) 외부 뇌실 배액관(external ventricular drain, EVD)

EVD는 뇌실 내에 직접 삽입된 튜브를 통해 뇌척수액을 외부로 배출하여 두개내압 상승을 효과적으로 관리하는 치료법이다. 특히 급성 뇌수두증이나 뇌실 내 출혈로 즉각적인 치료가 필요한 상황에서 사용된다. 빠르고 효율적인 두개내압 조절이 가능하며, 단기적으로 뇌척수액의 흐름을 효과적으로 관리할 수 있다.

3) 뇌실복막 단락술(ventriculoperitoneal shunt, VP shunt)

VP shunt는 지속적이고 장기적인 뇌척수액 배액이 필요한 만성 뇌수두증 환자에게 적용되는 수술적 방법이다. 뇌실에서 배출된 뇌척수액이 복강 내로 흡수될 수 있도록 영구적인 배액 경로를 만든다. 주로 EVD로 급성 상태를 안정화한 후 지속적인 배액이 필요한 환자에게 적용된다.

4. 배액관 관리 및 합병증 예방

1) 배액 목표 설정 및 관리

주치의의 처방에 따라 뇌척수액 하루 배액 목표(daily drain target)와 배액기준 높이를 설정하고 배액한다. 일반적으로 시간당 10 cc/hr 또는 하루 총량 240 cc/day와 같은 구체적인 목표 배액량을 설정하며, 이를 기준으로 환자의 배액 상태를 지속적으로 모니터링하고 관리한다. 또한, 배액된 뇌척수액의 양과 함께 색깔 및 투명도를 정기적으로 기록하여 평가한다. 정상적인 뇌척수액은 무색이며 투명하고, 물과 유사한 가벼운 점도를 갖는다. 과다 배액으로 인한 뇌 탈출(herniation)을 예방하고, 적절한 CSF 배액량을 유지하기 위해 처방된 배액기준 높이에 배액관을 위치시키고, 목표 배액량을 유지한다.

2) 배액관 관리 시 주의사항

배액관 삽입 환자 이동 시에는 배액관을 일시적으로 클램프하거나 외이도보다 충분히 높게 위치시켜 배액이 중단되도록 하며, 이동 완료 후에는 처방된 기준 높이로 높이를 재조정해야 한다. CSF의 과도한 배액(overdrain)은 두통, 어지러움, 또는 반동성 두개내압 상승 등 합병증이 유발될 수 있으므로 주의가 필요하다. 배액관 삽입 부위는 발적, 삼출물, 부종, 통증과 같은 감염 징후가 있는지 정기적으로 면밀히 확인하고, 이상 징후 발견 즉시 의료진에게 보고하여 신속히 적절한 조치를 취해야 한다. 아울러 환자의 두통, 의식 저하, 메스꺼움, 구토와 같은 두개내압 상승 징후가 나타나는 경우에도 즉각 의료진에게 보고하고 추가적인 평가 및 필요한 중재를 시행하도록 한다.

5. 환자 및 보호자 교육

환자와 보호자에게 뇌수두증의 치료 목적과 방법을 충분히 설명하여 적극적인 협조와 자가관리를 할 수 있도록 교육한다. 특히 배액관 관리에 있어 배액관의 위치를 임의로 변경하지 않도록 강조하고, 배액량 및 배액된 뇌척수액의 색깔이나 투명도 등에서 이상 징후가 발견되면 즉시 의료진에게 보고할 수 있도록 안내한다. 퇴원 후 정기적인 외래 방문과 추적 관찰의 필요성을 설명하여 질병의 재발이나 악화를 예방하고 지속적으로 관리할 수 있도록 돕는다.

질문 6 대상자에게 필요한 F/U 계획은 무엇인가?

1. 정기적인 뇌 영상검사(brain CT 또는 MRI) 추적 관찰

정기적인 영상검사를 통해 뇌실 크기의 변화를 평가하고, 수두증의 호전 여부 또는 재발 가능성을 모니터링한다.

2. 지속적인 신경학적 상태 평가

정기적인 외래 방문을 통해 환자의 의식 수준, 운동기능, 신경학적 증상 및 징후 등을 체계적으로 평가하여 질병의 진행이나 재발 여부를 조기에 발견하고 적절한 중재가 이루어지도록 관리한다.

알아보기

수두증(Hydrocephalus)이란?

수두증은 뇌척수액(cerebrospinal fluid, CSF)의 생성과 흡수 불균형 또는 순환 장애로 두개강 내 CSF가 과도하게 축적되어 뇌실 확장과 두개내압 상승을 유발하는 신경학적 질환이다. 발생 원인과 병태생리에 따라 폐쇄성 수두증(obstructive hydrocephalus)과 교통성 수두증(communicating hydrocephalus)으로 구분할 수 있다.

1. 폐쇄성 수두증(obstructive hydrocephalus)

폐쇄성 수두증은 뇌실 내 CSF 흐름이 종양, 출혈 후 혈괴, 선천적 기형(중뇌수도관 협착, Chiari 기형 등), 감염으로 인한 유착 및 협착, 낭종 등의 구조적 원인으로 인해 직접적으로 막혀 발생한다. 비교통성 수두증(non-communicating hydrocephalus)이라고도 불리며, CSF의 흐름이 막혀 뇌실이 급격히 확장된다.

급성 폐쇄성 수두증의 대표적 증상은 급격한 두개내압 상승으로 인한 심한 두통(특히 아침에 악화됨), 오심과 구토, 급속한 의식 저하, 시력 장애 및 복시, 보행 실조 및 균형 장애, 유두부종 등이다. 빠른 치료가 없을 경우 생명을 위협할 수 있으므로 신속한 진단과 처치가 필요하다.

진단은 CT나 MRI 등을 통해 뇌실 확장을 확인하고, 에반스 지수(evans index)를 측정하여 중증도를 평가한다. 필요시 요추천자(lumbar puncture)를 시행하여 두개내압을 직접 측정할 수 있다.

급성 폐쇄성 수두증의 치료로는 외부 뇌실 배액술(external ventricular drain, EVD)을 통해 신속히 두개내압을 감소시키고, 구조적 원인을 제거하거나 뇌실복막 단락술(ventriculoperitoneal shunt, VP shunt)을 통해 장기적인 CSF 배액과 관리를 시행한다.

2. 교통성 수두증(communicating hydrocephalus)

교통성 수두증은 뇌실에서 지주막하 공간까지 CSF가 정상적으로 순환하나, 지주막 융모에서의 CSF 흡수 장애로 인해 점진적으로 뇌실이 확장되는 형태이다. 주요 원인은 지주막하 출혈 후 지주막 융모 폐쇄, 뇌수막염 후 섬유화, 외상 후 합병증, 선천적 흡수 장애, 정맥동 혈전증 등으로 다양하다.

〈계속〉

교통성 수두증은 점진적이고 만성적인 경과를 보이며, 보행 장애(자석 보행), 점진적 인지 기능 저하(치매 유사), 요실금, 경미한 두통, 정신행동 변화 등이 특징이다. 영상 검사에서 뇌실 확장과 함께 뇌구가 넓어진 소견이 관찰된다. 진단의 정확성을 높이기 위해 CSF 역학 검사를 통한 지속적 뇌압 모니터링이 시행될 수 있다.

교통성 수두증의 치료는 뇌실복막 단락술(VP shunt)이 가장 효과적이다. 복막에 문제가 있는 경우 뇌실심방 단락술(ventriculoatrial shunt, VA shunt)을 시행할 수 있으며, 선택된 환자에서는 내시경적 제3뇌실 조루술(endoscopic third ventriculostomy, ETV)이 대안적 방법이 될 수 있다.

3. 정상압 수두증(normal pressure hydrocephalus, NPH)

정상압 수두증은 교통성 수두증의 특수한 아형으로, 두개내압이 정상 범위(10-15 mmHg)에 유지되지만 점진적으로 뇌실 확장이 진행되는 질환이다. 주로 60세 이상 노년층에서 흔히 발생하며, 명확한 원인이 없는 특발성 NPH와 지주막하 출혈, 외상, 감염 등으로 인한 속발성 NPH로 나눌 수 있다.

정상압 수두증은 특징적으로 보행 장애(자석 보행, 넓은 기저 보행), 인지 기능 저하(치매와 유사한 기억력 저하 및 판단력 저하), 요실금(빈뇨 및 절박뇨)을 보이며, 이를 Hakim's triad라고 한다.

정상압 수두증의 진단은 영상 검사에서 뇌실 확장과 뇌구의 비례적 확대를 확인하고, 요추 배액술(tap test)을 시행하여 CSF 30-50 mL 제거 후 임상 증상의 호전 여부를 평가하는 방법으로 이루어진다. 보다 정확한 진단을 위해 3일간 지속적으로 CSF 배액을 하면서 증상 변화를 관찰하거나, CSF 역학 검사를 통해 흡수 저항성(resistance)과 뇌실의 신축성(compliance)을 평가할 수 있다.

정상압 수두증의 가장 효과적인 치료법은 VP shunt 수술이며, 조기에 진단하고 치료할수록 증상 호전 가능성이 높다. 일부 환자에서는 내시경적 제3뇌실 조루술(ETV)도 시행될 수 있다. 치료 후 보행 장애가 가장 먼저 호전되며, 인지 기능과 요실금도 점진적으로 개선될 수 있다. 진단이 늦어질수록 증상 개선 가능성이 떨어지므로 빠른 진단과 치료가 중요하다.

임상적 중요성

수두증의 정확한 유형 구분은 치료 방침 결정에 매우 중요하다. 폐쇄성 수두증은 신속한 두개내압 감소와 원인 질환의 즉각적 치료가 필수적이고, 교통성 및 정상압 수두증은 점진적인 진행으로 장기적인 관찰과 관리가 요구된다. 따라서 수두증 환자에 대해서는 정확한 병력 청취와 신경학적 평가, 적절한 영상 검사를 시행하여 정확한 유형을 파악하고, 그에 맞는 치료와 관리가 필수적이다.

사례

환자의 의식은 명료(alert)한 상태로 회복되었으며 신경학적 상태 또한 안정되었다. 추적 brain CT 검사에서 수두증의 감소가 확인되었다.

전문간호사의 역할

전문간호사는 임상실무 전문가로서 환자의 초기 신경학적 사정과 평가를 통해 뇌수두증을 조기에 인지하고, 환자가 신속하게 적절한 치료를 받을 수 있도록 지원한다. 지속적으로 신경학적 상태 변화를 관찰하며, 의식 저하, 두통, 구토, 보행 장애 등 두개내압 상승 징후를 면밀히 평가하여 상태가 악화되기 전에 조기 개입이 가능하도록 관리한다. 전문간호사는 요추배액관(lumbar drain) 및 외부 뇌실 배액관(EVD) 사용 시 배액량, 뇌척수액의 색깔 및 투명도, 배액관의 위치와 삽입 부위의 감염 징후를 지속적으로 점검하고 관리하여 합병증을 예방한다. 배액관의 과도한 배액(overdrain)을 방지하고, 이상 징후 발생 시 의료진과의 긴밀한 협력하에 즉각적인 중재가 이루어지도록 지원한다. 환자, 보호자, 신경외과 전문의, 간호사 등 다학제 팀 간 효과적인 의사소통과 협력을 촉진하는 가교 역할을 수행하며, 근거에 기반한 임상적 추론과 중재를 통해 환자 중심의 간호를 제공한다. 또한 환자와 보호자에게 뇌수두증의 증상 관리법과 합병증 징후를 교육하여 조기 발견 및 신속한 대응이 가능하도록 교육자 및 상담자의 역할을 수행한다.

요약

대상자는 지속적인 졸음과 의식 저하 증상으로 119를 통해 응급실에 내원하였다. 응급실 도착 당시 글래스고 혼수 척도(GCS) 평가에서 눈 반응 3점, 언어 반응 4점, 운동 반응 6점으로 경도의 의식 저하 상태였으며, 리치몬드 흥분-진정척도(RASS)는 -1점으로 가벼운 진정 상태였다. 신경학적 평가 결과 상지 근력은 4점, 하지 근력은 3점으로 나타났다. 추가로 시행한 brain CT 검사에서 뇌실 확장을 동반한 수두증(hydrocephalus)이 확인되어 환자는 중환자실로 입실한 후 요추배액술(lumbar drain)을 시행받았다. 치료 과정 중 환자의 의식 상태와 뇌척수액의 배액량, 색깔 및 투명도를 지속적으로 관찰하고 관리한 결과, 환자의 의식은 명료(alert)한 상태로 회복되었으며 신경학적 상태 또한 안정되었다. 추적 brain CT 검사에서 수두증의 감소가 확인되었다.

사례로부터 배울 점

- 수두증의 초기 증상은 졸음, 의식 저하, 보행 장애 등으로 비특이적일 수 있으므로, 환자의 상태 변화에 대한 세심한 관찰과 조기 영상검사가 필수적이다.
- 뇌 컴퓨터단층촬영(brain CT)과 자기공명영상(brain MRI)은 수두증의 진단뿐만 아니라 폐쇄성 수두증과 교통성 수두증 등 유형 구분에 필수적이다. 특히, evans index는 뇌실 확장의 객관적인 정도를 평가하는 데 유용한 지표이다.
- 글래스고 혼수 척도(GCS), 리치몬드 흥분-진정척도(RASS), 동공 반응, 사지 근력 등의 신경학적 평가는 두개내압 상승 여부를 조기에 발견하고, 환자의 중증도 판단 및 적절한 치료 계획 수립을 위해 필수적인 평가 도구이다.
- 수두증 환자의 치료를 위한 배액 방법(lumbar drain, EVD 등)은 환자의 상태와 두개내압 수준에 따라 적절히 선택해야 하며, 정확한 배액량과 특성의 모니터링 및 철저한 감염 예방 관리가 중요하다.
- 전문간호사는 신경학적 상태 변화와 배액관의 유지 및 관리를 철저히 수행하며, 감염과 기타 합병증 예방을 통해 환자의 안전 확보와 회복 촉진에 중요한 역할을 수행한다.

참고문헌

- Cleveland Clinic. Normal pressure hydrocephalus (NPH) [Internet]. Cleveland: Cleveland Clinic; 2023 [cited 2025 Jan 17]. Available from: https://my.clevelandclinic.org/health/diseases/15849-normal-pressure-hydrocephalus-nph
- Ishikawa M, Oowaki H, Matsumoto A, Suzuki T, Furuse M, Nishida N. Clinical significance of cerebrospinal fluid tap test and magnetic resonance imaging/computed tomography findings of tight high convexity in patients with possible idiopathic normal pressure hydrocephalus. Neurol Med Chir (Tokyo). 2010;50:119–23; discussion 123.
- Toma AK, Holl E, Kitchen ND, Watkins LD. Evans' index revisited: the need for an alternative in normalpressurehydrocephalus. Neurosurgery. 2011;68(4):939–44. doi:10.1227/NEU.0b013e318208f5ce.

10

지주막하출혈

학습 목표

환자의 주 호소를 토대로 적절한 병력청취와 감별진단을 위한 검사를 알고, 대상자의 특성에 맞춘 간호 계획을 수립할 수 있다. 구체적인 목표는 다음과 같다.

❶ 주관적 증상과 신경학적 소견을 포함한 객관적 정보를 체계적으로 수집하고 해석할 수 있다.
❷ 수집된 정보를 바탕으로 지주막하출혈 여부를 확인할 수 있는 진단적 검사와 그 결과를 해석할 수 있다.
❸ 지주막하출혈의 중증도를 평가하고 임상적 단계 분류를 할 수 있다.
❹ 지주막하출혈 환자에게 필요한 간호중재를 계획하고 우선순위를 결정할 수 있다.
❺ 지주막하출혈 환자의 임상 경과를 모니터링하고, 합병증 예방 및 관리를 위한 간호를 수행할 수 있다.

사례

72세 남자 환자는 내원 5일 전 갑자기 발생한 극심한 두통으로 경과를 관찰하던 중, 증상의 호전이 없어 응급실을 방문하였다. 환자는 "갑자기 머리가 쪼개질 듯한 느낌이 들면서, 두부를 망치로 얻어 맞은 것 같다", "토할 것 같다"고 호소하였으며, 이전에는 경험해보지 못한 두통이라고 진술하였다. 두통은 주로 후두부에서 시작되어 머리 전체로 퍼지는 양상이었다. 오심과 구토를 동반하였으며, "목을 뒤로 젖히기 어렵고 뻣뻣하다"고 호소하였다.

응급실 내원 당시 활력징후는 혈압 200/120 mmHg, 맥박수 88회/분, 호흡수 22회/분, 체온 36.8℃, 산소포화도 97%로 측정되었다. 신경학적 검사에서는 경부 강직(nuchal rigidity)이 관찰되었으며, 바뱅스키 징후(babinski sign)는 음성이었다.

환자는 특별한 기저 질환이나 외상 병력은 없다고 진술하였다. 음주 및 흡연력은 없었으며, 약물 복용력 또한 없었다. 다만, 가족력에서 고혈압과 뇌졸중 이력이 확인되었다. 내원 직전에는 의식저하나 시야장애는 없었으나, 내원 후 경과 관찰 중 두통이 악화되면서 경미한 의식저하 소견이 관찰되었다.

질문 1 대상자에게 있어 가장 중요한 문제는 무엇인가?

조절되지 않는 극심한 두통과 고혈압

환자는 숫자 평가 척도(numerical rating scale, NRS) 7점에 해당하는 심한 두통을 호소하며, "갑자기 머리가 쪼개질 것 같고, 망치로 맞은 것 같다", "토할 것 같다"고 표현하였다. 이러한 두통은 이전에 경험해보지 못한 극심한 통증으로, 후두부에서 시작되어 머리 전체로 퍼지는 양상이었으며, 오심과 구토를 동반하였다. 또한, "목을 뒤로 젖히기 어렵고 뻣뻣하다"고 호소하였다.

환자에게 아세트아미노펜(acetaminophen) 1 g을 정맥 주사로 투여하였지만, 통증은 크게 호전되지 않았다. 내원 당시 혈압은 200/120 mmHg로 매우 높은 수치를 보였으며, 병력 문진 결과 특별한 기저 질환은 없는 것으로 확인되었다. 이러한 심한 두통과 고혈압 소견을 종합하여, 지주막하출혈(subarachnoid hemorrhage, SAH)이 의심되었다.

질문 2 대상자의 문제를 해결하기 위해 어떤 정보가 필요한가?

지주막하출혈(subarachnoid hemorrhage, SAH)은 갑작스럽고 극심한 두통을 동반하는 뇌혈관 질환으로, 빠르고 정확한 진단과 치료가 생명을 좌우할 수 있다. 이를 위해 전문간호사는 다음과 같은 정보를 종합적으로 평가해야 한다.

1. 두통 및 신경학적 증상 발생과 특성

급성 두통을 호소하는 환자에게는 초기 상태를 신속하게 파악하는 것이 중요하다. 특히, 두통이 갑자기 발생했는지, 통증의 강도가 어느 정도인지, 최초 발생 시간이 언제인지 등을 구체적으로 확인해야 한다. 환자가 "머리가 찢어질 것 같다"는 표현을 사용하거나, 이전에 경험해보지 못한 극심한 통증을 호소하는 경우, 지주막하출혈(SAH)과 같은 중증 질환을 의심할 수 있다. 또한, 두통과 함께 오심(메스꺼움), 구토, 의식 저하, 경부 강직(목이 뻣뻣한 증상) 등의 동반 증상이 있는지 확인해야 한다. 이와 함께, 두통이 시작된 위치, 통증의 지속 시간, 악화되거나 완화되는 요인, 통증이 퍼지는 양상 등을 종합적으로 평가하는 것이 필수적이다.

2. 활력징후 및 신경학적 검진

지주막하출혈(SAH) 환자는 신속하고 정확한 신경학적 평가가 필수적이다. 우선, 환자의 활력징후(혈압, 맥박, 호흡, 체온, 산소포화도 등)를 측정하여 전반적인 상태를 파악한다.

의식 수준은 글래스고 혼수 척도(glasgow coma scale, GCS)를 활용해 평가한다. GCS는 구두 자극에 대한 눈 뜨기 반응(eye opening), 언어 반응(verbal response), 운동 반응(motor response)의 세 가지 항목을 점수화하여 총점을 산출한다. 이를 통해 환자의 의식 저하 정도를 객관적으로 파악하고, 출혈로 인한 뇌 기능 손상을 지속적으로 모니터링할 수 있다.

또한, 운동 기능 사정을 통해 상·하지의 근력과 움직임을 세밀하게 평가해야 한다. 환자에게 손가락이나 발가락을 움직이도록 지시하고, 팔과 다리를 들어 올릴 수 있는지 확인하여 대칭성과 반응성을 평가한다. 근력 평가는 0점(전혀 움직일 수 없음)에서 5점(정상 근력)까지의 척도를 사용하며, 이는 뇌혈관 손상으로 인한 마비나 운동 장애를 조기에 발견하고, 이후 치료 방향을 설정하는 중요한 역할을 한다.

동공 평가도 필수적이다. 동공 크기와 대칭성, 빛 반응을 확인하여 뇌압 상승이나 뇌신경 손상 여부를 판단한다. 또한, 신경학적 동공 지수(neurological pupil index, NPi)를 통해 동공 반응을 정량적으로 측정하고, 세밀하게 평가함으로써 출혈로 인한 뇌압 변화나 신경학적 이상을 조기에 발견하는 데 도움이 된다. 이러한 종합적인 신경학적 평가와 운동 기능 사정은 지주막하출혈(SAH) 환자의 상태를 정확하게 파악하고, 적절한 간호 중재와 치료 계획을 수립하는 데 중요한 근거가 된다.

3. 환자 간호 정보

정확한 간호 중재를 위해 환자의 간호 정보를 체계적으로 수집하고, 건강 상태를 종합적으로 평가해야 한다. 우선, 고혈압, 당뇨병, 심장 질환, 뇌혈관 질환, 이전 출혈 경험 등 기저 질환 유무를 확인하고, 가족 중 뇌졸중이나 뇌동맥류 병력이 있는지 파악한다. 또한, 평소 복용하는 약물(혈압약, 항응고제 등), 흡연 및 음주 여부, 운동 습관 등 생활 습관을 평가하는 것도 진단과 치료 계획 수립에 중요한 정보가 된다.

4. 뇌 영상 검사

1) 뇌 CT혈관촬영(brain computed tomography angiography, brain CTA)

뇌 전산화 단층 촬영은 지주막하출혈(subarachnoid hemorrhage, SAH)을 확인하는 데 있어 가장 빠르고 효과적인 검사 방법으로, 출혈의 정확한 부위와 정도를 파악할 수 있다. 삼차원 혈관 재구성(3D vascular reconstruction)을 통해 뇌동맥류 및 주변 혈관 구조에 대한 중요한 정보를 제공하며, 치료방법 선택 및 수술 전 진단에 유용하게 이용된다. 지주막하출혈(SAH)에서 나타나는 CT의 특징은 지주막하공간(subarachnoid space)에 고밀도(high-density) 병변으로 관찰되는 출혈이며, 이러한 고밀도 영역은 출혈이 뇌척수액공간 내에 존재한다는 것을 의미한다. 출혈은 주로 뇌저(cerebral base), 측두엽 고랑(sylvian fissure), 대뇌 반구 사이 고랑(Interhemispheric fissure)에서 발견되는 경우가 많으며, 출혈 부위는 동맥류 파열의 위치를 암시할 수 있어 진단과 치료 계획에 중요한 단서를 제공한다.

검사 결과는 다음과 같다(그림 1, 2).

사례

Brain CT & Brain angio CT 영상 검사 결과(11월 18일)

1. small amount of SAH in the right sylvian fissure.
2. aneurysm in the right MCABF ➔ 7.1 mm, broad neck.

〈계속〉

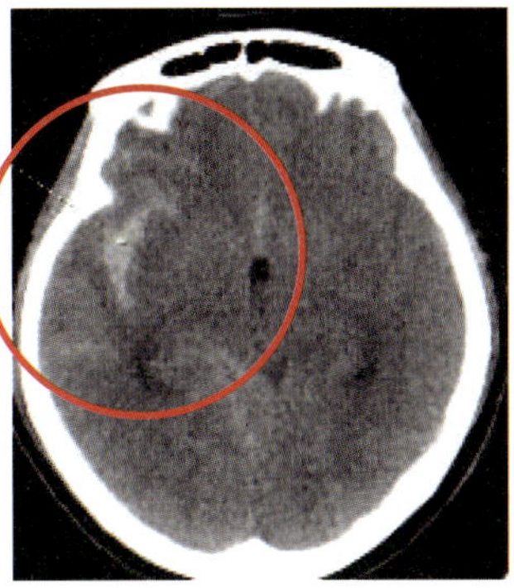

그림 1. brain CT

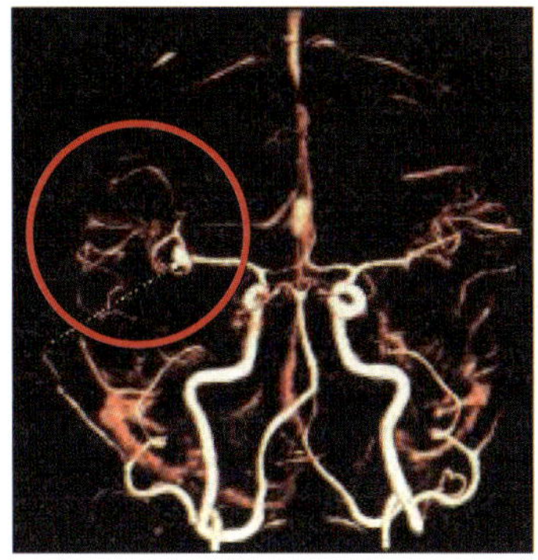

그림 2. brain angio CT

알아보기

신경학적 평가

신경학적 평가는 환자의 의식 수준(표 1), 운동 기능(표 2), 동공 반응(표 3)을 종합적으로 검사하여 신경학적 손상 정도를 객관적으로 평가하는 과정이다. 이를 위해 글래스고 혼수 척도(GCS), 근력 평가 척도(muscle power scale), 신경학적 동공 지수(NPi) 측정(그림 3) 등의 도구를 활용한다.

표 1. 글래스고 혼수 척도(glasgow coma scale, GCS)

관찰 반응	점수	반응
눈 뜨는 반응 (eye opening, E)	4	자발적으로 눈을 뜬다
	3	부르면 눈을 뜬다
	2	통증 자극에 의해 눈을 뜬다
	1	전혀 눈을 뜨지 않는다
언어 반응 (best verbal response, V)	5	지남력 있음
	4	혼돈된 대화
	3	부적절한 언어
	2	이해 불명의 언어
	1	전혀 없음
운동 반응 (best motor response, M)	6	명령에 따른다
	5	통증에 국소적 반응한다
	4	자극에 움츠린다
	3	비정상적인 굴곡 반응
	2	비정상적인 신전 반응
	1	전혀 없음

〈계속〉

표 2. 근력 평가 척도(muscle power scale)

점수	근육 반응	예시
0점	근육의 움직임이 전혀 없는 상태	움직임 없음
1점	근육 수축은 있으나 움직임은 없음	손가락을 살짝 움직이는 정도
2점	중력을 제거한 상태에서 능동적 수평 움직임이 가능	침상 위에 누운 상태에서 팔이나 다리를 옆으로 이동시키는 정도
3점	중력에 대항하여 능동적으로 움직일 수 있으나 저항에는 약함	침상 위에 누은 상태에서 팔을 위로 올리지만 완전히 들지는 못하는 정도
4점	중력과 약간의 저항에 대항하여 능동적 움직임이 가능	중력에 대항하여 팔을 들어올릴 수 있음. 근력의 정도에 따라 4-(경미한 저항 가능) 또는 4+(거의 정상 수준의 저항가능)로 표기하기도 함
5점	정상 근육 강도	일상 생활 수행이 가능한 수준

표 3. 신경학적 동공 지수(neurological pupil index, NPi)

NPi 측정값	평가
3.0-4.9	정상(prompt)
< 3.0	비정상(sluggish)
0	반응 없음(fix or atypical response)

신경학적 동공지수(NPi)는 자동화된 동공 측정기를 사용하여 동공의 크기, 반응성, 대칭성을 정량적으로 평가한 값이다. 이 자동화 측정 방식은 수동 동공 평가 시 발생할 수 있는 주관적 변이를 제거하여 보다 객관적이고 일관된 결과를 제공한다. 또한, 좌우 동공의 NPi 값이 0.7 이상 차이 나는 경우 비정상적인 동공 반응으로 간주될 수 있다.

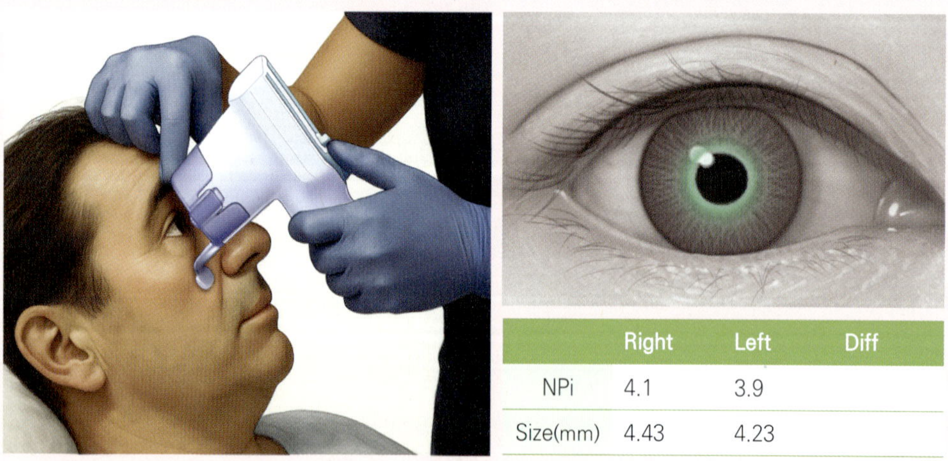

	Right	Left	Diff
NPi	4.1	3.9	
Size(mm)	4.43	4.23	

그림 3. 신경학적 동공지수 측정하는 모습 및 검사 결과

질문 3 대상자의 예상되는 진단명은 무엇인가?

지주막하출혈(subarachnoid hemorrhage, SAH)

대상자는 오른쪽 중간대뇌동맥(right middle cerebral artery bifurcation, Rt. MCAB) 분지에 7.1 mm의 동맥류 파열되면서, 지주막하공간에 출혈이 발생한 상태이다(그림 4). 이러한 상태는 뇌에 심각한 손상을 유발할 수 있어 신속한 응급수술이 필요한 상황이다. 동맥류 파열로 인한 출혈은 생명을 위협할 수 있으므로, 빠른 진단과 응급 수술이 필요하다.

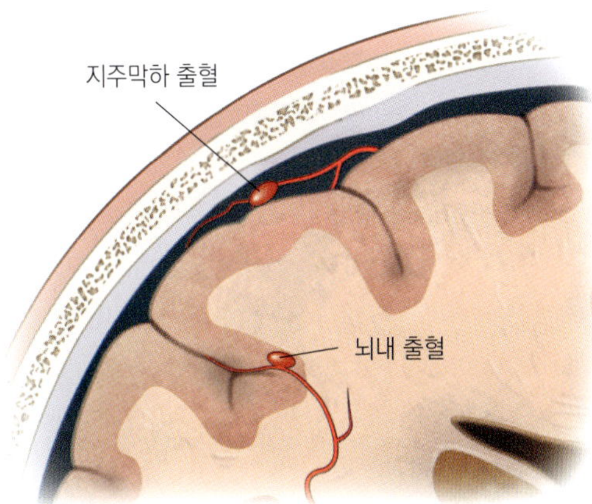

그림 4. 뇌출혈

알아보기

지주막하출혈

지주막하출혈(subarachnoid hemorrhage, SAH)은 뇌를 보호하는 세 가지 막 중 하나인 지주막(arachnoid mater)과 연막(pia mater) 사이에 위치한 지주막하공간(subarachnoid space)에 출혈이 발생하는 심각한 뇌질환이다. 이 출혈은 뇌를 둘러싼 공간에 혈액이 축적되어 뇌 기능에 심각한 영향을 미치게 된다.

지주막하출혈은 출혈성 뇌졸중(hemorrhagic stroke)의 한 유형으로 분류되며, 그 주요 원인은 대개 뇌동맥류(aneurysm)의 파열이다. 뇌동맥류는 뇌의 동맥벽이 약해져 팽창된 부위로, 이 부위가 파열되면 지주막하공간에 출혈을 유발한다.

〈계속〉

1) 주요 원인

(1) 뇌동맥류 파열(85% 이상): 지주막하출혈의 가장 흔한 원인으로, 선천적이거나 후천적인 뇌동맥류의 약화로 인해 발생한다.

(2) 외상: 외상성 두부 손상으로 인해 발생하는 경우도 있다.

(3) 동정맥 기형(arteriovenous malformation, AVM), 모야모야병(moyamoya disease), 혈액응고 이상, 종양, 약물(항응고제 또는 항혈소판제 사용) 등에 의해 발생하기도 한다.

2) 임상 증상

(1) 갑작스럽고 극심한 두통(thunderclap headache)

지주막하출혈(SAH)의 가장 대표적인 증상으로, 환자들은 종종 '벼락 맞은 듯한 두통(thunderclap headache)'이라고 표현하며 환자들은 이 두통을 인생 최악의 두통(worst headache of my life)이라고 한다. 메스꺼움(nausea), 구토(vomiting) 등이 동반될 수 있다.

(2) 수막 자극 증상(meningeal irritation signs)

- 경부 강직(nuchal rigidity): 목이 뻣뻣해지며, 목을 자유롭게 움직이기 어려운 상태로, 이는 지주막하출혈로 인한 뇌막 자극으로 발생한다. 환자는 목을 젖히거나 돌리는 데 어려움을 겪을 수 있다.
- 의식 저하(altered mental status): 혼돈(confusion), 졸음(drowsiness), 혼수(coma) 등의 의식 변화가 발생할 수 있으며, 이는 출혈이 뇌에 미치는 영향으로 나타난다. 의식 수준이 급격히 떨어질 수 있기 때문에, 신속한 응급 처치가 필요하다.

(3) 뇌신경 이상(cranial nerve dysfunction)

- 제3뇌신경(동안신경, oculomotor nerve)마비: 동맥류 파열로 인한 지주막하출혈 시, 출혈이 제3뇌신경을 압박하여 안검하수, 동공확장, 복시 등과 같은 다양한 증상이 나타날 수 있다.
- 안검하수(ptosis): 눈꺼풀이 처지는 상태를 의미한다.
- 동공확장(mydriasis): 동공이 비정상적으로 커지며, 빛에 반응하지 않을 수 있는 상태를 의미한다.
- 복시(diplopia): 사물이 겹쳐 보이며, 시야에 장애가 발생할 수 있다.

(4) 기타 신경학적 증상(other neurological symptoms)

- 언어 장애(dysphasia): 말을 하거나 이해하는 데 어려움이 발생할 수 있다.
- 편마비(hemiparesis): 신체 한쪽의 근육이 약해지는 상태로, 주로 한쪽 팔이나 다리에 근력 약화가 나타난다. 이로 인해 운동 능력에 제한이 생길 수 있다.

〈계속〉

3) 지주막하출혈 중증도 분류

지주막하출혈은 빠른 진단과 치료가 필수적이며, 신경학적 상태와 출혈 정도에 따라 중증도를 평가한다 (표 4).

표 4. 중증도 분류: Hunt-Hess 등급(Hunt-Hess grading scale)

등급	출혈량	신경학적 소견
1	미량 출혈	의식수준과 신경계 기능 정상, 경미한 두통 및 경부강직
2	경한 출혈	의식수준 정상, 경미한 신경학적 결손(예: 제3뇌신경마비로 인한 안검하수, 복시), 경하거나 심한 두통, 경부강직
3	중등도 출혈	기면(drowsiness), 혼돈(confusion) 등 의식 변화, 경한 신경학적 결손, 경부 강직
4	중등도~ 심한 출혈	혼미(stupor), 반혼수(semi-coma), 경하거나 심한 편마비(hemiparesis), 경부강직, 경미한 제뇌경직 증상
5	심한 출혈	혼수(coma), 제뇌자세(decerebrate posture), 제뇌피질 자세(decorticate posture)

Hunt-Hess 등급은 지주막하출혈(SAH) 환자의 초기 신경학적 상태와 증상에 따라 중증도를 분류하는 체계로, 예후 및 생존 가능성을 예측하고 치료 전략을 결정하는 데 중요한 기준으로 활용된다. 그러나, 환자의 예후는 등급만으로 완전히 예측할 수 없으며, 뇌 CT 소견, 연령, 동반 질환, 혈관연축(vasospasm) 여부 등 다양한 요인과 함께 종합적으로 평가해야 한다.

질문 4 어떤 우선순위로 문제를 해결하겠는가?

1. 뇌동맥류(cerebral aneurysm) 치료
2. 혈관 연축 예방을 위한 약물투여
3. 혈압 조절
4. 뇌압상승 예방
5. 통증 조절

질문 5 어떤 절차와 방법에 따라 문제를 해결하겠는가?

1. 뇌동맥류(cerebral aneurysm) 치료

오른쪽 중간대뇌동맥류(MCA) 파열로 수술적 클리핑 응급수술이 결정되어 수술 준비를 하였다.

1) 수술적 클리핑(surgical clipping)

수술적 클리핑은 뇌동맥류를 치료하는 전통적인 방법으로, 동맥류의 혈류를 차단하는 절차이다(그림 5). 환자의 두개골 일부를 제거하여 동맥류에 접근한 후, 동맥류에 혈액을 공급하는 혈관을 찾고, 동맥류의 목 부분에 작은 금속 클립을 장착하여 혈액이 동맥류로 흐르는 것을 막는다.

수술적 클리핑은 매우 효과적인 치료법으로, 일반적으로 클리핑된 동맥류는 재발하지 않는다. 그러나 수술 중이나 수술 후에 뇌출혈이나 혈류 차단과 같은 위험이 발생할 수 있다. 동맥류가 파열되지 않은 경우 대부분의 환자는 수술 후 1-2일 내에 병원을 퇴원할 수 있다. 그러나 동맥류가 이미 파열된 경우에는 회복 기간이 보통 4-6주 정도로, 회복에 많은 시간이 필요하며, 병원에 머무는 기간도 길어질 수 있다.

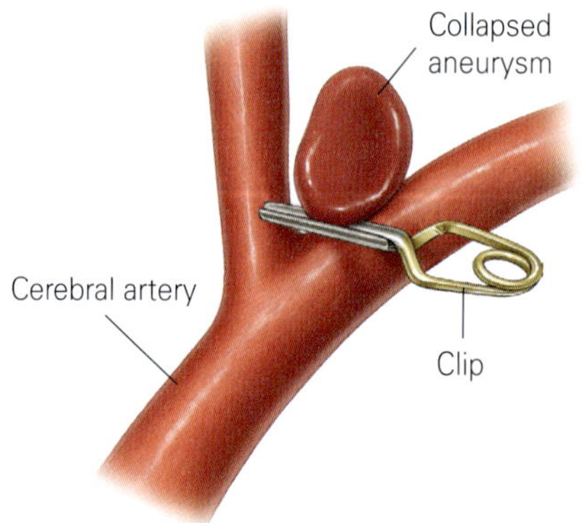

그림 5. 수술적 클리핑

2) 혈관 내 치료(endovascular treatment)

혈관 내 치료는 동맥류를 치료하는 또 다른 방법으로, 주로 혈관 내 코일 시술이 사용된다. 손목이나 사타구니에 위치한 혈관을 통해 카테터를 삽입한 후, 동맥류까지 카테터를 밀어 넣고, 나선형 모양의 코일을 동맥류 내부에 삽입하여 혈류를 차단하고, 혈액 응고를 유도함으로써 동맥류를 치료한다(그림 6).

또한, 혈관 내 스텐트가 필요할 경우, 코일과 함께 사용되며, 스텐트는 코일을 제자리에 고정시키는 역할을 한다.

혈관 내 치료 역시 뇌출혈이나 혈류 차단 등의 위험이 있으며, 시간이 지나면서 동맥류가 다시 생길 가능성이 있어, 재발 여부를 확인하기 위해 정기적인 영상 검사를 받는 것이 중요하다.

동맥류의 위치, 크기, 그리고 환자의 상태에 따라 치료방법은 다르며, 환자의 상태를 고려하여 가장 적절한 치료법을 선택하는 것이 중요하다.

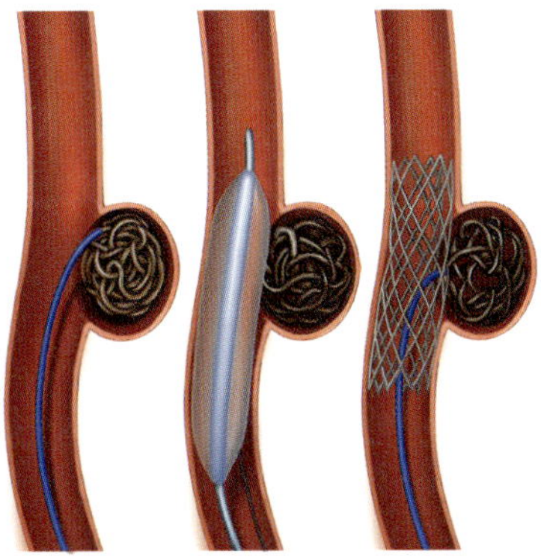

그림 6. 혈관 내 치료(코일, 스텐트 삽입)

2. 혈관연축(vasospasm) 예방을 위한 약물투여

1) 칼슘채널 차단제(calcium channel blocker, CCB)

뇌혈관 연축을 예방하기 위해 니모디핀(nimodipine)을 점적 정주한다. 칼슘채널 길항제로 널리 이용되는 니모디핀은 전압 의존성 L형 칼슘 채널(voltage-gated L-type calcium receptor)을 차단하여 세포 내 유리칼슘을 시켜 혈관수축을 완화한다. 니모디핀은 출혈 96시간 이내에 투여하며, 총 3주간 사용한다. 일반적인 용량은 4시간마다 60 mg을 경구 투여하지만, 수축기 혈압이 120 mmHg 이하로 감소하면 용량을 절반으로 줄여 2시간마다 투여할 수 있다.

2) 마그네슘(magnesium) 투여

지주막하출혈 환자의 최대 50%에서 저마그네슘혈증이 발생하며, 이는 이차적인 뇌혈관연축 및 불량한 예후를 초래할 수 있다. 마그네슘은 생리적 칼슘 길항제(antagonist)로 작용하여 혈관 평활근을 이완시키고 혈관확장을 유도하며, 항혈소판 효과도 있다. 연구에 따르면, 저마그네슘혈증(hypomagnesemia)이 있는 환자는 뇌혈관 연축으로 인해 예후가 악화될 가능성이 높았다. 황산마그네슘(magnesium sulfate)을 하루 4 g 점적투여하고, 주기적 혈중 마그네슘 농도를 검사하고, 정상범위(2-2.5 mmol/L)를 유지하는 것이 도움이 될 수 있다.

3. 혈압 조절

지주막하출혈(SAH) 환자에서 혈압 조절은 매우 중요하다. 급성기의 과도한 혈압 상승은 재출혈(rebleeding) 및 혈관연축(vasospasm)의 위험성을 증가시키며, 급격한 혈압 저하는 뇌관류압(cerebral perfusion pressure, CPP)을 떨어뜨려 뇌 허혈 위험을 높일 수 있다. 따라서 환자의 혈압을 적절한 범위 내에서 엄격히 관리하는 것이 필수적이다.

대상자의 경우 내원 시 혈압이 200/120 mmHg로 매우 높았으므로 즉각적인 강하를 위해 항고혈압제인 페르디핀(Perdipine)을 투여하였다. 혈압과 심박수를 지속적으로 모니터링하여 혈압이 목표 범위(수축기 혈압 140-160 mmHg 유지 권장)를 유지할 수 있도록 투약 속도를 조정한다. 또한 혈압 조절 중 저혈압, 두통, 어지러움, 홍조 등 약물 관련 부작용이 나타날 수 있으므로 환자의 활력징후와 상태를 관찰하여 부작용 발생 시 즉시 대응할 수 있도록 준비한다.

알아보기

칼슘채널 길항제: 페르디핀(perdipine)

칼슘길항작용에 의한 뇌혈관 확장작용 및 혈압강하효과가 있으며 칼슘이온이 slow channel에 들어가는 것을 저해하거나, 탈분극 시에 심근과 혈관평활근에 존재하는 전위민감성 부위로 칼슘이온이 들어가는 것을 저해하여 관상혈관 평활근을 이완시켜 혈관을 확장시킨다. 생리식염주사액 또는 5% 포도당주사액으로 희석하여, 2-10 mcg/kg/min 속도로 투여하고, 혈압을 모니터하면서 점적속도를 조절한다. 급속한 혈압 강하가 필요한 경우, 페르디핀(perdipine)으로 체중 1 kg당 10-30 μg을 정맥주사한다. 투약 시 주의사항은 투여 중 혈압 및 심박수 등의 모니터링이 필요하다. 간 또는 신장 기능에 이상이 있는 환자, 심부전 환자 등에서는 신중한 사용이 요구된다. 일부 환자에서 두통, 어지러움, 홍조 등의 부작용이 나타날 수 있다.

4. 뇌압상승 예방

뇌정맥과 CSF 순환을 촉진해 뇌압 상승을 예방하기 위해 반좌위를 취하고, 머리를 정중앙에 두고 좌우로 꺾이지 않게 하여 경정맥 혈류흐름이 방해되지 않도록 한다. 지주막하출혈(SAH) 환자의 체온이 상승하면 뇌의 신진대사율이 증가하고, 이에 따라 뇌혈류와 뇌압이 상승하여 추가적인 뇌 손상을 유발할 수 있다. 따라서 체온을 정상 범위로 유지하는 것은 이러한 부작용을 예방하고, 뇌세포를 보호하는 데 중요한 역할을 한다.

환자는 입실 후부터 체온이 37.8-38.2도로 상승하여, 아세타미노펜(acetaminophen) 1 g을 6시간 간격으로 하루 4회 투여하였다.

5. 통증 조절

환자는 클리핑(clipping) 수술 후에도 NRS 4점으로 지속적인 두통을 호소하여, 덱스메데토미딘(dexmedetomidine) 0.2-0.4 mcg/kg/hr 주입을 시작하였다.

덱스메데토미딘은 아편유사제와 달리 강력한 진통 효과를 제공하면서도 의식을 과도하게 억제하지 않아, 지주막하출혈(SAH) 환자의 진통과 진정에 유용한 약물이다. 이 약물은 진정 효과를 유지하면서도 뇌 기능을 보존하고, 뇌 혈류와 산소 공급에 미치는 영향을 최소화하여 신경 보호 역할을 한다. α2-아드레날린 수용체 작용제로 뇌와 척수에서 통증 신호 전달을 억제하여 지주막하출혈 환자의 두통과 같은 심한 통증을 효과적으로 완화한다.

질문 6 대상자에게 필요한 F/U 계획은 무엇인가?

1. 뇌혈관 연축(carebral vasospasm) 모니터

뇌혈관 연축은 지주막하출혈 이후 뇌 기저부에 위치한 뇌동맥이 수축하여 혈관 내경이 좁아지고, 이로 인해 뇌혈류가 감소하면서 다양한 신경학적 결손을 유발하는 현상이다. 동맥류 파열로 인한 지주막하출혈 이후 뇌혈관 검사에서 혈관 연축이 관찰된 확률은 약 30-50%이며, 일반적으로 파열 후 3-5일에 시작되어 5-14일에 최고도에 이른다. 지주막하출혈로 치료받은 환자의 사망 원인 중 약 50%가 혈관 연축과 관련된 것으로 알려져 있다. 지주막하출혈 환자에서 새로운 신경학적 결손이 발생했음에도, CT 검사에서 재출혈이나 수두증 등 명확한 원인이 발견되지 않는다면 우선적으로 뇌혈관 연축을 의심하고 즉각적인 치료를 시작해야 한다. 뇌혈관 연축 치료의 목표는 뇌혈류 개선을 통해 허혈성 뇌손상을 최소화하고, 뇌압 상승을 예방하며 뇌기능을 보호하는 것이다.

2. 경두개 도플러 초음파(transcranial doppler, TCD)

1) 검사 개요

경두개 도플러 초음파(TCD)는 초음파를 이용하여 두개골을 통과하는 뇌혈관의 혈류 속도와 방향을 측정하는 비침습적인 검사 방법이다. 이 검사는 실시간으로 뇌의 주요 혈관에 대한 혈류 정보를 제공하며, 혈관 내 압력 및 흐름의 이상을 평가하는 데 사용된다. TCD는 뇌의 동맥류, 뇌졸중, 뇌혈관 질환, 혈류 이상 및 뇌압 상승, 뇌혈류 저하 등의 진단에 중요한 역할을 한다.

2) 평가 대상 혈관

TCD를 사용하여 다음과 같은 주요 뇌혈관 평가한다:

중대뇌동맥(middle cerebral artery, MCA), 전대뇌동맥(anterior cerebral artery, ACA), 후대뇌동맥(posterior cerebral artery, PCA), 기저동맥(basilar artery, BA), 내경동맥(internal carotid artery, ICA)

3) 검사 방법

- 탐촉자 접촉 부위: 환자의 측두부, 후두부, 경부 등의 부위에 탐촉자를 접촉하여 혈류 속도를 측정한다(그림 7).
- 혈류 비교: 중대뇌동맥(MCA)과 내경동맥(ICA)의 혈류 속도를 비교하여 혈관 협착 여부와 이상을 평가한다.

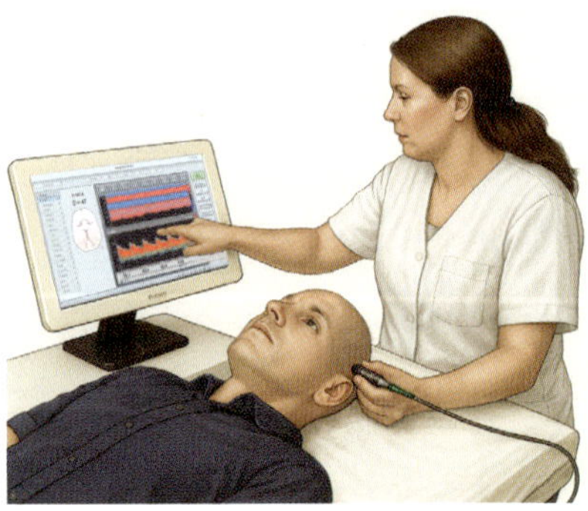

그림 7. 경두개 도플러 검사 시행 모습

4) 장점 및 특성

- 비침습적: 통증이나 불편함이 거의 없고, 환자에게 부담이 적다.
- 실시간 데이터 제공: 실시간으로 혈류 변화를 평가할 수 있어 빠르고 효율적인 진단이 가하다.
- 진단의 유용성: 뇌졸중, 동맥류, 혈류 이상 및 뇌혈관 질환을 진단하고, 뇌압 상승이나 뇌혈류 저하 등을 감지하여 치료 방안을 결정하는 데 유용하다.
- 안전성: 검사 중 특별한 준비가 필요 없으며, 통증이나 불편감 없이 안전하게 진행할 수 있다.
- 임상적 유용성: 혈관 협착, 혈류 장애, 미세색전(microembolism) 여부 등을 모니터링하는 데 유용하며, 신속한 진단을 돕는다.

알아보기

경두개 도플러 초음파(transcranial doppler, TCD) 검사결과 지표(표 5)

1) 평균혈류 속도(mean flow velocity, MFV)

평균혈류 속도는 초음파를 이용해 측정한 혈액의 이동 속도를 의미한다. 특정 혈관에서 혈류 속도가 비정상적으로 빠르면 혈관 협착(stenosis)의 가능성이 있을 수 있다. 그러나 혈압 상승, 심박출량 증가(cardiac output elevation) 등의 요인도 혈류 속도에 영향을 미칠 수 있으므로, 단순한 평균혈류 속도 수치만으로 협착 여부를 정확히 판단하기 어렵다.

2) 중대뇌동맥과 내경동맥의 비율 (lindegaard ratio)

중대뇌동맥(middle cerebral artery, MCA)과 내경동맥(internal carotid artery, ICA)의 혈류 속도 비율을 의미한다. 단순히 평균혈류 속도 수치만으로는 혈류 속도가 상승한 원인을 구분하기 어려우므로, 내경동맥과 중대뇌동맥의 비율을 활용하여 혈역학적으로 의미있는 협착인지, 전신적인 혈류 증가(systemic hyperemia)인지 감별한다.

표 5. TCD 검사결과 해석

평균 혈류 속도 (MFV, cm/sec)	중대뇌동맥과 내경동맥의 비율 [MCA/ICA ratio (lindegaard ratio)]	협착의 정도 (interpretation)
< 120	< 3	고역학적 상태, 혈류가 비정상적으로 빠르거나 심장의 박출량이 증가된 상태
120-200	3-6	경증-중증도
> 200	> 6	중증

3. 재출혈 및 수두증 모니터링

재출혈과 수두증은 동맥류성 지주막하출혈 환자에서 중요한 합병증으로, 환자의 예후에 큰 영향을 미친다. 이를 예방하고 조기에 발견하기 위해, 주기적으로 컴퓨터 단층 촬영(CT) 검사를 시행하여 재출혈 및 수두증의 발생 여부를 면밀히 확인한다. 수술 직후부터 3일까지는 매일 CT 검사를 시행하며, 이후 환자의 신경학적 상태에 따라 추가 영상 검사를 고려한다.

재출혈은 발생 시 사망률이 50-78%에 이르며, 재출혈의 발생 여부를 철저히 모니터링하는 것이 중요하다.

급성 수두증은 동맥류성 지주막하출혈 후 최초 출혈에서 생존한 환자의 약 20-27%에서 발생하며, 주로 임상 등급이 불량한 환자에서 더 많이 발생한다. 급성 수두증은 동맥류의 위치보다는 지주막하출혈의 정도와 더 밀접한 관련이 있으며, 뇌실질내 혈종보다는 뇌실내출혈과의 연관성이 높다. 대부분의 경우 영구적인 단락술은 필요하지 않지만, 의식이 혼수상태에 이를 정도로 심각한 급성 수두증 환자에서는 뇌실외배액(external ventricular drainage)을 시행해야 한다. 반면, 의식이 유지되는 급성 수두증 환자는 우선 24시간 동안 세심한 신경학적 관찰을 시행한 후 상태에 따라 추가 치료가 결정된다.

4. 경련(seizure)

지주막하출혈 후 약 25%의 환자에서 경련이 발생하며, 대부분 출혈 후 18개월 이내에 나타난다. 경련의 형태는 국소성(focal), 전신성(generalized), 부분 복합성(partial complex)의 형태로 발현될 수 있다.

유발인자로는 뇌실질내 혈종을 동반한 중대뇌동맥류 파열, 뇌경색, 고혈압 기왕력 등이 포함된다. 최초 경련이 없었던 환자에게서 출혈 후 항경련제 사용의 필요성에 대한 명확한 지침은 정립되지 않았으나, 재출혈 위험성을 고려하여 초기 단계에서 항경련제 투여가 추천된다.

사례

대상자는 우측 중간대뇌동맥(MCA) 동맥류 파열에 따른 지주막하출혈로 응급 수술적 결찰술(clipping)을 시행받았다. 수술 후 지속적인 뇌 상태 평가 및 합병증 예방을 위해 정기적으로 뇌 CT 검사를 시행하였다(그림 8).

〈post op day〉 24.11.18 | 〈POD#2〉 24.11.20 | 〈퇴원 전 CT〉 24.11.28

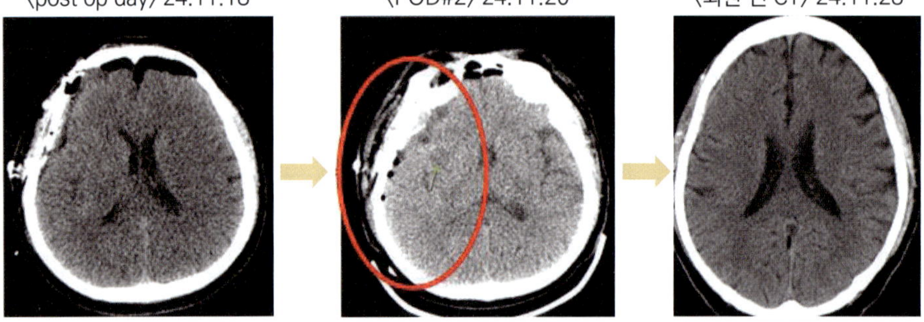

S/P Rt. MCAB aneurysm clipping Residual small amonut SAH in right sylvian fissure.

S/P Rt. MCAB aneurysm clipping small amount of post oppneumocephalus and extra-axial fluid collection

futher decrease in the amount of extraaial hemorrhagic fluid collection at right craniotomy site.

그림 8. 뇌혈관 상태 평가 및 합병증 예방을 위한 CT 검사 추적 관찰

전문간호사의 역할

지주막하출혈 환자에서 전문간호사의 간호 과정은 초기 급성기 관리 → 혈관연축 예방 → 합병증 관리 → 회복 및 재활 지원의 순으로 진행된다.

지주막하출혈은 갑작스러운 뇌출혈로 인해 사망률과 장애 발생률이 높은 질환으로, 환자의 의식 수준과 활력징후를 면밀히 모니터링하는 것이 필수적이다. 전문간호사는 임상 실무 전문가로서 의식 수준 평가, 동공 반응 확인, 신경학적 변화를 신속하고 정확하게 파악하고, 환자의 상태를 지속적으로 관찰한다. 이를 바탕으로 응급 수술 준비와 활력징후 모니터링 등 치료의 우선순위를 설정하여 적절한 간호를 수행한다. 특히, 고혈압은 재출혈 위험을 증가시키고, 저혈압은 뇌혈류 감소로 인한 2차 뇌손상을 유발할 수 있으므로, 혈압을 적절한 범위로 유지하는 것이 중요하다. 이에 따라 전문간호사는 의료진과 긴밀히 협력하며 신속한 약물 치료가 이루어질 수 있도록 조정하고, 환자의 상태 변화에 맞춰 적절한 간호를 제공한다.

요약

환자는 갑자기 발생한 극심한 두통과 오심, 구토를 호소하며 응급실로 내원하였다. 신경학적 상태 평가를 위해 글래스고 혼수 척도(GCS), 근력 평가 척도(muscle power scale), 신경학적 동공 지수(NPi) 등을 사용하여 신경학적 사정을 시행하였다

CT 검사 결과 오른쪽 중간대뇌동맥(MCA) 분지의 뇌동맥류 파열에 의한 지주막하출혈(SAH)이 확인되어 응급 수술적 결찰술(clipping)을 시행했고, 뇌혈관연축 예방을 위해 니모디핀(nimodipine)과 황산마그네슘을 점적 주입하였다. 수술 후 혈관연축 증상이 발생하여 침상 안정, 통증 조절을 시행하였으며, 환자가 야간에 충분한 수면을 취할 수 있도록 수면 촉진 간호(야간 조명 소등, 야간 간호활동 최소화, 주요간호 활동은 오전 6시에 시행, 필요시 진료과와 협의하여 수면 유도제 투여)를 수행하였다. 수술 후 환자의 상태를 면밀히 모니터링하면서 경두개 도플러 초음파(TCD)와 CT 검사를 주기적으로 시행하여 재출혈, 수두증 등의 합병증 발생 여부를 지속적으로 확인하였다.

사례로부터 배울 점

- **신속한 초기 대응의 중요성**

  지주막하출혈(SAH)은 응급처치가 필요한 중증 질환으로, 조기 발견과 신속한 개입이 예후를 결정하는 중요한 요인이다. 환자의 갑작스러운 심한 두통, 의식 변화, 구토 등의 증상을 보일 경우 신속하게 인지하고, 신경학적 평가(GCS, 동공 반응, 사지 운동 등)를 즉각적으로 시행하는 것이 필수적이다. 이를 통해 재출혈 및 급성 악화를 예방하고, 필요시 응급 수술(코일 색전술 또는 결찰술)이 신속하게 진행될 수 있도록 조치해야 한다.

- **지속적인 신경학적 모니터링과 활력징후 관리**

  SAH 환자는 출혈 후 혈관연축, 뇌부종, 재출혈 등의 위험이 높아 지속적인 모니터링이 필수적이다. 의식 수준 및 신경학적 상태를 정기적으로 평가하고, 혈압을 적절하게 조절하며, 두개내압 상승을 예방하기 위한 간호(통증 조절, 머리 30도 상승, 침상 안정 등)를 시행해야 한다. 특히, 고혈압은 재출혈을, 저혈압은 뇌허혈을 유발할 수 있으므로 철저한 혈압 관리가 중요하다.

- **다학제적 협력과 환자 중심의 치료 조정**

  전문간호사는 의료진과 긴밀히 소통하여 환자의 상태 변화에 따라 적절한 치료가 신속하게 이루어지도록 조정해야 한다. 혈관연축 예방을 위해 니모디핀(imodipine)을 적절한 시기에 투여하고, 재출혈 예방을 위한 항고혈압제 조절 등을 적극적으로 시행해야 한다.

- **환자 및 보호자 교육의 필요성**

  SAH는 생명을 위협하는 질환이며, 회복 후에도 신경학적 후유증이 남을 가능성이 크다. 따라서 퇴원 후 혈압 조절, 금연, 규칙적인 약물 복용 등의 생활 관리가 필수적이다. 전문간호사는 환자와 보호자에게 재출혈 예방을 위한 건강 관리 방법을 교육하고, 신경학적 증상이 악화될 경우 즉시 병원을 방문하도록 안내해야 한다.

참고문헌

- 윤지영, 김철홍. 덱스메데토미딘의 임상적인 사용. Journal of dental anesthesia and pain medicine. 2013;1;161–6.
- 드러그인포. Perdipine 상세정보. [cited 2025 Jan 27]. Available from: https://www.druginfo.co.kr/cp/withpharm/detail/product_detail_cp.aspx?cppid=5387
- 성재훈. 뇌 동맥류성 지주막하 출혈의 치료지침. J Neurocrit Care. 2009;2:32–42.
- 한시령. 경두개 초음파의 임상적 응용. J Neurosonol. 2010;2(1):10–3.
- American Heart Association, American Stroke Association. Guidelines for the management of aneurysmal subarachnoid hemorrhage. 2012 [updated 2023].
- Di Vergouwen M, Vermeulen M, De Haan RJ, Levi M, Roos YB. Dihydropyridine calcium antagonists increase fibrinolytic activity: a systematic review. J Cereb Blood Flow Metab. 2007;27(7):1293–308.
- Fauci AS, Kasper DL, Hauser SL, Longo DL, Jameson JL, Loscalzo J. Harrison's Principles of Internal Medicine. 21st ed. New York: McGraw–Hill; 2022. Neurology Chapter: Cerebrovascular Disorders.
- Feigin VL, Rinkel GJ, Algra A, Vermeulen M, Van Gijn J. Calcium antagonists in patients with aneurysmal subarachnoid hemorrhage: a systematic review. Neurology. 1998;50(4):876–83.
- Greenberg DA, Aminoff MJ, Simon RP. Clinical Neurology. 10th ed. New York: McGraw–Hill; 2020.
- Greenberg MS. Neurosurgery: Principles and Practice. 8th ed. New York: Elsevier; 2016. Chapter on Subarachnoid Hemorrhage.
- Haley EC, Kassell NF, Torner JC. A randomized controlled trial of high–dose intravenous nicardipine in aneurysmal subarachnoid hemorrhage: a report of the Cooperative Aneurysm Study. J Neurosurg. 1993;78(4):537–47.
- Jeong HT, Na JE, Sol HAN. Manual of Transcranial Doppler Ultrasonography. Korean J Clin Lab Sci. 2024;56(3):277–87.
- Kassell NF, Boarini DJ, Adams HP Jr, Sahs AL, Graf CJ, Torner JC, et al. Overall management of ruptured aneurysm: comparison of early and late operation. Neurosurgery. 1981;9:120–8.
- Liu–DeRyke X, Rhoney DH. Cerebral vasospasm after aneurysmal subarachnoid hemorrhage: an overview of pharmacologic management. Pharmacotherapy. 2006;26(2):182–203.
- McKee JA, Brewer RP, Macy GE, Phillips–Bute B, Campbell KA, Borel CO, et al. Analysis of the brain bioavailability of peripherally administered magnesium sulfate: A study in humans with acute brain injury undergoing prolonged induced hypermagnesemia. Crit Care Med. 2005;33(3):661–6.
- MedlinePlus. Transcranial Doppler ultrasound. 2023 Apr 29 [cited 2025 Jan 27]. Available from: https://medlineplus.gov/ency/article/007759.htm.
- Mees SD, Rinkel GJ, Feigin VL, Algra A, van den Bergh WM, Vermeulen M, et al. Calcium antagonists for aneurysmal subarachnoid haemorrhage. Cochrane Database Syst Rev. 2007;(3).
- Mizuno M, Nakajima S, Sampei T, Nishimura H, Hadeishi H, Suzuki A, et al. Serial transcranial Doppler flow velocity and cerebral blood flow measurements for evaluation of cerebral vasospasm after subarachnoid hemorrhage. Neurol Med Chir (Tokyo). 1994;34(3):164–71.
- Naval NS, Stevens RD, Mirski MA, Bhardwaj A. Controversies in the management of aneurysmal subarachnoid hemorrhage. Crit Care Med. 2006;34(2):511–24.
- Oddo M, Taccone FS, Petrosino M, Badenes R, Blandino–Ortiz A, Bouzat P, et al. The Neurological Pupil Index for outcome prognostication in people with acute brain injury (ORANGE): a prospective, observational, multicentre cohort study. Lancet Neurol. 2023;22(10):925–33.
- Ropper AH, Samuels MA, Klein JP. Adams and Victor's Principles of Neurology. In: Chapter on Stroke and Vascular Disorders. New York: McGraw Hill; 2019.
- Wartenberg KE, Schmidt JM, Claassen J, Temes RE, Frontera JA, Ostapkovich N, et al. Impact of medical complications on outcome after subarachnoid hemorrhage. Crit Care Med. 2006;34(3):617 – 23; quiz 624.

11

척수압박

학습 목표

환자의 주 호소를 토대로 적절한 병력청취와 감별진단을 하기 위한 검사를 알고, 대상자의 특성에 맞춘 간호계획을 수립할 수 있다. 구체적인 목표는 다음과 같다.

❶ 환자의 주관적 증상과 객관적 정보를 체계적으로 수집하고 해석할 수 있다.
❷ 수집된 정보를 바탕으로 척수압박에 대한 임상적 판단을 내릴 수 있다.
❸ 척수압박의 중증도를 평가하고 간호 우선순위를 결정할 수 있다
❹ 환자 상태에 적합한 간호중재를 계획하고 실행할 수 있다.
❺ 척수압박의 치료 과정에서 발생할 수 있는 합병증을 예방하고 효과적으로 관리할 수 있다.

사례

67세 남자 환자가 식도암의 골전이 진단을 받고 8차 항암화학요법을 진행 중이다. 10월 20일 경부터 등과 우측 갈비뼈 부위에 찌릿찌릿한 통증이 증가하기 시작하였고, 10월 31일 외래진료 후 저녁부터 양측 하지의 힘이 빠지는 증상이 나타났다. 새벽에는 양측 하지가 거의 마비된 상태였으며 감각도 현저히 감소하였다. 물을 많이 마셨으나 소변을 보지 못했고, 나중에 확인해보니 속옷에 소변이 묻어 있었다.

전문간호사와 전화 상담 후 응급실에 내원하였다.

활력 징후는 혈압 127/78 mmHg, 맥박 73회/min, 호흡 18회/min, 체온 36.9℃였다. 의식은 명료한 상태였다.

질문 1 대상자에게 있어 가장 중요한 문제는 무엇인가?

양측 하지 마비와 감각 소실, 요실금

대상자는 진단 초기부터 어깨와 요통이 있었으나 진통제(targin 5 mg bid) 복용으로 통증이 잘 조절되어 추가 진통제 요구 없이 지내고 있었다. 그러나 10일 전부터 요통과 우측 갈비뼈 주변으로 찌릿찌릿한 양상의 신경근성 방사통이 증가하기 시작하였다. 특히 내원 1일 전부터는 급격한 양측 하지 마비, 감각 소실, 배뇨장애(요실금)가 발생하였다. 이는 종양이 척추 전이를 통해 척수나 신경근을 압박하여 발생하는 종양학적 응급상황을 시사하는 증상이다.

질문 2 대상자의 문제를 해결하기 위해 어떤 정보가 필요한가?

1. 신경학적 검사를 포함한 신체검진

대상자의 통증 및 신경학적 증상을 평가하는 운동기능, 감각 기능, 자율신경기능 검사가 필요하다.

대상자는 10일 전부터 요통이 심해지고 우측 갈비뼈 주변으로 찌릿찌릿한 신경근성 방사통이 증가하기 시작하였다. 요통은 지속적이었으며 특히 누워있는 안정 시에 통증이 더 심하게 느껴진다고 표현했다. 이는 척수압박의 초기 징후로 중요한 의미를 가진다. 가장 심한 통증 시 통증수치평가척도(numeric rating scale, NRS) 8점이었으며, 등 부위 검진 시 흉추 4번(T4) 부위 아래로

타진할 때 통증이 심하게 표현되었다. 이러한 척추 압통은 전이성 병변의 위치를 시사할 수 있다. 신경학적 검사에서 대상자는 의식이 명료하였으며 질문에 적절하게 반응하였다. 운동기능 평가 결과 상지 근력은 5/5(우측/좌측)로 정상이었으나, 하지는 2/3(우측/좌측)로 저하되어 있었다. 감각기능 검사에서는 양측 상지에서 정상적인 촉각 및 통각 반응을 보였으나, 양측 하지는 T4-T8 수준에서 감각 소실이 관찰되었다. 구체적으로 T4 수준 이하로 피부 감각이 감소하였으며, 통증 및 온도 감각이 명확히 감소한 상태였다. 반사 검사에서는 상지 이두근, 삼두근 반사가 모두 정상이었으나, 하지 무릎 반사 및 아킬레스 반사는 감소되어 있었다. 또한 바뱅스키반사(Babinski reflex)가 양성으로 나타났다. 자율신경기능 평가에서는 실금이 있었으며, 현재 요의를 느끼지 못하고 있었다. 보행 및 자세 평가에서 환자는 이동 시 보조기구 사용이 필요했으며, 걷기에 어려움을 보였고 자세 유지가 어려워 눕거나 앉을 때 불안정한 모습을 보였다.

알아보기

근육강도등급(motor power)

사지의 근력 저하나 마비를 평가하여 병변의 위치와 정도를 파악한다.

- 검사방법: 상지부터 시작하여 환자가 특정 근육군을 움직이도록 하면서 검사자가 저항을 가하여 근력을 평가한다. 근육강도 등급은 다음과 같다(표 1).

표 1. 근육강도 등급

점수	반응
0	근육의 수축이 전혀 없는 경우
1	근육 수축이 겨우 관찰되는 경우
2	중력이 제거된 경우에서 신체 일부를 능동적으로 움직일 수 있는 경우
3	중력에 반하여 능동적 운동이 가능한 경우
4	중력에 반하면서 약간의 저항에 대해 능동적 운동이 가능한 경우
5	명백한 피로감 없이 최대의 저항에 반하여 능동적 운동이 가능한 경우

감각 검사(sensory examination)

피부 감각의 변화나 소실을 확인하여 신경 손상의 범위를 파악한다.

피부분절(dermatome)은 특정 척수신경이 지배하는 피부 영역으로, 촉각과 통각 검사를 통해 척수 손상 부위를 정확히 추정할 수 있다. 검사는 면봉이나 핀을 이용하여 체계적으로 실시하며, 정상 부위와 비교하여 감각 소실 수준을 확인한다(그림 1, 2).

〈계속〉

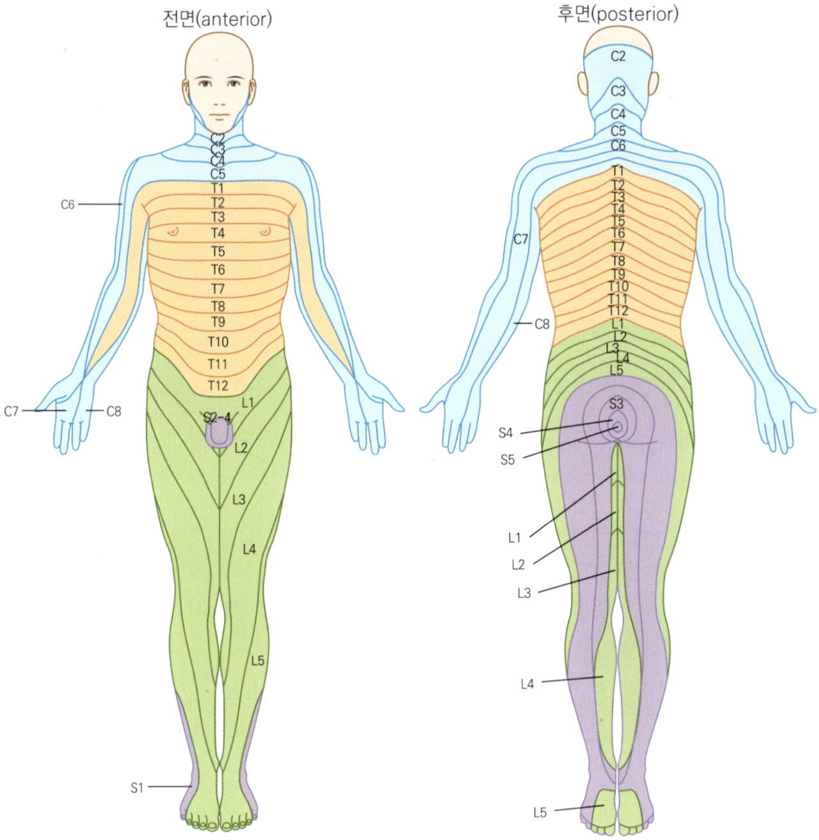

그림 1. 피부분절 해부도

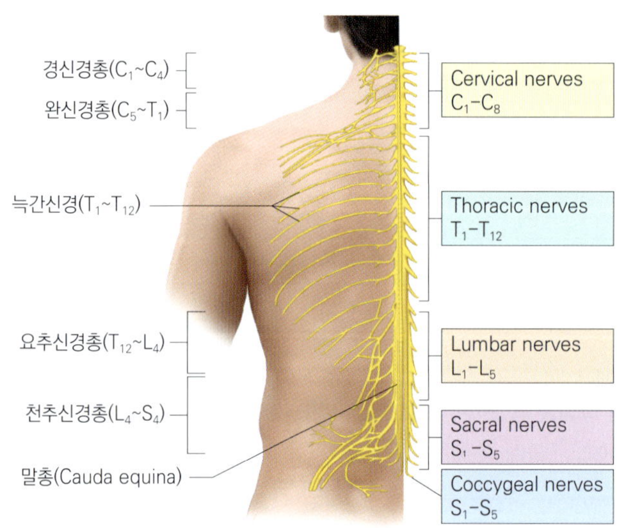

그림 2. 척수신경 분포도

〈계속〉

심부건 반사 검사(deep tendon reflexes)

반사의 변화를 통해 상위 또는 하위 운동신경원 병변을 감별한다.

심부건 반사 검사는 대상자를 편안한 자세로 앉히고, 검사자가 반사 망치를 이용하여 해당 건을 가볍게 타격하여 반응을 확인한다(표 2).

표 2. 심부건 반사 등급

점수	반응
4+	매우 활발한 과반사, 비정상
3+	활발하나 정상 범위 내
2+	정상
1+	약간 감소하나 정상 범위 내
0	반응 없음 - 일반적으로 비정상

각 반사 검사는 특정 척수신경 분절의 기능을 평가하는 데 중요하다. 이러한 반사 검사를 통해 척수압박 환자의 신경학적 손상 수준을 파악하고, 압박 부위를 추정하는 데 도움이 된다(표 3).

표 3. 주요 심부건 반사와 검사방법

반사	검사방법	관련 신경학적 의미
아킬레스반사	발이 발바닥 쪽으로 굽어져야 함	척수신경 S1, S2 신경검사
무릎(슬개건)반사	다리가 앞으로 펴지는 반사	척수신경 L3, L4 신경검사
두갈래근(이두근)반사	팔꿈치가 굽어져야 함	척수신경 C5, C6 신경검사
세갈래근(삼두근)반사	팔꿈치가 펴져야 함	척수신경 C7, C8 신경검사

병리학적 반사

바뱅스키반사(Babinski reflex)는 족저면을 지극했을 때 엄지발가락이 위쪽으로 올라가는 현상으로, 상위 운동신경원 손상을 시사하는 중요한 징후이다. 정상 성인에서는 음성이며, 양성 반응은 상부 척수 손상이나 뇌 손상을 의미한다(그림 3).

- 정상 반응(음성): 족저면 자극 시 발가락들이 아래쪽으로 굽히는(족저굴곡) 반응
- 병적 반응(양성): 족저면 자극 시 엄지발가락이 위쪽으로 올라가는(배측굴곡) 반응과 다른 발가락들이 벌어지는 현상

〈계속〉

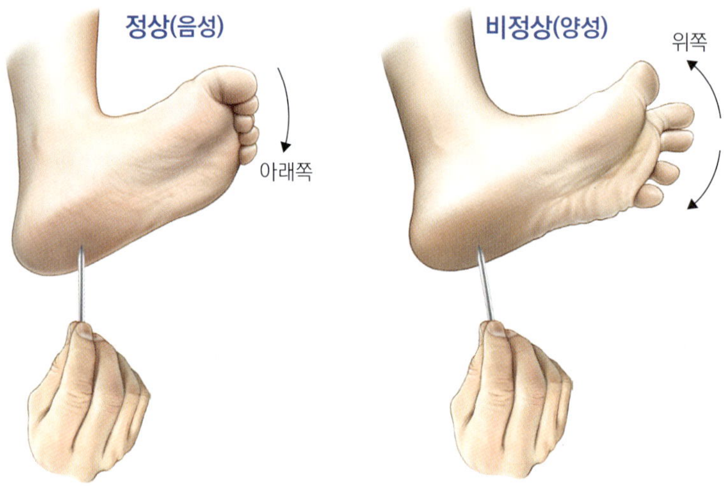

그림 3. 바뱅스키반사(Babinski reflex)

2. 전척추 자기공명영상(whole spine MRI)검사

척수압박 부위와 신경학적 손상 정도를 정확히 평가하기 위한 전척추 MRI 검사를 시행하였다. 검사결과는 다음과 같다(그림 4).

* whole spine MRI(10월31일)

Diffuse bone metastases involving the whole spine, bilateral pelvic bones, ribs, sternum, and skull base.

- Epidural mass formation: C3, T4, T8-9.
- Cord compression: T4 and T8 level with suspicious myelopathy at T8 level.
- T8-9 bilateral neural foraminal encroachment.

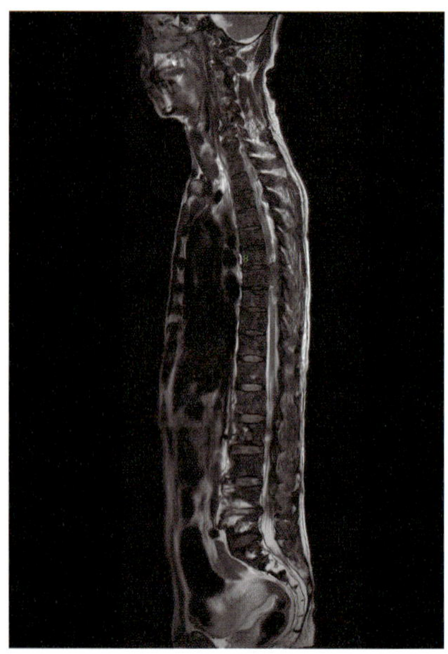

그림 4. 10월 31일 MRI

질문 3 대상자의 예상되는 진단명은 무엇인가?

악성종양에 의한 척수압박(malignant spinal cord compression, MSCC)

MRI 검사결과는 대상자가 호소하는 T4 수준 이하의 감각 소실, 양측 하지 마비, 배뇨장애 등의 신경학적 증상과 정확히 일치한다. 특히 T8 수준에서 확인된 척수압박과 척수병증이 현재 신경학적 증상의 주요 원인으로 판단된다. 이러한 광범위한 골전이와 다발성 척수압박 소견은 즉각적인 치료적 중재가 필요한 종양학적 응급상황을 나타낸다.

알아보기

척수압박(spinal cord compression, SCC)

척수압박은 암이 척수에 직접 침범하거나, 더 흔하게는 척추체 용해성 파괴를 일으켜 척추를 붕괴시킬 수 있다. 척수압박 병변의 85%는 척추체로 전이된 종양이 경막 외 공간에 직접적인 압력을 가하거나 척추를 골절시켜 골절된 조각이 경막 외 공간으로 직접 침범하여 발생한다. 악성 척수압박은 암 환자의 약 5-10%에서 발생하며, 특히 유방암, 폐암, 전립선암, 다발골수종 환자에서 흔하다. 환자의 약 20%에서는 악성 척수압박이 암의 첫 번째 진단 증상으로 나타나기도 한다.

척수 손상은 직접적 외상이나 혈류 장애로 발생하며 주로 경추와 요추부위에 발생한다. 초기 손상 후 염증반응과 부종이 신경세포 손상을 유발하고, 혈류감소로 인한 이차적 손상이 진행된다. 척수 출혈과 부종은 신경 신호 전달을 차단하며, 프로스타글라딘 E2 증가로 염증을 촉진한다. 시간이 경과하면서 백색질의 변성이 진행되고, 신경세포의 회복은 제한적이다. 손상 정도에 따라 감각 및 운동기능이 저하되고, 심한 경우 영구적인 마비가 발생할 수 있다.

악성 척수압박의 임상 증상은 일반적으로 다음과 같은 순서로 진행된다:

1. 통증(90-95%): 첫 번째 증상으로 국소 척추 통증, 신경근 방사통이 나타나며 야간에 악화되는 경향을 보임
2. 근력 약화(75-85%): 운동기능 장애, 보행 불안정, 사지 근력 저하가 진행됨
3. 자율신경 기능장애(50-60%): 배뇨 및 배변장애, 성기능장애가 발생함
4. 감각 이상(50-70%): 감각 소실, 이상감각, 명확한 감각 수준(sensory level)이 나타남

즉각적인 진단과 치료가 환자의 예후에 결정적인 영향을 미친다. 치료 시작 시 운동 기능이 보존된 환자의 경우, 치료 후 약 80%가 보행 능력을 유지할 수 있다. 그러나 이미 보행 불능 상태인 환자는 치료 후에도 약 10% 미만만이 보행 능력을 회복한다. 따라서 조기 진단과 신속한 치료가 환자의 기능적 결과와 삶의 질에 결정적이다.

질문 4 어떤 우선순위로 문제를 해결하겠는가?

1. 스테로이드 투여
2. 방사선치료
3. 신경학적 증상 및 합병증 관리
4. 통증 관리
5. 환자 및 가족 교육

질문 5 어떤 절차와 방법에 따라 문제를 해결하겠는가?

1. 스테로이드 투여

척수압박이 확인된 즉시 덱사메타손(dexamethasone) 10 mg을 정맥주사로 투여한 후, 4 mg을 6시간 간격으로 유지 용량으로 투여하였다. 스테로이드는 척수 부종을 감소시켜 신경학적 증상의 악화를 방지하고 통증을 완화하는 효과가 있다. 투여 중 혈당, 전해질 불균형, 위장관 출혈 등의 부작용을 모니터링하고, 환자의 상태에 따라 용량을 조절한다. 방사선 치료가 종료된 후에는 점진적으로 용량을 감량하여 중단한다.

2. 방사선치료

응급실에서 방사선종양학과 협진을 통해 즉각적인 방사선치료 계획을 수립했다. 대상자의 흉추 부위에 완화적 방사선 치료(palliative RT to T-spine)를 총 20 Gy 용량으로 5회에 걸쳐 분할(20 Gy/5 fx)시행하였으며, 치료는 10월 31일부터 11월 4일까지 진행되었다. 방사선치료는 종양의 크기를 감소시켜 척수압박을 완화하고, 통증을 경감시키는 효과가 있다. 치료 기간 동안 피로, 식욕부진, 방사선 피부염 등의 잠재적 부작용을 지속적으로 모니터링하고 적절히 관리하는 것이 필요하다.

3. 신경학적 증상 및 합병증 관리

신경학적 상태를 지속적으로 평가하고 기록한다. 운동 기능(근력), 감각 기능, 반사, 자율신경계 기능(배뇨, 배변)의 변화를 주기적으로 평가하여 치료 효과와 질병의 진행을 모니터링한다. 환자의 하지 근력 저하로 인한 부동 상태에서 발생할 수 있는 합병증을 예방하기 위해 다양한 간호 중재를 실시했다. 욕창 발생 위험을 감소시키기 위해 2시간마다 체위 변경을 시행하고, 압력이 가해지는 부위의 피부 상태를 정기적으로 평가했다. 또한 장기간 부동으로 인한 발 처짐(foot drop)을 예방하기 위해 발목 보조기를 적용하고 적절한 자세를 유지했다.

자율신경계 장애로 인한 방광과 장 기능 문제도 적극적으로 관리했다. 방광 기능 관리를 위해 유치도뇨관을 삽입하여 소변 배출을 돕고, 카테터 관련 감염을 예방하기 위한 철저한 위생 관리를 시행했다. 또한 적절한 수분 섭취량을 모니터링하여 수분 균형을 유지했다. 장 기능 관리를 위해서는 규칙적인 배변 프로그램을 수립하고, 균형 잡힌 식이와 충분한 수분 및 섬유질 섭취를 권장했으며, 필요시 의사의 처방에 따라 완하제를 사용하여 변비를 예방했다.

알아보기

척수압박 환자의 치료 알고리듬(그림 5)

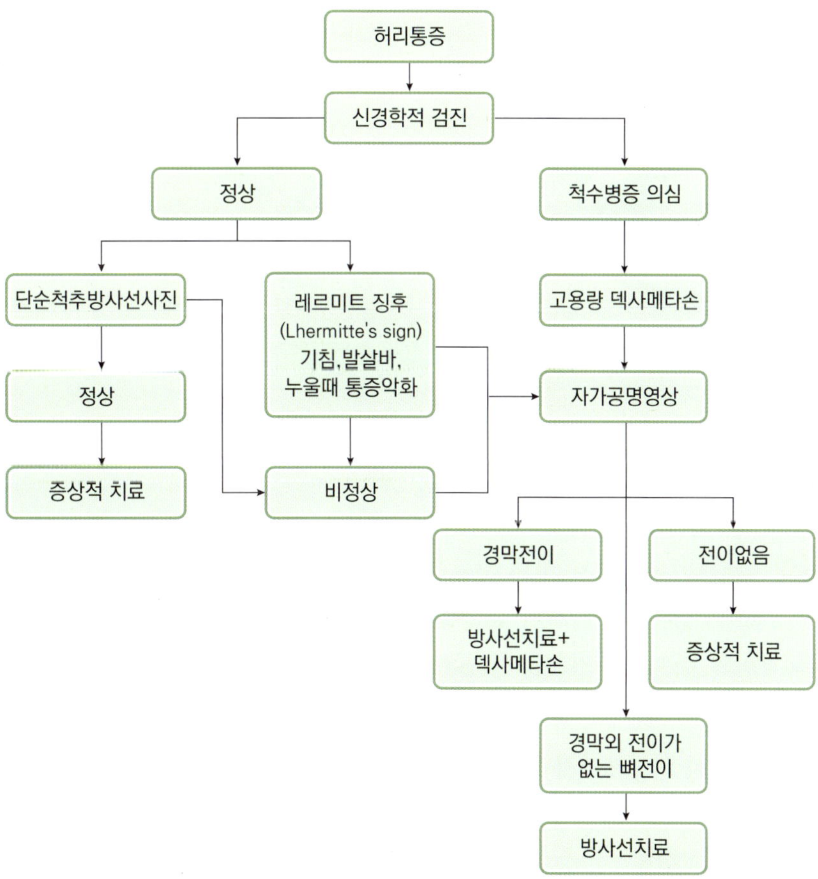

그림 5. 척수압박 치료 알고리듬

알아보기

레르미트 징후(Lhermitte's sign)

Lhermitte's sign은 목을 앞으로 구부릴 때 갑자기 전기 충격과 같은 감각이 목에서 척추를 따라 아래로 내려가며, 때로는 팔다리와 사지로 퍼지는 증상이다(그림 6). 이 현상은 주로 척수의 후주(posterior column)가 자극되거나 손상되었을 때 발생하며, 다발성 경화증(multiple sclerosis)의 특징적인 증상 중 하나로 알려져 있다. 그러나 다발성 경화증 외에도 척수 압박, 비타민 B12 결핍, 경추 척수증, 또는 방사선 척수병증과 같은 다른 질환에서도 나타날 수 있다. 레르미트 징후의 존재는 척수 내 탈수초화, 염증, 또는 구조적 손상을 시사하는 중요한 신경학적 소견이다. 특히 척수압박 환자에서 이 징후가 관찰될 경우, 척수 병변의 존재를 강하게 시사하므로 즉각적인 진단적 평가와 치료가 필요하다.

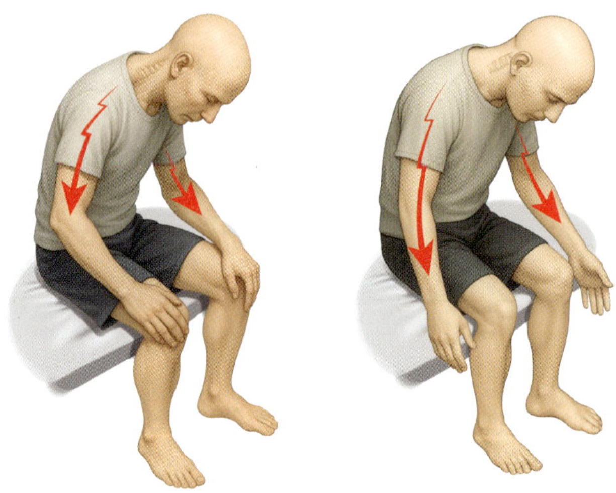

그림 6. 레르미트 징후(Lhermitte's sign)

4. 통증 관리

효과적인 통증 관리를 위해 환자의 통증 양상, 위치, 강도를 정기적으로 평가하였다. 대상자는 요통과 우측 갈비뼈 주변의 신경근성 방사통을 호소하며, 안정 시에도 지속되는 특징을 보였다. 약물적 중재로는 WHO 3단계 진통제 사용 원칙에 따라 환자의 통증 정도와 특성에 맞춰 비마약성 진통제부터 마약성 진통제까지 단계적으로 적용하였다. 신경병증성 통증이 동반된 경우에는 가바펜틴(gabapentin)이나 프레가발린(pregabalin)과 같은 보조 진통제를 추가로 고려하였다. 약물치료와 병행하여 체위 변경, 온/냉 요법, 이완 기법 등의 비약물적 중재를 적용하고, 환자의 심리적 지지를 통해 통증 인식과 대처 능력을 향상시킬 수 있다.

5. 환자 및 가족 교육

환자와 가족 교육은 치료 과정 전반에 걸쳐 지속적으로 제공해야 한다. 질병의 현 상태, 치료 계획, 예상되는 경과에 대해 명확하고 이해하기 쉽게 설명하여 환자와 가족이 상황을 정확히 인식할 수 있도록 돕는다. 또한 신경학적 증상 변화를 모니터링하는 방법, 척수압박의 악화 징후, 응급 상황 시 대처법 등을 교육하고, 합병증 예방을 위한 적절한 자세와 활동 지침을 제공하였다.

질문 6 대상자에게 필요한 F/U 계획은 무엇인가?

1. 척수압박 증상 호전 확인 및 필요시 추가 치료 계획 수립

10월 31일에서 11월 4일까지 방사선치료 시행 후 12월 경과 관찰 시 현저한 호전을 보였다. 통증은 진통제를 감량하여 증가 없이 조절되고 있으며, 근육강도 등급은 양측 상지 5/5(우측/좌측) 및 양측 하지 4/5(우측/좌측)로 호전되었다. 신경학적 증상의 지속적인 호전 여부를 평가하기 위해 정기적인 외래 추적 관찰이 필요하며, 증상 악화 시 즉시 내원하도록 교육한다.

2. 영상학적 추적 검사

12월 13일 시행한 MRI(그림 7) 결과, 전체 척추, 양측 골반, 갈비뼈, 흉골, 두개골 기저부에 걸친 광범위한 골 전이는 여전히 존재하나, 경막외 및 척추 주변 종괴가 거의 사라진 것으로 확인되었다. 향후 3개월마다 MRI 추적 검사를 통해 척수압박 재발 여부와 종양 반응을 지속적으로 평가할 필요가 있다.

*** whole spine MRI (12월 13일)**

Diffuse bone metastases involving the whole spine, bilateral pelvic bones, ribs, sternum, and skull base.
- Nearly disappeared epidural and paravertebral masses.

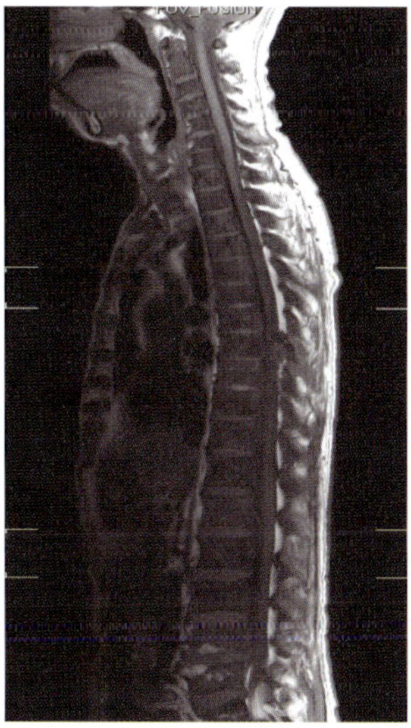

그림 7. 12월 13일 MRI

3. 항암화학요법 병행 계획

원발성 식도암 및 골전이에 대한 전신 항암화학요법을 지속하여 추가적인 전이와 증상 악화를 예방한다.

4. 방광 자율신경계 기능 관리

방사선치료 완료 후 신경학적 증상은 현저히 개선되었으나, 방광 자율신경계 문제가 지속되어 환자는 자가 도뇨를 시행하고 있다. 자가 도뇨의 적절한 기술과 무균적 시행법에 대한 지속적인 교육이 필요하며, 요로감염 징후 모니터링과 예방 교육을 제공해야 한다. 주기적인 요역동학 검사를 통해 방광 기능의 회복 가능성을 평가하고, 필요시 비뇨기과 협진을 통해 장기적인 관리 계획을 수립한다. 방광 기능 회복을 위한 골반 저근 운동과 방광 훈련 프로그램을 지속적으로 실시하며, 도뇨 관련 합병증 예방을 위한 충분한 수분 섭취와 영양 상태 유지를 강조한다.

전문간호사의 역할

척수 압박은 암환자에게 발생할 수 있는 응급상황으로, 초기 증상이 비특이적이기 때문에 병력과 임상증상을 종합적으로 고려해야 신속한 진단이 가능하다. 증상이 급격히 악화될 경우 영구적인 신경 손상과 장애를 초래할 수 있어 전문간호사는 조기 증상 인지를 통해 신속한 진단과 치료가 이루어지도록 해야 한다. 전문간호사는 환자와 보호자를 교육하여 증상 변화에 대한 인식을 높이고, 즉각적인 의료적 개입이 가능하도록 유도하는 조정가로서의 역할을 수행하였다. 또한 다학제적 접근을 통해 통증 관리, 신경학적 평가, 치료 계획의 수립을 돕고 원활하게 치료과정을 수행할 수 있도록 지속적인 모니터링과 지원을 제공하는 임상실무 전문가로서 역할을 수행하였다.

요약

67세 남자 환자는 식도암의 골전이로 인한 척수압박으로 허리 통증, 양측 하지 근력 약화, 감각 저하, 요실금 등의 증상을 보이며 응급실에 내원하였다. 신경학적 평가 결과 T4 수준 이하의 감각 소실, 하지 근력 저하(2/3), 자율신경계 장애를 확인하였다. 즉시 덱사메타손 10 mg 정맥주사 후 4 mg 6시간 간격 투여를 시작하고, MRI 검사를 통해 T4와 T8 부위의 척수압박을 확인하였다. 방사선종양학과와의 협진을 통해 흉추 부위에 완화적 방사선 치료(20 Gy/5 fx)를 시행하였다. 치료 과정에서 욕창 예방, 발 처짐 방지, 유치도뇨관 관리 등 합병증 예방 간호를 제공하고, 환자와 가족에게 필요한 교육을 실시하였다. 방사선 치료 후 12월 추적 관찰 시 환자의 하지 근력은 4/5로 호전되었고, MRI 검사에서 경막외 종괴가 거의 사라진 것으로 확인되었다. 방사선 치료가 끝난 후, 신경학적 증상은 상당히 개선되었으나, 방광 자율신경계 기능장애가 지속되어 현재 자가 도뇨를 시행하고 있다. 질병의 진행에 따라 항암화학요법이 추가적으로 진행되고 있으며, 치료에 대한 지속적인 모니터링과 관리가 필요하다.

사례로부터 배울 점

- 척수압박은 암 환자의 약 5-10%에서 발생하는 신경학적 응급 상황으로, 조기에 치료하지 않으면 영구적인 마비를 초래할 수 있다. 폐암, 유방암, 전립선암, 다발골수종이 가장 흔한 원인이지만, 본 사례처럼 식도암의 척추 전이 또한 척수압박을 일으킬 수 있다. 암 환자가 갑작스러운 허리통증과 신경학적 증상을 호소할 때, 의료진은 척수압박 가능성을 염두에 두고 신속하게 대응해야 한다. 그러나 환자와 가족들은 이러한 증상의 심각성을 인지하지 못하는 경우가 많아, 통증 발생 시 진통제만 복용하거나 증상 악화 시에도 즉시 의료진에게 알리지 않는 경향이 있다.
- 척수압박은 치료 시작 시점의 신경학적 상태가 예후를 결정하는 주요 요인이다. 보행 능력과 배뇨/배변 기능이 유지되고 있을 때 즉시 치료를 시작하는 것이 중요하며, 지연된 치료는 영구적인 신경 손상과 삶의 질 저하로 이어질 수 있다. 따라서 전문간호사는 환자와 가족에게 정확한 정보를 제공하고 적극적으로 교육하여 조기 대응이 가능하도록 해야 한다.

- 이 사례는 신경학적 합병증 예방의 중요성을 보여준다. 척수압박으로 인한 운동 기능 저하, 감각 이상, 자율신경계 장애는 욕창, 낙상, 요로감염 등의 추가적인 합병증 위험을 증가시킨다. 환자와 가족에게 이러한 위험성에 대한 인식을 높이고, 적절한 예방법과 자가 관리 방법을 교육하는 것이 필수적이다. 이러한 예방적 교육과 지속적인 모니터링은 환자의 회복을 촉진하고 삶의 질을 유지하는 데 큰 도움이 된다.

참고문헌

- 김연희, 권인각, 김정혜, 설미이, 전명희, 함윤희, 외. 암환자 증상관리. 현문사; 2011.
- 김찬. 인체구조와 기능. 은학사; 2020.
- Bickley LS, Peter G. Bickley Bates' Guide to Physical Examination and History Taking. 10th ed. Lippincott Williams & Wilkins; 2008.
- Kasper DL, Fauci AS, Hauser SL, Longo DL, Jameson J, Loscalzo J. Harrison's Principles of internal Medicine. 19th ed. McGraw-Hill Education; 2016.
- Kendall FP, Mccreary EK, Provance PG. Muscles: Testing and Function with Posture and Pain. Lippincott Williams & Wilkins; 2005.
- Spinal metastases and metastatic spinal cord compression NICE guideline Published:6 2023.

심혈관계

12

감염심내막염

학습 목표

환자의 주 호소를 토대로 적절한 병력청취와 신체검진, 감별진단을 위한 검사를 알고, 대상자의 특성에 맞춘 간호 계획을 수립할 수 있다. 구체적인 목표는 다음과 같다.

❶ 감염심내막염의 증상 및 징후를 알고 환자로부터 정보를 통해 이를 유추할 수 있다.
❷ 감염심내막염을 확인하기 위한 검사를 알고 결과를 해석할 수 있다.
❸ 근거에 기반하여 감염심내막염의 임상적 판단을 할 수 있다.
❹ 감염심내막염에 필요한 간호중재를 수행하고 예방법을 포함한 간호 계획을 수립할 수 있다.

사례

57세 남자 환자는 4년 전 감염심내막염으로 비봉합 대동맥판막치환술(sutureless aortic valve replacement)을 받았고, 3년 전과 2년 전에도 감염심내막염 재발로 조직 판막을 이용한 승모판막치환술을 두 번 받은 과거력이 있다. 4년 전 뇌경색을 진단받았고, 심장수술 당시 간신증후군(hepatorenal syndrome)으로 인한 급성 신손상으로 치료받았으며, 심전도상 간헐적인 심방세동 리듬과 판막치환술 과거력으로 와파린(warfarin)을 복용 중이다.

4개월 전 발열과 요통으로 내원하여 척추염으로 치료받았으며, 2달 전에도 발열로 타원에서 척추염으로 항생제 치료를 받았고, 당시 시행한 심장초음파에서 특이 소견은 없었다. 최근 혈변으로 직장 혈관 조영술을 통한 지혈술을 받은 후 현재 항응고제 복용은 중단한 상태이다.

환자는 최근 4 kg의 체중 감소와 사지 부종이 생겼고, 조금만 움직여도 호흡곤란 증상이 지속되어 내원하였다. 내원 당시 활력징후는 혈압 130/99 mmHg, 맥박 95회/분, 호흡수 21회/분, 체온 36.9℃, 산소포화도는 96%였다. 환자는 기좌호흡과 부속근을 사용하는 호흡 양상을 보였으나 문진 시 숨찬 증상은 이전에 비해 나아진 것이라고 표현하였다.

질문 1 대상자에게 있어 가장 중요한 문제는 무엇인가?

반복적인 발열과 호흡곤란, 사지 부종, 체중 감소

대상자는 4개월 전부터 발열의 호전과 악화가 반복되었고, 최근 누워서 잘 수 없을 정도로 호흡곤란이 악화되었다. 산소를 적용하지 않은 상태에서 산소포화도는 94-96%이고 기좌호흡(orthopnea)과 부속근을 사용한 호흡 양상을 보였다. 환자는 판막치환술을 받은 과거력이 있으며, 최근 체중 감소와 함께 반복되는 발열증상으로 항생제 치료를 받았고, 3+ 사지 부종이 확인되었다.

질문 2 대상자의 문제를 해결하기 위해 어떤 정보가 필요한가?

1. 흉부 X-ray, 폐음 사정

대상자는 호흡곤란을 호소했으나 객담은 적었고, 폐음 청취 시 전반적으로 수포음이 들렸다. 지난 11시간 동안 소변량은 총 200 mL로 소변량이 줄었고 이에 폐부종 진행 여부를 확인하기 위해 흉부 X-ray 사진을 촬영하였다(그림 1A). 흉부 X-ray상 우하엽에 흉막 삼출액(pleural effusion)이 확인되었고, 중환자실 입실 4시간 후 시행한 검사(그림 1B)에서 폐부종 악화 소견은 없었다.

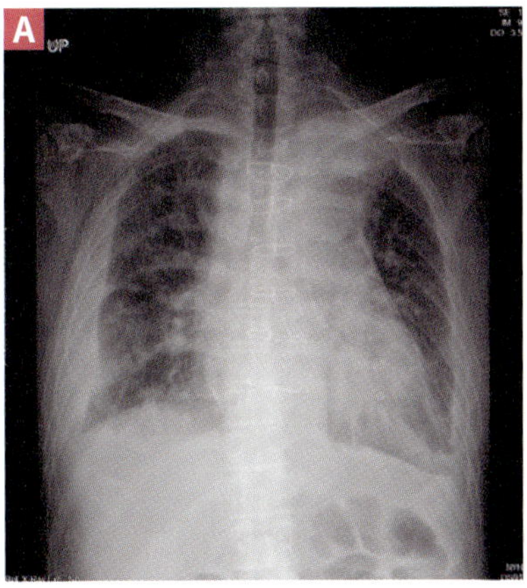

그림 1A. 입원 당시 흉부 X-ray

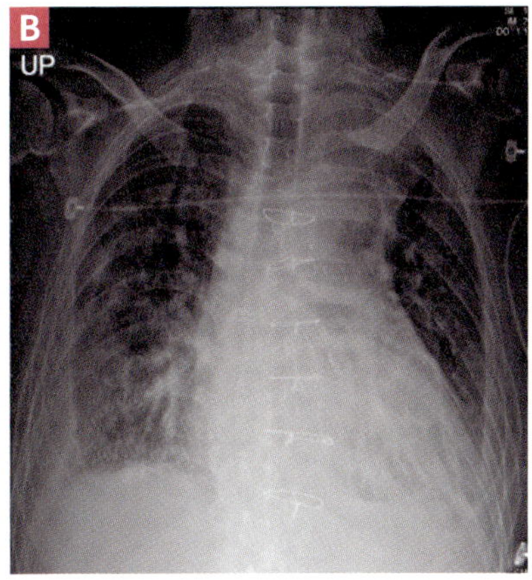

그림 1B. 중환자실 입실 4시간 후 흉부 X-ray

2. 심장초음파

대상자는 심장초음파 결과에서 승모판막에 증식증(vegetation)과 함께 심각한 승모판막 역류 소견을 보여 감염심내막염 가능성이 있어 경식도 심장초음파를 권유 받았다.

심장초음파 검사는 증식증, 판막주위의 감염, 판막의 이상 유무를 확인하여 감염심내막염을 진단하는 핵심적인 검사이다. 경흉부 초음파검사(transthoracic echocardiography, TTE)에서 70–90%의 감염심내막염을 진단할 수 있으며, 경식도 초음파(transesophageal echocardiography, TEE)에서는 경흉부 심초음파 검사를 보완하여 진단의 정확성을 높이고 특히 인공판막 감염에서 판막주위 농양 진단에 유용하다.

사례

입원 시 경식도 심장초음파(그림 2)

1. Mitral valve

Prosthetic valve rocking motion 관찰되며 lateral commissure 부위와 prosthesis에 mobile mass 관찰되며 subvalve structure도 echogenic thickening과 함께 small mobile mass가 관찰되어 multiple vegetation으로 사료됨. Color doppler상 medial side에서 기시하는 severe eccentric MR (Gr +4) 관찰되며 dehiscence 의심되는 소견임
Mitral aortic intervalvular fibrosa (MAIVF)가 두꺼워져 있고, tissue valve와 MAIVF에 6*4 mm, 4*3 mm의 high echogenicity를 보이는 round shape의 old vegetation 관찰되며 이에 인접하여 5 mm가량의 linear mass도 동반되어 있음

2. Aortic valve

Tissue valve의 심한 thickening 및 calcification 관찰됨
Planimetry가 reliable 하지 않으나 significant opening limitation 동반된 것으로 사료됨
Prosthesis의 rocking motion 및 paravalvular leakage는 보이지 않음

3. No spontaneous echo contrast or thrombus in LA/LAA

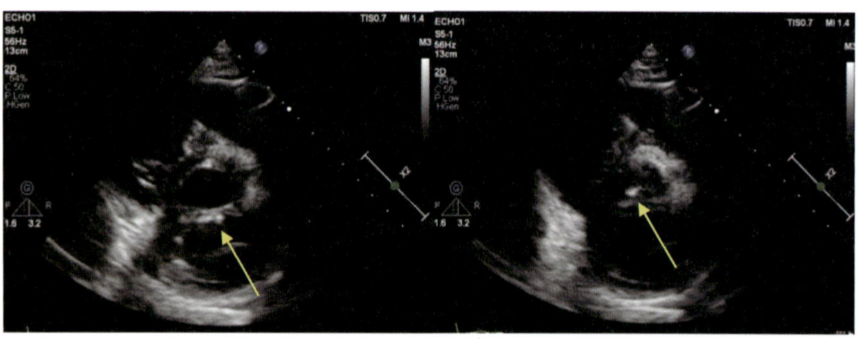

그림 2. 심장초음파상 증식증(vegetation)

3. 혈액 배양검사와 혈액검사

입원 시 혈액 및 배양검사를 시행하였고, 혈액검사 결과는 아래와 같고(표 1), 배양 검사 결과는 기다리는 중이다.

4년 전 감염심내막염 진단 당시 혈액 배양 검사에서 *메티실린내성황색포도알균(Methicillin-Resistant Staphylococcus aureus, MRSA)*이 배양되었고, 이후 2번의 감염심내막염과 발열 시 혈액검사에서 *메치실린감수성황색포도알균(Methicillin-Susceptible Staphylococcus aureus, MSSA)*, *메치실린내성코아귤라제음성포도구균(Methicillin-Resistant Coagulase Negative Staphylococci, MRCNS)*, *스트렙토코쿠스미티스(Streptococcus mitis)* 등의 다양한 균이 배양되어 같은 균 종의 재발이 아니라 재감염이 반복적으로 일어나는 양상이었다.

표 1. 혈액검사 결과

검사명	결과
WBC	8,500 /uL
Hemoglobin	9.8 g/dL
Platelet	55 X 10^3 /uL
CRP	1.16 mg/dL
BNP	3,547 pg/mL
Total bilirubin	3.5 mg/dL
AST	29 IU/L
ALT	11 IU/L
BUN	89 mg/dL
Creatinine	2.42 mg/dL

4. 과거력과 복용 약물

대상자는 감염심내막염으로 과거 3회의 인공판막치환술을 받았고, 최근 4 kg의 체중 감소가 있었고, 4개월 전과 2개월 전 발열로 내원하여 척추염을 진단받고 항생제 치료를 받은 과거력이 있다.

부신기능부전으로 스테로이드 보충을 위해 하이드로코르티손(hydrocortisone)을 오전 10 mg, 오후 5 mg 복용 중이고, 심전도상 간헐적인 심방세동 리듬과 과거 판막치환술 관련하여 항응고요법으로 와파린(warfarin)을 복용하고 있었다. 최근 장출혈로 지혈술 시행 후 와파린 복용은 중단 중이고, 비출혈 횟수가 증가하였다고 했다.

질문 3 대상자의 예상되는 진단명은 무엇인가?

감염심내막염(infective endocarditis, IE)

대상자는 과거 3번의 인공판막치환술과 반복되는 발열로 항생제 치료를 받은 과거력을 가진 감염심내막염 고위험군 환자이다. 인공판막은 감염심내막염의 주요 위험 인자이며, 대상자의 심장초음파에서 증식증(vegetation)이 확인되었고, 반복되는 발열로 듀크의 감염심내막염 진단 기준에 따라 주 기준 1개와 부 기준 2개에 합당하여 감염심내막염으로 진단하였다. 이후 혈액 배양검사 결과, 스트렙토코쿠스미티스(*Streptococcus mitis*)가 확인되어 감염심내막염으로 확진되었다.

감염심내막염의 진단은 수술을 통한 증식증 배양 검사를 통해 확진된다.

고위험군에서 발열, 전신증상이 있으면 감염심내막염을 고려해야 한다. 수술을 통해 증식증을 직접 얻어 감염심내막염을 확진할 수 있으나, 임상적으로는 임상양상, 혈액 배양검사, 심초음파 소견을 종합하여 판단하며, 듀크 진단기준(modified Duke criteria)에 따라 감염심내막염을 진단할 수 있다. 병소 판막에 따라 자연판막 심내막염(native valve endocarditis)과 인공판막 심내막염(prosthctic valve endocarditis)으로, 질병의 경과에 따라 급성과 아급성, 감염 환경에 따라 지역사회 감염과 병원내 감염으로 구분되며 이런 분류는 원인균 예측, 치료방침 결정, 예후 예측에 유용하다.

알아보기

감염심내막염(infective endocarditis)

감염심내막염은 심장판막, 심장내막 표면에 발생하는 감염을 말하며 20-30%의 사망률을 보인다. 과거에는 류마티스 판막질환 환자에서 구강내 상주균인 점액성사슬알균(*Streptococcus viridans*) 감염으로 수주에 걸쳐 심장판막을 침범하는 심내막염이 발생하고 색전증이나 동맥류 파열 등 합병증으로 진행하는 아급성(subacute) 경과 양상이었으나 최근에는 다양한 기저질환을 가진 환자에서 황색포도알균(*Staphylococcus aureus*) 감염으로 수일 만에 급격히 심부전, 패혈증, 심장 외 다발 전이 병소 등으로 진행하여 사망에 이르는 급성 경과를 보이는 경우가 많다.

- **증식증(vegetation)**

증식증은 손상된 심내막 내피세포에 미생물, 염증과 면역세포, 혈소판, 섬유소 등이 엉겨 붙은 덩어리로 감염심내막염 특유의 병변이다.

〈계속〉

비정상적인 판막 혈류나 인공물에 의해 심내막이 손상되면 손상 부분에 혈소판, 피브린의 혈전이 형성된다. 점막이나 피부가 상처, 시술 등으로 손상되면 손상 부위를 통해 점막과 피부에 상주하는 미생물이 혈액으로 침투하여 균혈증이 발생하고, 혈액의 미생물이 적절히 제거되지 않고 혈전에 부착되어 증식하면, 증식증이 형성된다(표 2).

증식증 내부에 자리잡은 미생물은 대사적으로 비활동성인데 증식증 내부는 혈관조직이 없기 때문에 면역작용이나 항균제 효과를 피하기 쉬워 항균제 치료 후 심내막염이 재발하는 원인이 된다.

표 2. 감염심내막염 진단을 위한 듀크 진단기준(modified Duke criteria)

감염심내막염 확진(definite IE)
병리기준
1) 혈액 배양검사, 증식증(vegetation), 심장 내 농양에서 미생물 확인
2) 증식증(vegetation)이나 심장 내 농양 등 활성 심내막염에 합당한 병리 소견
임상기준
1) 2개의 주 기준; 또는 2) 1개의 주 기준과 3개의 부 기준; 또는 3) 5개의 부 기준
감염심내막염의 가능성(possible IE)
1) 1개의 주 기준과 1개의 부 기준; 또는 2) 3개의 부 기준
주 기준
1) 혈액 배양 양성(두 번 이상 배양 양성)
2) 심장영상검사에서 심내막염 양성 소견
- 심장초음파: 증식증, 농양, 판막 천공/판막역류, 새롭게 발생한 인공판막의 봉합 파열
- 18F-FDG PET/CT: 인공판막 주위 활성 증가
- 심장 CT: 명백한 판막 주위 병변
부 기준
1) 기저 심장 병변이 있거나 감염심내막염 고위험군
2) 발열 (> 38℃)
3) 영상검사에서 혈관 침범 소견: 주요 동맥색전증, 색전에 의한 폐경색, 감염 동맥류, 두개내 출혈, 결막출혈, Janeway 병변 등
4) 면역반응: 사구체신염, Osler 결절, 망막출혈, 류마티스 요인(rheumatoid factor)
5) 미생물 검사 소견: 혈액 배양은 양성이나 주 기준을 충족하지 못하는 경우

- **원인 미생물**

주로 사슬알균(*Streptococcus*), 포도알균(*Staphylococcus*), 장알균(*Enterococcus*) 등이 있으며, 그 외에 HACEK균(*Haemophilus spp.*, *Aggregatibacter spp.*, *Cardiobacterium hominis*, *Eikenella corrodens*, *Kingella spp.*), 그람음성 막대균(*Gram-Negative Bacillus*), 진균 등이 원인균이다. 정확한 원인 미생물 진단은 올바른 항균제 선택에 필수적이며 치료 성공과 환자 생존에 중대한 영향을 미친다.

〈계속〉

감염심내막염 환자의 5-15%는 혈액 배양 결과가 음성일 수 있는데, 이는 혈액 배양 이전에 짧은 기간 동안 항균제를 사용했거나 원인균 배양이 어려운 미생물인 경우이다. 이 때에는 며칠간 항생제 투여를 중단한 후 혈액 배양을 재시행하거나 혈청학 측정(serology assays), 중합효소사슬반응(polymerase chain reaction, PCR)검사 등을 할 수 있다.

- **임상양상**

발열이 주 증상이고, 대부분의 증상이 광범위하며 비특이적이다. 균혈증에 의한 전신증상으로 오한, 호흡곤란, 식욕부진, 빈맥 등이 발생하며, 침범 장기와 중증도에 따라 두통, 복통, 객혈, 뇌졸중 등이 나타날 수 있다.

감염심내막염에 걸린 환자는 균에 의한 판막 손상으로 인해 각 차단, 방실 차단과 같은 부정맥과 함께 심부전 증상을 보이며 급격히 진행되기 때문에 대부분의 환자에서 판막 수술이 요구된다. 또한 혈전이 혈류를 통해 전신으로 타고 들어가 패혈성 색전증이 발생하여 Janeway 병변(손, 발바닥의 무통성 병변, 그림 3), 면역 반응에 의한 Osler 결절(손, 발가락의 압통 결절, 그림 4), 피부와 점막의 점상출혈, 망막출혈(Roth spot) 등이 나타날 수 있다. 신경계 증상으로는 뇌졸중, 감염성 동맥류, 감염성 파열에 의한 급성 뇌출혈이 있으며, 신부전, 척추 골수염, 빈혈 증상을 보인다.

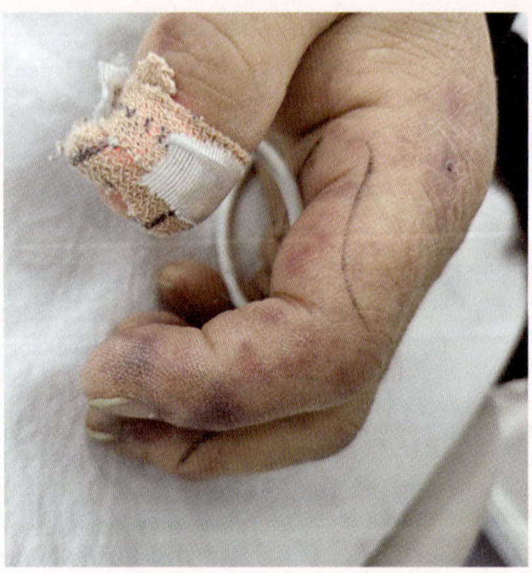

그림 3. Janeway 병변

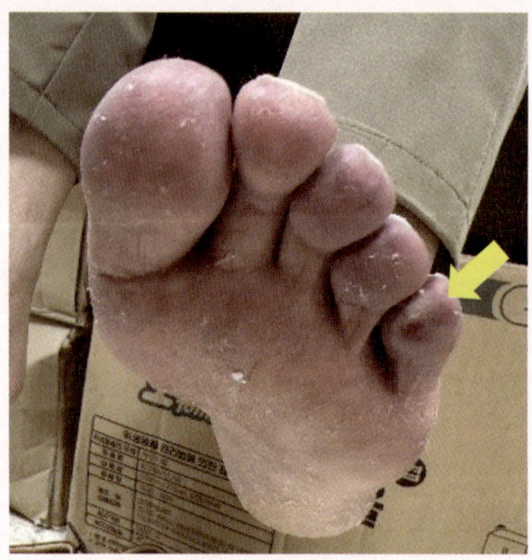

그림 4. Osler 결절

질문 4 어떤 우선순위로 문제를 해결하겠는가?

1. 항생제 치료
2. 산소 적용
3. 강심제와 이뇨제 투여
4. 수술적 치료

질문 5 어떤 절차와 방법에 따라 문제를 해결하겠는가?

1. 항생제 치료

감염심내막염에서 항균제 선택은 혈액 배양과 감수성 결과에 근거하여 이루어져야 하고, 살균 효과가 있는 약제를 선택하여 장기간(4-6주 이상), 고용량, 정맥으로 투여함이 원칙이다.

입원 후 시행한 혈액 배양 검체에서 스트렙토코쿠스미티스(*Streptococcus mitis*)가 배양되어 페니실린계 항생제인 암피실린(ampicillin) 정맥 투여를 시작하였다. 용량은 환자의 크레아티닌 수치에 따라 조절하였고, 항생제 치료 중 발진, 발열 등의 약물 부작용이 발생하지 않는지 모니터하였다. 입원 기간 동안 주기적으로 반복적인 혈액 배양검사를 실시하여 균 배양이 지속되는지 여부를 확인하였다. 수술실에서의 증식증 배양검사 결과에 따라 항생제는 변경될 수 있다.

2. 산소 적용

대기 산소 중에도 산소포화도가 94% 이상 유지되었지만 대상자는 호흡곤란이 있었고, 부속근을 사용하여 호흡하므로, 부담을 줄여주기 위해 고유량 비강캐뉼라요법(high flow nasal cannula, HFNC)을 통해 흡입 산소 농도 50%, 유량 40 L/min을 적용하였다. 대상자는 감염심내막염의 정밀 진단을 위해 경식도 심장초음파를 시행할 예정이었고, 이 검사는 좌측으로 누운 상태에서 초음파 탐촉자(probe)를 식도 내로 삽입하여 행하는 검사로 탐촉자 삽입으로 인해 검사 중 대상자의 호흡곤란이 증가할 수 있다. 따라서 검사 시 그리고 이후 대상자의 산소포화도를 모니터하며 악화 여부를 관찰하였다.

3. 강심제와 이뇨제 투여

경흉부 심장초음파 결과 대상자의 심박출률은 58%로 정상 범위에 있었다. 그러나 진행된 승모판막 역류(mitral regurgitation)로 인해 사지 부종과 폐부종이 있어 수축력 증가와 혈관확장 작용이 있는 도부타민(dobutamine) 주입을 의료진과 상의하였다. 그리고 흉부 X-ray상 폐 오른쪽 하부에 흉막삼출액이 있었고, 폐 전엽에 폐부종이 진행되고 있음에도 신기능 감소로 소변량이 충분하지 않아 이뇨제 투여를 통해 배설량을 증가시켰다.

흉부 X-ray상 우하엽의 흉막삼출액 배액을 위해 경피적 카테터 배액술(percutaneous catheter drainage, PCD)을 계획하였으나 호흡곤란 악화와 고유량 비강캐뉼라를 통한 산소요법 적용 등 이동 검사에는 제한이 있을 것으로 판단하여 담당의와 상의 후 이뇨제 투여로 적극적인 배설량 증가를 먼저 시도하기로 하고 고리 이뇨제인 푸로세마이드(furosemide) 정맥 지속 주입을 시작하였다.

4. 수술적 치료

수술치료의 목적은 감염 병변을 완전히 제거하고 판막성형술이나 치환술 등으로 심장 조직을 재건하는 것이다. 감염심내막염의 수술 적응증은 심부전, 색전 고위험군, 항균제 치료로 조절되지 않는 감염의 경우이다.

수술 적응증에 해당하면 대부분 항균제 치료를 시작한 후 1-2주 내에 시행한다. 그러나 심한 판막 손상으로 급성 심부전이 발생하면 응급 수술이 필요하다.

사례

대상자는 심장초음파 결과 승모판막에서 증식증이 확인되었고, 입원 후 시행한 혈액 배양검사에서 스트렙토코쿠스미티스(*Streptococcus mitis*)가 배양되어 항생제 치료를 시작하였다. 감염심내막염으로 인한 신경계 합병증은 20-40%에서 발생하며 색전에 의한 경련, 뇌졸중, 감염 동맥류(mycotic aneurysm) 파열에 의한 급성 뇌출혈이 있다. 대상자는 감염심내막염으로 인한 승모판막 역류가 심했고, 신경학적 합병증 발생 위험이 크다고 판단하여 응급 수술을 진행하였다. 대상자는 조직판막을 이용하여 대동맥판막과 승모판막치환술을 하였고 삼첨판막성형술을 함께 시행하였다. 수술장 소견에서 조직판막(tissue valve)에 농양은 존재하지 않았고, 감염으로 의심되었던 부분은 치료된 상태로 보였다(그림 5). 감염심내막염 확진을 위해 제거된 인공 승모판막의 조직 배양검사를 함께 시행하였다.

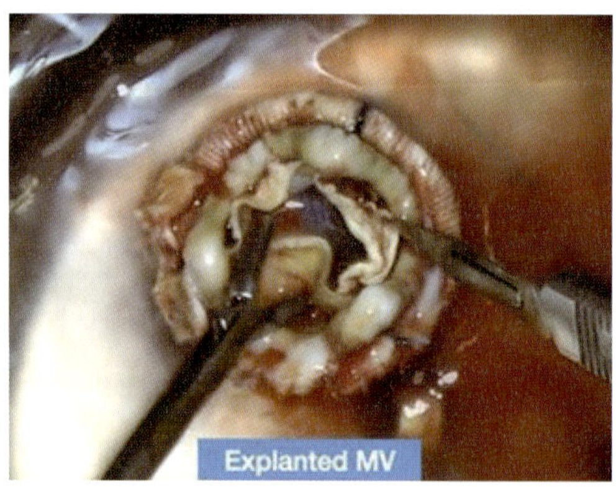

그림 5. Explanted mitral valve

질문 6 대상자에게 필요한 F/U 계획은 무엇인가?

1. 수술 후 배양검사 결과 확인 및 심장초음파 결과 확인

감염심내막염의 확진을 위해 증식증(vegetation)에서 검체를 채취하여 배양검사를 시행하고 균 확인 후 감수성에 따른 항생제 치료를 한다. 판막치환술 후 심장 기능이 수술 전과 비교하여 회복되었는지 여부를 확인하고, 판막 기능의 정상 작동 여부를 확인하기 위해 수술 후 경흉부 심장초음파를 재시행해야 한다.

대상자는 수술장에서 인공판막의 조직 배양검사에서 균은 배양되지 않았다.

사례

수술 후 경흉부 심장초음파 결과

1. Normal LV systolic function without regional wall motion abnormality.
   Enlarged RV dimension with mildly decreased RV contractility.
2. Mitral valve:
   Prosthetic tissue valve in situ, no evidence of dehiscence or paravalvular leakage.
   Transmitral pressure gradient는 35/10 mmHg로 확인되나 anemia 또는 volume overload로 overestimation되었을 것으로 보임
3. Aortic valve:
   Prosthetic valve in situ, no evidence of dehiscence or paravalvular leakage.
   Transaortic valve Vmax 3.1 m/s, PG 38/20 mmHg로 측정되고
   EOA by continuity equation 1.36 cm^2 (indexed EOA 0.73 cm^2/m^2)
4. Tricuspid valve:
   S/P TAP (Tri-AD 26 mm) mild TR (+1)
   IVC 25 mm로 dilatation 되어 있어 mild resting pulmonary hypertension 소견임

수술 중 균 배양검사 결과

승모판막 조직 검체 균 배양검사 결과: 7일 동안 음성

2. 감염심내막염 재발 예방교육

균 배양 감수성 검사 결과에 따라 항균제 치료를 하고, 감염원을 차단하기 위해 불필요한 카테터와 유치 도뇨관을 제거한다. 퇴원 후에도 감염심내막염의 재발을 막기 위해 구강과 치아 병변, 피부 상처에 대한 철저한 치료와 관리가 필요함을 대상자와 보호자에게 교육하였고, 치과 치료를 받기 전이나 소화기계, 호흡기계 관련 침습적 검사 혹은 시술을 할 때 예방적 항생제 치료를 받아야 한다는 사실을 교육하여 필요시 담당 의사와 상의할 수 있도록 하였다.

전문간호사의 역할

대상자의 발열과 호흡곤란의 원인을 두 차례의 감염심내막염 과거력, 심부전 증상, 판막부전의 관점에서 사정하고 감염심내막염으로 임상적 추론을 함으로써 치료를 위한 임상적 의사결정을 하고 대상자에게 나타날 수 있는 합병증을 대비하는 등 임상실무 전문가의 역할을 수행하였다. 심부전으로 인한 호흡곤란 환자에서 경식도 심장초음파 시행 시 호흡곤란이 악화될 수 있음을 고려하고, 산소포화도와 의식 수준 변화를 모니터하며 응급상황을 대비함으로써 전문가적 간호실무를 제공하였다. 대상자의 사지 부종, 판막 부전, 흉부 X-ray상 우하엽 흉막삼출액, 폐부종 등을 근거로 대상자의 증상 악화를 막기 위해서는 체액 제거와 강심제 투여가 필요하다는 임상적 의사결정을 하였다. 경피적 카테터 배액술을 위한 이동검사가 예정이었으나 환자의 임상 상태를 고려하였을 때 위험성이 클 것으로 판단하여 담당의와 의사소통하여 검사를 조정함으로써 조정자로서 역할을 수행하였다. 감염심내막염의 합병증 중 하나로 색전증으로 인한 뇌졸중 발생 위험을 인지하고 담당간호사에게 의식 수준 변화를 지속적으로 확인해야 함을 교육하였다. 또한 수술 후 대상자와 보호자에게 감염심내막염 재발 방지를 위해 추적검사와 침습적 시술 전 예방적 항생제 투여 필요성을 담당 의료진과 상의해야 함을 교육하며 교육자의 역할을 수행하였다.

요약

대상자는 과거 감염심내막염으로 인공판막치환술을 3번 받은 환자로 지속되는 발열과 호흡곤란으로 반복된 입원 치료를 받았다. 최근 척추염으로 항생제 치료를 받았으나 사지 부종, 발열이 호전되지 않았고, 경흉부 심장초음파 검사 결과 감염심내막염이 의심되어 경식도 심장초음파 시행을 위해 중환자실에 입원하였다.

입원 후 혈액 배양검사를 시행하고 항생제 치료를 바로 시작하였고, 정확한 진단을 위한 경식도 심장초음파를 계획하였다. 흉부 X-ray상 우하엽에 흉막삼출액과 호흡곤란 증상으로 고유량 비강캐뉼라를 통한 산소요법을 적용하였고, 판막부전으로 인한 폐부종과 흉막삼출액, 사지 부종이 있어 이뇨제를 지속 주입하였다. 심장초음파 결과 판막부전으로 인한 심부전 증상을 보이므로 심장의 부담을 줄여주기 위해 도부타민 지속 주입을 시작하였다. 임상증상과 검사 결과에 근거하여 감염심내막염으로 인한 판막부전으로 진단하고, 수술적 치료를 받았다.

판막치환술 후 심장 기능과 판막 기능을 확인하기 위해 경흉부 심장초음파를 시행했고, 검사 결과 심장 기능은 회복했고, 판막 기능도 정상임을 확인하였다. 수술실에서 채취한 조직 검사 결과 균은 배양되지 않았고, 환자는 회복하여 정맥 카테터, 유치 도뇨관 등 불필요한 카테터 제거 후 퇴원하였다. 퇴원 시 감염심내막염 재발을 예방하기 위해 심장초음파 추적 검사가 주기적으로 필요함을 교육하였고, 이후 치과 치료와 같은 침습적 시술을 받을 때 예방적 항생제 사용을 의료진과 상의해야 함을 보호자와 대상자에게 교육하였다.

사례로부터 배울 점

- 감염심내막염의 병태생리를 이해하고, 과거 인공판막치환술을 시행 받은 환자에서 발열과 심부전 증상이 발생했을 때 감염심내막염 고위험군으로 인지하고 진단 검사를 시행해야 한다.
- 판막부전과 관련된 심부전 증상 사정 후 증상의 악화를 막기 위해 수술적 치료 외에도 약물직 치료를 고려해야 한다. 심장의 부담을 줄여주기 위해 심부전 약물을 투여할 수 있으며, 체액 과다 시 증상이 악화될 수 있으므로 체액 과다를 조절해야 한다.
- 감염심내막염에서 혈전 색전증의 위험이 있으므로 뇌졸중으로 인한 대상자의 의식 수준 변화 발생 여부를 모니터한다.
- 대상자와 보호자에게 감염심내막염의 고위험군임을 인지시키고, 감염심내막염의 재발을 예방하기 위해 침습적 시술 전 예방적 항생제 치료, 감염원 제거 등 필요한 교육을 한다.

참고문헌

- 김기식. 감염성심내막염에서 심초음파도의 역할. Korean Circulation Journal. 1998;28(9):1644-9.
- 이혁, 문영수, 윤상구, 김민환, 배원기, 김경아, 외. 경식도 심초음파검사 후 발생한 식도협착 1예. Clnical Endoscopy. 2009;39(1):30-3.
- 전두수. 심장학. 도서출판 대한의학; 2022.
- 중환자전문간호교육과정협의회. 순환·호흡기계 중환자간호. 군자출판사; 2007.
- Murphy DJ, Din M, Hage FG, Reyes E. Guidelines in review: Comparison of ESC and AHA guidance for the diagnosis and management of infective endocarditis in adults. Journal of Nuclear Cardiology. 2019;26:303-8.
- Pettersson GB, Hussain ST. Current AATS guidelines on surgical treatment of infective endocarditis. Ann Cardiothorac Surg. 2019; 8(6):630-44.
- Tsai CC, Lai CC. Osler nodule and Janeway lesion—signs of infective endocarditis. QJM: An International Journal of Medicine. 2015;109(1):61-2.

13

상대정맥증후군

학습 목표

환자의 주 호소를 토대로 적절한 병력청취와 감별진단을 하기 위한 검사를 알고, 대상자의 특성에 맞춘 간호계획을 수립할 수 있다. 구체적인 목표는 다음과 같다.

❶ 환자의 주요 증상과 징후를 체계적으로 사정하고 적절한 정보를 얻을 수 있다.
❷ 상대정맥증후군 감별을 위한 진단검사의 결과를 분석하고 해석할 수 있다.
❸ 상대정맥증후군에 필요한 간호중재를 수행하고 예방을 포함한 간호계획을 수립할 수 있다.

사례

63세 남자 환자는 비소세포폐암(non-small cell lung cancer, NSCLC), 편평세포암종(squamous cell carcinoma, SqCC)을 진단받고 우측 폐이엽절제(bilobectomy) 수술 후, 동시화학방사선조사(concurrent chemoradiation)를 받았다. 이후 질병이 없는 상태(no evidence of disease, NED)로 추적 관찰하며 지내던 중 1년 전 양전자방출 컴퓨터단층촬영(PET-CT)상 재발(recurrence) 소견으로 현재 2차 고식적 항암화학요법(palliative chemotherapy) 2주기를 시행받았다. 최근 목, 얼굴의 부종을 동반한 호흡곤란(dyspnea)을 주 호소(chief complaint)로 응급실에 방문하였다. 대상자는 2주 전부터 목, 가슴 중앙이 빨개지고 목부터 얼굴까지 부종이 서서히 진행되었으며, 기침 및 호흡곤란이 있다고 호소하였다. 주로 밤부터 새벽 사이에 얼굴 부종과 호흡곤란이 악화되어 누워서 잠들기 힘들다고 하였고, 낮 동안에는 부종이 다소 가라앉으면서 증상도 호전된다고 진술하였다.

질문 1 대상자에게 있어 가장 중요한 문제는 무엇인가?

호흡곤란

현재 대상자에게 가장 중요한 문제는 호흡곤란이다. 목, 얼굴, 팔, 상지의 부종으로 경부 정맥의 팽창이 보였고, 피부 정맥의 확장으로 피부가 붉어졌으며, 주로 밤 동안과 똑바로 누웠을 때 악화되는 호흡곤란/낮 동안과 앉은 자세에서 호전되는 증상은 상대정맥(superior vena cava, SVC) 압박에 따른 정맥혈 울혈과 관련이 있다. 심한 울혈은 상대정맥 주변 정상 구조를 압박하게 되고, 기도 폐쇄로 호흡곤란이 생기게 된다. 기도 폐쇄로 인한 호흡곤란은 종양응급상황으로 진단을 위한 추가적인 검사와 처치가 빠르게 시행되어야 한다.

질문 2 대상자의 문제를 해결하기 위해 어떤 정보가 필요한가?

진단을 위한 영상 검사결과

과거 우측 폐이엽절제술을 받은 대상자의 흉부 X-ray에서는 상대정맥압박에서 보이는 특징적인 종격동 상부의 확장 소견을 감별하기는 어려움이 있었으나 흉부컴퓨터단층촬영(chest CT)에서 저명한 상대정맥압박과 좁아진 기도를 확인할 수 있다. 또한 이전 CT에 없던 종양 혈전(thrombus)이 우측 폐동맥에 새롭게 발생되어 추후 합병증이 발생하지 않도록 정기적인 추적관찰이 필요하다.

사례

환자의 흉부 X-ray(그림 1)와 흉부 CT검사 소견이다(그림 2).

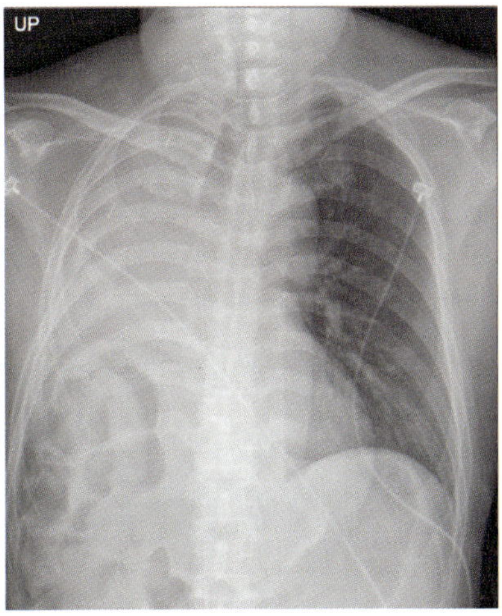

그림 1. 흉부 X-ray

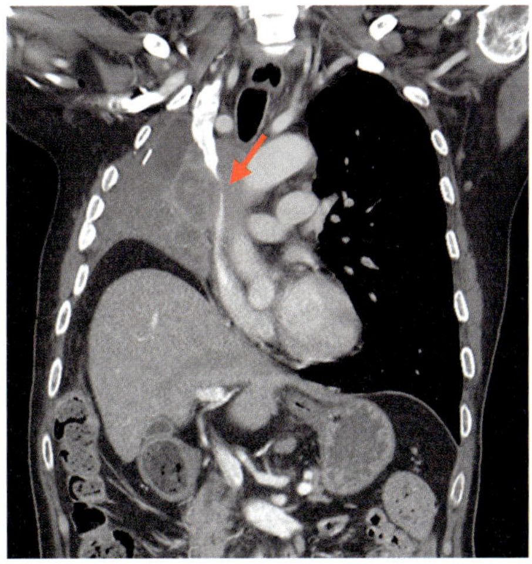

그림 2. 흉부 CT

Increased size of the large masses mixed with peripheral collapse and consolidation and increased tumor invasion with metastatic lymph nodes in right side of mediastinum and right hilum.

- New tumor thormbus in the ritght main pulmonary artery.
- SVC/right pulmonary artery/vein invasion, More prominent severe narrowing of SVC.

알아보기

진단검사

증상의 심각도에 따라 진단절차는 달라지며, 이미 악성종양으로 진단된 경우 원인을 찾기 위해 많은 검사를 할 필요는 없지만, 아직 원인을 모르고, 응급상황이 아니라면 치료방침을 결정하기 위해서 기관지내시경이나 조직검사 등을 시행하여 반드시 정확한 진단을 해야 한다.

1. chest X-ray: 종격동 상부의 확장(widening) 소견을 볼 수 있으며, 병변은 주로 오른쪽에 생기는 경우가 많고, 1/4 정도에서 흉수를 동반한다.
2. CT: 폐색의 위치와 정도 파악이 가능하며, 특히 종격동 구조를 포함한 상대정맥증후군 진단에 가장 유용한 진단방법이다.
3. MRI: 소요 시간이 길며, 호흡조절이 중요한 검사로(15초 내외로 호흡을 참는 검사를 여러 번 반복 시행함) 견딜 수 없는 호흡곤란이 있는 환자에게는 시행하기 어려워 CT보다 유용하지 않다.
4. 기타: 기관지내시경(broncoscopy, BFS), 경피적 중심부바늘생검(percutaneous core needle biopsy), 종격동내시경술(mediastinoscopy) 등이 있다.

질문 3 대상자의 예상되는 진단명은 무엇인가?

상대정맥증후군(superior vena cava syndrome, SVC syndrome)

알아보기

상대정맥증후군의 원인과 치료

상대정맥증후군은 90% 이상이 악성종양이 원인이 되며, 주로 폐암의 소세포폐암과 편평상피세포암에서 가장 흔하고, 비호지킨 림프종에서 잘 발생하며 이외에 유방암, 생식세포암 등 전이를 동반한 암에서 호발한다. 상대정맥이 압박되어 폐쇄되면 상대정맥을 통해 우심방으로 가는 혈류가 차단되면서 두경부와 상지로부터 돌아오는 정맥혈의 양이 줄어들게 되면서 목, 팔, 얼굴에 울혈을 일으켜 정맥이 확장되어 부종이 나타나게 된다. 증상이 점차 악화되어 기도폐쇄가 발생하게 되면, 기침 및 호흡곤란이 발생한다(그림 3). 심한 호흡곤란은 응급상황으로 빠른 처치가 필요하다. 악성종양에 의한 상대정맥증후군의 경우, 일반적으로 방사선치료 및 항암화학요법이 표준 치료로 알려져 있다. 그러나 증상이 급격히 악화되거나, 기도 폐색과 같은 응급상황이 빌생한 경우, 혹은 방사선 치료나 항암화학요법의 효과를 기다리는 동안 또는 방사선치료 후 증상이 재발한 경우에는, 혈관 내 확장형 스텐트 삽입술이 시행될 수 있다. 혈관 내 확장형 스텐트는 방사선치료만큼 효과적이며, 빠른 증상 완화에 도움이 된다. 이외에도 수술적 치료가 고려되기도 한다.

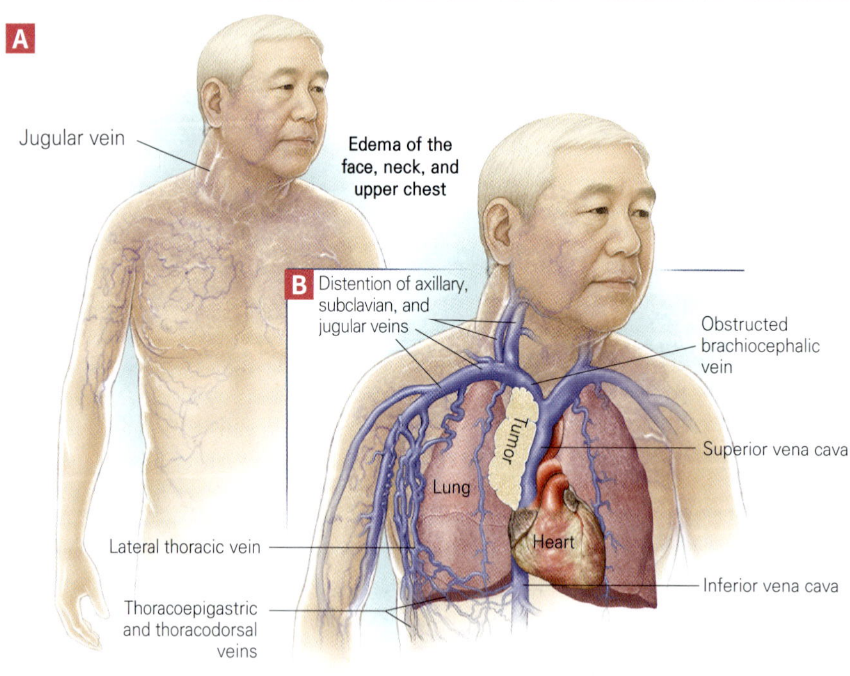

그림 3. 상대정맥증후군

질문 4 어떤 우선순위로 문제를 해결하겠는가?

1. 증상완화를 위한 중재
2. 혈관 내 확장형 스텐트 시행
3. 합병증 관리(시술 후 교육 포함)

질문 5 어떤 절차와 방법에 따라 문제를 해결하겠는가?

1. 증상완화를 위한 중재

대상자는 자세변경(누웠을 때)할 때 더 심한 호흡곤란을 호소하여 보존적 치료를 위해 침상 안정과 함께 상체를 올려주어 호흡 시 편안한 자세를 취하도록 하고, 산소를 공급하였다. 또한 울혈의 악화를 방지하기 위해 상지의 정맥로 확보를 피하고, 상지에 압력이 가해지지 않도록 양팔을 보호(both arm save)하였다. 부종 완화를 위한 목적으로 스테로이드 투여 여부를 확인하였다. 스테로이드는 기도 폐색 등의 응급상황에서 가능한 빠르게 투여되어야 한다. 부하용량(loading dose) 덱사메타손(dexamethasone) 10 mg 1회 정맥투여한 후 유지용량(maintenance dose) 5 mg을 6시간마다 정맥투여한다. 추후 증상 호전 정도에 따라 점차 용량을 감량하면서 중단해야 한다. 이외에도 염분을 제한한 식이요법과 퓨로세마이드(furosemide) 10–40 mg을 정맥 투여하여 부종을 완화시킨다.

2. 혈관 내 확장형 스텐트 시행

대상자의 경우 과거 폐에 방사선치료를 시행 받은 이력이 있어 추가적인 방사선치료보다는 항암화학요법이나 혈관 내 확장형 스텐트 삽입술이 우선적으로 치료 계획에 포함되었다. 대상자의 Eastern Cooperative Oncology Group Performance Status (ECOG PS)는 3등급으로 항암화학요법을 즉시 시작하기에는 전반적인 전신상태가 불량하였고, 이미 2차 항암화학요법을 시행하였음에도 질병이 진행(progression disease, PD)한 상태로서, 종양에 의한 상대정맥압박과 기관지 좁아짐(narrowing)이 악화되어 기도가 폐쇄되는 응급상황이 발생될 가능성이 있다고 판단하여, 혈관 내 확장형 스텐트 삽입을 시행하기로 하였다.

혈관 내 확장형 스텐트 삽입은 혈관조영술(angiography)로 영상을 확보하여 좁아진 혈관에 풍선확장술이나 스텐트를 삽입하는 시술이다. 상대정맥 길이는 평균 7 cm로 혈관조영술을 통한 영상에서 대상자의 상대정맥 일부가 심하게 협착되어 그 부위의 음영결손을 확인할 수 있다(그림 4). 스텐트 삽입 후에는 원활한 상대정맥 혈류상태를 확인할 수 있다(그림 5A, 5B).

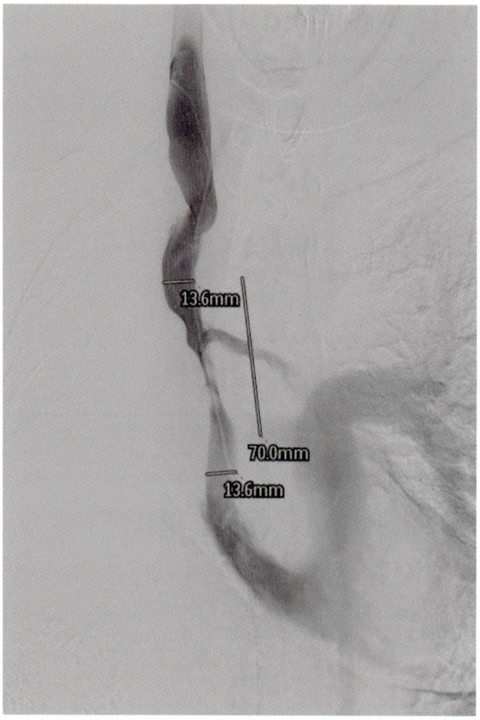

그림 4. 상대정맥의 심한 협착

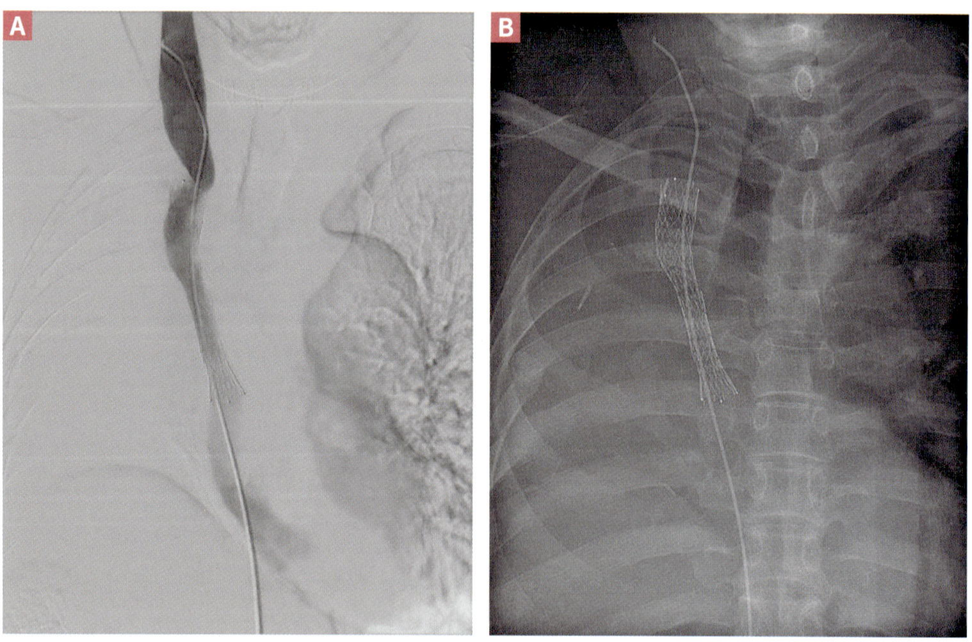

그림 5. (A) 스텐트 삽입 후 상대정맥 혈류의 양호한 상태, (B) 스텐트 삽입된 상태

알아보기

암환자의 기능상태 평가

암환자의 기능상태는 ECOG PS로 평가하고 0-2등급인 경우 항암치료가 가능한 수준이다(표 1).

표 1. ECOG PS (Eastern Cooperative Oncology Group Performance Status)

0	모든 활동 가능, 제한 없이 정상 활동 가능(증상이 없는 경우)
1	신체적으로 격려한 활동은 제한, 보행가능, 가벼운 일 가능
2	자신을 돌보는 모든 일은 가능, 일하는 시간이 50% 이상
3	제한적인 자가 간호 가능, 50% 이상의 시간을 누워있거나 앉아서 지냄
4	완전히 무력, 자가 간호가 전혀 안됨. 전적으로 침대나 의자에 누워 지냄
5	사망

3. 합병증 관리(시술 후 교육)

혈관 내 스텐트 삽입 후 합병증으로 혈관내 스텐트 이동(migration)과 스텐트 내부로 종양 침범(invasion) 및 혈전(thrombus)으로 인한 재협착이 발생할 수 있다. 특히 혈전의 발생 위험이 일반적으로 높지는 않으나, 혈관 내 스텐트 자체가 섬유소 및 혈소판의 응집을 유도하여 혈전 형성을 초래할 수 있다. 또한, 상대정맥증후군이 진단될 당시 이미 혈전이 동반되어 있는 경우에는 스텐트 내 혈전 발생 위험이 더욱 높아지는 것으로 보고되고 있다. 다만 혈관 내 스텐트 삽입 후 항혈소판제 또는 항응고 투약이 반드시 일반적이지 않기 때문에 정기적인 추적검사를 통해 주기에 문제를 발견하는 것이 중요하다. 대상자의 경우 이미 상대정맥증후군 진단 당시 우측 폐동맥에 종양 혈전이 있어 혈전으로 인한 상대정맥증후군 재발과 합병증 발생 위험에 노출되어 있으므로 대상자와 가족에게 예측되는 증상과 대처방법에 대해 교육한 후 필요시 연락할 수 있는 연락처를 제공하고 지지하였다.

질문 6 대상자에게 필요한 F/U 계획은 무엇인가?

1. 혈관 내 스텐트 위치 정기적인 모니터링

대상자가 시행받은 혈관 내 스텐트는 흉부 X-ray 영상으로 쉽게 확인할 수 있으며, 스텐트 이동 여부를 파악할 수 있다.

2. 폐색전증 모니터링

1) D-dimer 검사: 결과치가 정상치(0-0.5 ug/mL) 이상으로 상승되는지 확인한다. 간질환, 염증, 악성종양, 임신, 외상 및 최근 수술을 받은 경우도 상승할 수 있으므로 해석에 유의한다.

** D-dimer 검사는 혈전 형성과 관련된 섬유소 분해 생성물(fibrin degradation product) 중 하나인 D-dimer의 혈중 농도를 측정하는 검사이다. 양성 결과만으로 혈전증 확진은 불가하여 영상검사(CT, 초음파 등)가 필요하다.

2) 흉부 CT 검사: 스텐트 내부 혈전 또는 종양침범으로 인한 재협착 판단 및 폐색전증 여부를 확인할 수 있다.

3. 계획된 항암화학요법

혈관 내 스텐트 삽입은 상대정맥압박으로 인한 대상자의 신속한 증상완화를 위한 치료이므로 근본적인 원인인 악성종양을 해결하기 위한 항암화학요법이 고려되어야 한다.

전문간호사의 역할

암 환자의 응급상황은 적절한 치료가 신속하게 이루어지지 않을 경우 환자에게 영구적 장애나 사망을 초래할 수 있다. 따라서 전문간호사는 각 부위별 종양에 대한 특징을 이해하고 증상에 따라 세심하게 환자를 사정하여, 증상에 맞는 중재 및 간호가 시행될 수 있도록 종양응급상황에 대한 전문지식을 갖추어 전문성을 유지해야 한다.

전문간호사는 폐암 환자의 증상을 주의 깊게 관찰하고 파악하여 종양에 의한 정상구조 압박이나 폐색으로 인한 응급상황을 빠르게 판단하고, 호흡곤란의 원인을 감별한 후 적절한 검사와 치료가 이루어질 수 있도록 상급실무전문가로서 역할을 수행하였다.

이는 대상자의 증상 완화와 전신상태 회복에 도움을 주었고, 대상자와 가족에게 다음 단계 암치료를 위한 관리법과 치료에 대한 정보를 제공하고 교육함으로써 교육자 및 상담가로서의 역할도 수행하였다.

요약

63세 남자 환자는 재발한 편평상피세포 비소세포폐암으로 목, 얼굴, 상지의 부종과 눕는 자세가 유지되지 않을 정도의 가슴답답함과 호흡곤란을 호소하며 응급실에 방문하였다. 재발소견으로 2차 항암화학요법 치료 중이었으나 종양이 치료에 반응하지 않았고, CT상 호흡곤란을 유발할 정도의 기관지 협착을 보여 급박한 치료가 요구되는 것으로 판단하고 혈관 내 스텐트 삽입이 결정되었다. 시술을 기다리는 동안 환자의 부종을 완화하여 압박으로 인한 상지 혈류를 개선하기 위해 편안한 자세(반좌위 또는 좌위)를 취하도록 하였고, 양팔을 보호하고, 덱사메타손을 투여하였다. 좁아진 기관지 협착으로 발생한 호흡곤란을 완화하기 위해 산소를 적용하는 등 대상자의 심리적 안정을 도모하였다.

혈관 내 스텐트 삽입을 시행하였으며, 시술 이후 목, 얼굴, 상지의 부종 경감, 호흡곤란 완화 등 증상이 빠르게 호전되어 덱사메타손을 점차 감량하면서 중단하였고, 산소 없이도 편안하게 호흡할 수 있게 되었다. 혈관 내 스텐트 삽입 후 급성 합병증으로 발생할 수 있는 출혈, 혈전, 감염, 스텐트 이동을 시사하는 증상은 발생하지 않았으나, 대상자와 가족에게 나타날 수 있는 합병증과, 대처 방법에 대해 교육하고, 응급상황 시에는 신속하게 병원으로 방문할 수 있도록 안내하였다. 또한 악성종양의 근본적인 치료가 상대정맥증후군 재발을 막을 수 있기 때문에 추후 항암화학요법 시행 가능성에 대해 설명하고 전신상태 호전을 위해 지지하고 격려 후 종양내과 외래 일정을 확인하였다.

사례로부터 배울 점

- 폐암 환자에게 호흡곤란은 다양한 원인에 의해 나타나는 증상으로 질병에 대한 폭 넓은 이해가 요구된다. 폐암 환자의 절반 이상이 호흡곤란을 경험하게 되는데, 호흡곤란의 원인을 감별하는 것은 증상완화뿐만 아니라 치료를 위해 매우 중요하다.
- 이 사례에서 대상자의 호흡곤란은 상대정맥압박으로 인한 기관지 폐쇄가 직접적인 원인이었지만 상대정맥증후군을 제외한 상황에서 호흡곤란을 유발할 수 있는 원인에는 어떠한 것이 있는지를 생각해 볼 필요가 있다. 대상자의 치료 이력(수술과 방사선치료)은 폐기능과 연관이 있다. 또한, 항암화학요법에도 불구하고 원발암인 폐암의 진행으로 인해 커진 종양이 폐기능 상실을 가져오게 되는데 이 또한 호흡곤란의 원인으로 생각해 볼 수 있다.

- 이외에도 흉부 구조(thoracic structures)에서 발생할 수 있는 여러 가지 질병의 상태가 호흡곤란의 원인이 될 수 있다. 폐렴, 폐색전, 악성 흉수, 폐농양, 폐부종, 심낭삼출액, 심장압전 등이 있으며, 빈혈도 호흡곤란의 원인이 된다.

참고문헌

- 대한내과학회. 내과전공의를 위한 진료지침. 제2판. 대한내과학회; 2007.
- 대한인터벤션영상의학회. 인터벤션 영상의학(Interventional radiology). 제2판. 일조각; 2014.
- 대한종양외과학회. 임상종양학. 제2판. 바이오메디북; 2020.
- 박재갑, 방영주, 하성환. 종양학. 개정판. 일조각; 2012.
- 서울아산병원 내과학교실. 서울아산병원내과매뉴얼. 신원의학서적; 2018.
- 한국전문간호사협회. 전문간호사와함께하는 임상추론:실무 사례중심으로. 군자출판사; 2024.
- Lee SH, Shim CW, Chi HS, Lee HI, Choi DI, Kim HT, et al. Intractable in Stent Thrombosis in Malignant Superior Vena Cava Syndrome. Keimyun Med J. 2016;35(1):73-8.

14

지주막하출혈 발생으로 인한 스트레스성 심근병증

학습 목표

환자의 주 호소를 토대로 적절한 병력청취와 감별진단을 하기 위한 검사를 알고, 대상자의 특성에 맞춘 간호계획을 수립할 수 있다. 구체적인 목표는 다음과 같다.

1. 지주막하출혈에 의한 저혈압, 호흡곤란 증상을 정확하게 평가하고 간호문제를 식별할 수 있다.
2. 스트레스성 심근병증 발생 및 관련 증상을 파악할 수 있다.
3. 스트레스성 심근병증을 진단하기 위한 진단적 검사와 결과를 해석할 수 있다.
4. 스트레스성 심근병증에 필요한 간호중재를 수행하고 지주막하 출혈의 합병증 예방을 포함한 간호계획을 수립할 수 있다.

사례

40세 여자 환자는 11월 4일 후두부 통증 호소 후 의식소실이 발생하여 응급실 내원한 환자로 후소뇌동맥류(posterior inferior cerebellar artery aneurysm) 파열에 의한 지주막하출혈(subarachnoid hemorrhage, SAH)을 진단받고 응급 수술 후 신경계 중환자실로 입원하였다. 11월 5일 활력징후는 혈압 70/59 mmHg, 맥박 109회/분, 호흡 24회/분, 체온 37°C, 산소포화도 88%로 측정되었다. 환자는 두통, 호흡곤란을 호소하고 있었다.

질문 1 대상자에게 있어 가장 중요한 문제는 무엇인가?

지주막하출혈 환자에서 두통, 호흡곤란, 혈압 저하

대상자는 지주막하출혈 이후 뇌부종, 뇌혈관 연축(spasm), 수두증 등 합병증으로 뇌압 상승이 우려되는 상태이며, 이차적인 뇌 손상을 예방하기 위해 유도적으로 혈압을 상승시켜 적절한 뇌관류압을 유지할 필요가 있다. 그러나 호흡곤란이 동반된 저산소증과 승압제 사용에도 회복되지 않는 저혈압은 신경학적 증상의 악화를 초래할 수 있다.

질문 2 대상자의 문제를 해결하기 위해 어떤 정보가 필요한가?

1. 신경학적 사정(neurologic assessment)

의식 혼미 상태로 응급실 내원했던 환자는 파열성 뇌동맥류로 인한 지주막하출혈을 진단받고 응급 수술 후 신경계 중환자실로 입원하였다. 수술 후 뇌단층컴퓨터촬영(그림 1)으로 수두증과 뇌부종을 확인하였으며, 의식 수준은 기면(drowsy) 상태로 회복되었고 사지 근력(limb movement) 평가 결과 상지(오른쪽/왼쪽) 4/4점, 하지(오른쪽/왼쪽) 4/4점으로 허약감은 없는 상태이다.

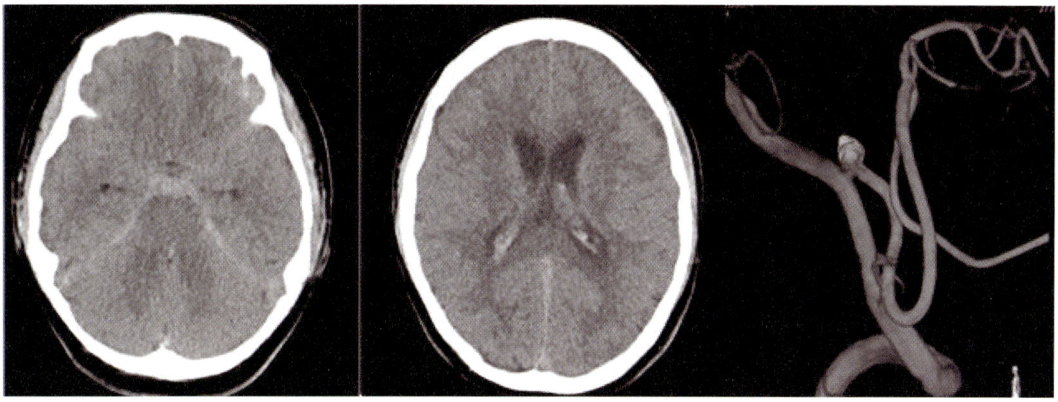

그림 1. 11월 4일 응급실 뇌단층컴퓨터촬영 및 응급 시술 후 영상

2. 심장 초음파와 심전도, 심장 효소검사

적절한 뇌관류압 유지를 위해 승압제인 노르에피네프린(norepinephrine) 지속 주입을 시작하였으나, 혈압이 오르지 않고 수축기 혈압 70-80 mmHg, 맥박은 100-120회/분 보이면서 저혈압과 빈백이 지속되었다. 원인 평가를 확인하기 위해 심전도(그림 2), 심초음파(그림 3) 검사와 심장효소 검사(표 1)를 시행하였으며, 순환기내과에 협의 진료를 의뢰하였다.

사례

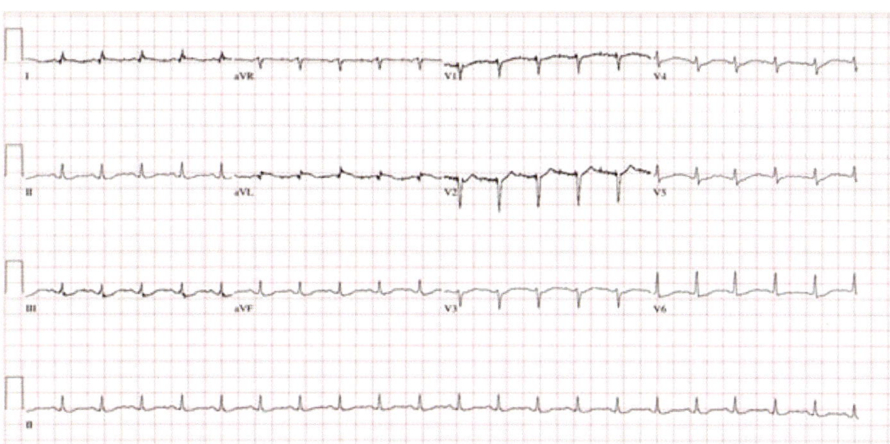

11.5. Electrocardiography. sinus tachycardia, septal infarct, ST & T wave abnormality, consider inferior ischemia

그림 2. 11월 5일 심전도

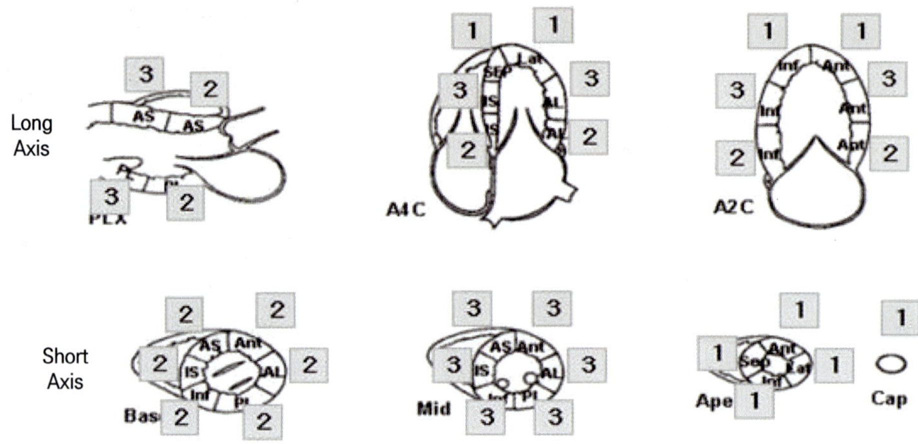

AS=antero-septal Ant.=anterior AL=antero-lateral PL=postero-lateral

11.7. Transthoracic echocardiography.

1. Normal sized cardiac chambers with decreased LV systolic function (EF:35%)
2. Rogional wall motional abnormalities: described as above
   Wall motion score index: 2.12
   1=normokinesia 2=hypokinesia 3=akinesia 4=dyskinesia 5=aneurysm
3. No pericardial effusion
4. Conclusion: Stress-induced cardiomyopathy

그림 3. 11월 7일 심초음파

표 1. 심장효소검사 결과

검사명	11월 5일	11월 7일	11월 16일
CK-MB	62.3 ng/mL	15.8 ng/mL	7.0 ng/mL
Troponin I	> 25.000 pg/mL	8.706 pg/mL	0.307 pg/mL

3. 흉부 X-ray, ABGA 검사

호흡 양상과 부호흡근 사용 유무, 청색증, 빈맥, 의식 변화 등을 관찰하고, 동맥혈가스분석 및 흉부 X-ray 검사를 시행하여 적절한 산소 공급 방법을 결정하며, 필요시 기관내 삽관, 기계환기 여부를 평가한다.

사례

대상자는 중환자실 입실 후 모니터 적용 상태에서 산소포화도 88%, 호흡수 24회/분으로 호흡곤란을 호소하였고, 동맥혈가스분석(표 2) 결과 pO_2 56.6 mmHg로 저산소증 상태였다. 흉부 X-ray 촬영 결과 내원 시(그림 4A)와 비교해 흉막삼출액(pleural effusion)이 보이는 상태이다(그림 4B).

표 2. 동맥혈가스분석검사 결과

검사명 \ 날짜	11월 5일 비강캐뉼라 분당 4 L 유량(flow)	11월 6일 고유량비강캐뉼라 흡입산소분율 0.5, 분당 60 L 유량(flow)
pH	7.385	7.446
pCO_2	22.8 mmHg	26.6 mmHg
pO_2	56.6 mmHg	65.4 mmHg
HCO_3	13.8 mmol/L	18.5 mmol/L
BE (base excess)	-8.6 mmol/L	-3.7 mmol/L
O_2 saturation	88%	93.8%

흉부 X-ray 검사

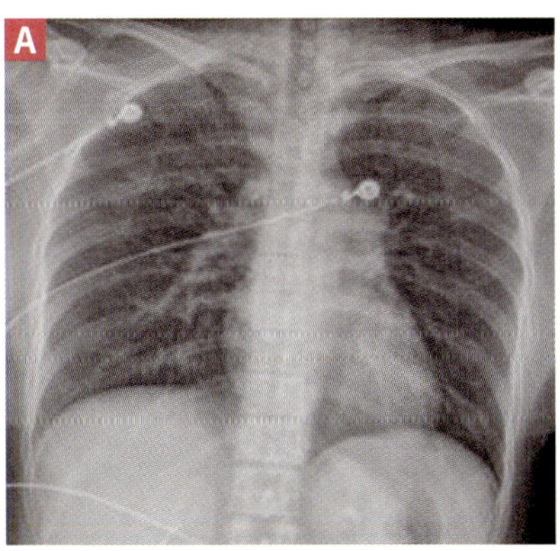

그림 4A. 응급실 내원 시 흉부 X-ray

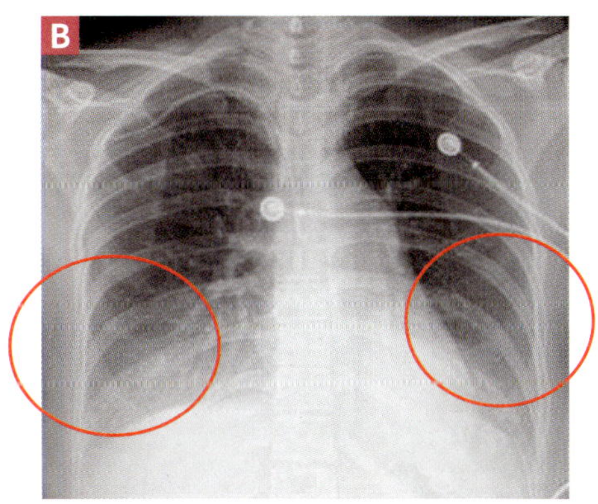

그림 4B. 응급수술 2일 후 흉부 x-ray

질문 3 대상자의 예상되는 진단명은 무엇인가?

지주막하출혈 발생으로 인한 스트레스성 심근병증

뇌동맥류 파열 후 시상하부의 자극으로 카테콜라민(catecholamine)이 과량 분비되어 심근병증(cardiomyopathy)이 발생하였고 좌심실 기능 저하로 심부전 증상이 나타나면서 흉막삼출액이 증가하여 호흡곤란이 동반된 상태이다.

알아보기

스트레스성 심근병증(stress induced cardiomyopathy, SCMP)

스트레스성 심근병증은 스트레스에 의해 유발되는 급성 심장질환 증후군으로, 특징적으로 좌심실 심첨부의 운동장애 양상을 보이며, 타코츠보(takotsubo)심근병증(그림 5)이라고도 한다. 유발 요인은 감정적 요인(30%), 신체적 요인(40%), 원인이 뚜렷하지 않은 경우(30%)로 구분된다. 신체적 요인에서 급성 호흡부전, 수술이나 시술, 뇌졸중, 뇌진증 등에 발생하기도 한다.

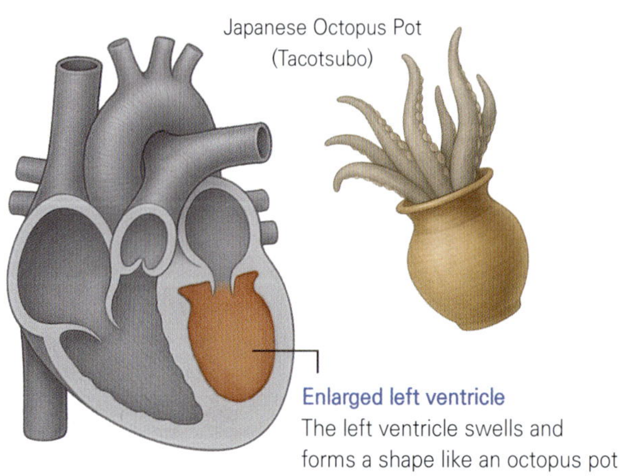

그림 5. Takotsubo 심근병증

- **초기 증상과 징후**
  - 흉통, 호흡곤란, 실신, 심정지로 나타나나, 중환자실 환자의 경우는 혈압 저하에 대한 원인 평가 시 발견되거나 우연히 심전도나 심근 효소의 결과 이상으로 진단된다.
  - 심전도 이상: 가장 흔히 ST분절의 상승이 관찰되며, T파 역위, ST분절 하강, Q파 & QT 간격 연장, 심실빈맥 및 심실세동 등 부정맥이 나타나기도 한다.

〈계속〉

- 심근 효소의 상승: ST분절 상승 폭은 ST분절상승심근경색(ST elevation myocardial infarction, STEMI)에 비해 적지만 해석에 주의한다.
- 심초음파 이상: 소견은 다양하나, 국소벽 운동장애(regional wall motion abnormality, RWMA), 좌심실 기능 저하, 동적 좌심실유출로폐색(dynamic Lt. ventricle outflow tract obstruction, LVOTO)이 동반되기도 한다.
- 흔한 합병증은 심부전으로 심장성 쇼크, 폐부종, 치명적 부정맥이 발생한다.

• **치료**

수축 부전에 의한 저혈압이 동반된 환자에서 도파민(dopamine), 도부타민(dobutamine) 등 심근 수축제(inotropic drug)를 사용하며, 적절한 충만압 유지에도 저혈압이 지속되는 경우 혈관수축제(vasopressor)를 투여할 수 있다. 잠재적으로 카테콜라민(catecholamine) 과부하는 스트레스성 심근병증의 원인이 되므로 세심한 모니터링이 필요하다. LVOTO가 동반된 경우 베타 차단제(beta blocker)를 투여해 LVOTO를 줄여 혈역학적 상태를 개선하고, 폐부종이 없다면 전부하 유지를 위해 수액을 투여한다. 심각한 저혈압이 지속될 경우 알파 항진제(alpha agonist)를 추가할 수 있다. 약물과 수액에 반응하지 않는 LVOTO 및 저혈압이 지속된다면, 대동맥 내 풍선펌프(intra-aortic balloon pump, IABP)를 고려할 수 있다.

• **예후**

수일에서 수주가 지나면 호전 경과를 보인다. 국소벽 운동장애는 보통 4-8주가 지나면 호전되며, 추적 심초음파 검사를 통해 다른 진단 가능성을 염두하고 재평가를 한다. 스트레스성 심근병증에서 사망 원인은 주로 심한 심부전으로 인한 심장성 사망이다.

질문 4 어떤 우선순위로 문제를 해결하겠는가?

1. 심근수축제 투여와 수액요법

2. 산소요법

3. 신경학적 합병증 관리

4. 흉막삼출액의 경피적 배액

질문 5 어떤 절차와 방법에 따라 문제를 해결하겠는가?

1. 심근수축제 투여와 수액요법

대상자는 뇌혈관 연축기간에서도 신경학적 변화가 없는 상태로 혈압은 무조건 올리지 않았으며, 심초음파 상, 좌심실유출로폐색(LVOTO)이 없음을 확인한 후 도파민(dopamine)을 투여하며 수축기 혈압을 100-130 mmHg 정도 유지하였다.

지주막하출혈 환자는 70-90%의 환자에게서 뇌혈관 연축(cerebral vasospasm)이 발생하고 이들 중 약 30%가 뇌 혈류 감소로 지연성 신경학적 결손(delayed ischemic neurological deficit) 증상을 보이며, 약 10%는 신경학적 장애가 남는다. 이를 예방하기 위해 유도성 고혈압(induced hypertension)으로 뇌관류압(perfusion pressure)을 상승시켜 뇌 혈류 개선을 유도해야 하나, 심근병증 환자에게서 승압제 사용은 제한적이며, 과도한 수액 공급 또한 폐부종과 흉막삼출액의 증가로 호흡곤란을 유발한다. 따라서 경구 섭취가 유지되는 경우 경구를 통한 수분 섭취 격려와 최소한의 승압제 사용을 유지하며 심장 기능 회복을 기다린다.

2. 산소요법

호흡곤란으로 시행한 동맥혈가스분석 결과 저산소증과 흉부 X-ray상 흉막삼출액의 증가 소견은 기관삽관을 통한 기계호흡 적용도 고려할 상황이나 지주막하출혈의 합병증 확인을 위해 신경계 사정이 지속적으로 필요한 상황에서 이를 결정하기는 어려운 문제이다.

급성 저산소혈성 호흡부전에서 고유량 산소요법(high-flow oxygen therapy, HFOT)을 적용해 볼 수 있으며, 대상자는 고유량비강캐뉼라(high flow nasal cannula, HFNC)를 이용하여 흡입산소분율(fraction of inspired O_2, FiO_2) 0.5, 분당 유량(flow) 60 L로 적용하여 산소포화도를 개선시켰다. HFNC 적용 동안 대상자의 의식수준을 지속적으로 확인하였고, 경구 섭취도 가능하여 과도한 수액을 줄여 심장 부담을 줄일 수 있었다.

3. 신경학적 합병증 관리

지주막하출혈로 인한 합병증 확인을 위해 뇌 컴퓨터단층촬영(computed tomography, CT)과 신경 사정을 하였다. 뇌 CT상 지주막하출혈로 인한 수두증(hydrocephalus), 뇌부종(brain edema) 등을 확인하고, 의식 수준 변화를 면밀히 사정하면서 신경학적 악화 정도를 파악하였다. 두통 호소가 있어 진통제 사용을 적극적으로 사용하였고 뇌혈관 연축 예방을 위해 칼슘길항제인 경구 니모디핀(nimodipine)을 유지하였다. 뇌압 상승 간호로 침상 머리 30도 유지, 자주 앉히고, 심리적 안정을 위해 정서적 지지를 제공하였다.

사례

파열성 후소뇌동맥류(posterior inferior cerebellar artery aneurysm)에 의한 지주막하출혈 진단으로 코일 색전술(coil embolization) 시행 후 중환자실 입원하였으며, 추적 뇌혈관 뇌컴퓨터단층촬영(그림 6)상 수두증, 뇌부종, 뇌혈관 연축으로 인한 지연성 뇌허혈(delayed cerebral ischemia, DCI)은 저명하지 않았다.

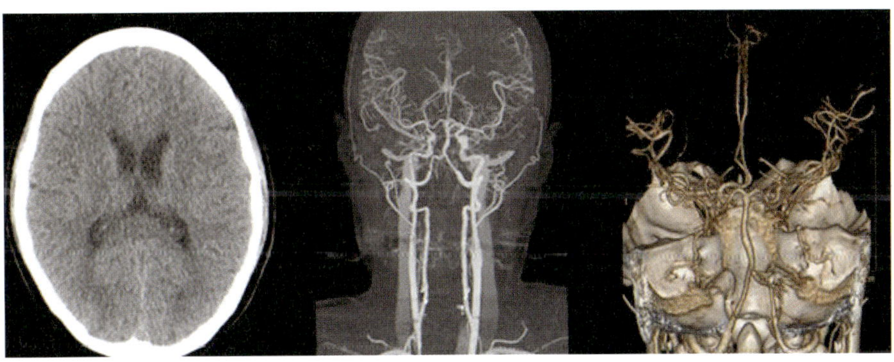

Suspicious small acute SAH in the Rt central sulcus

그림 6. 11월 16일 뇌혈관 뇌컴퓨터단층촬영

4. 흉막삼출액의 경피적 배액

흉부 X-ray상 흉막삼출액이 증가되어 경피적 배액(percutaneous catheter drainage, PCD)을 위해 돼지꼬리형(pigtail) 카테터를 삽입하여 흉막삼출액을 배액 후 환자의 호흡곤란 증상은 호전되었고, 동맥혈가스분석 검사도 호전되는 양상을 보였다. 배액관 삽입으로 심근병증이 동반된 지주막하출혈 환자에게 뇌혈관 연축기간 동안 수액 주입 시에도 흉막삼출액이 증가하는 소견은 없었고, 호흡곤란은 호전되었다(그림 7, 8).

사례

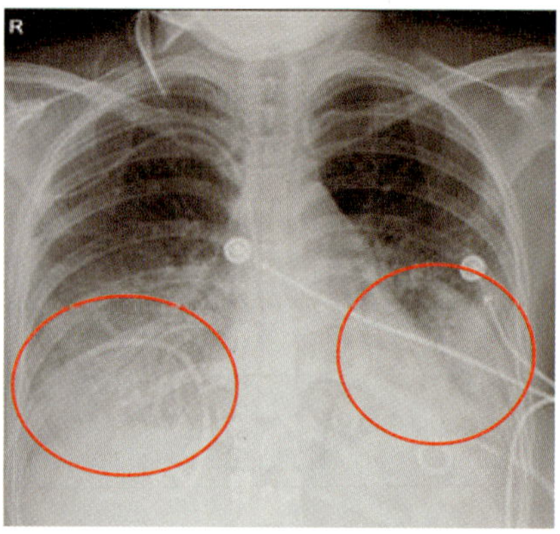

그림 7. 11월 8일 흉부 X-ray

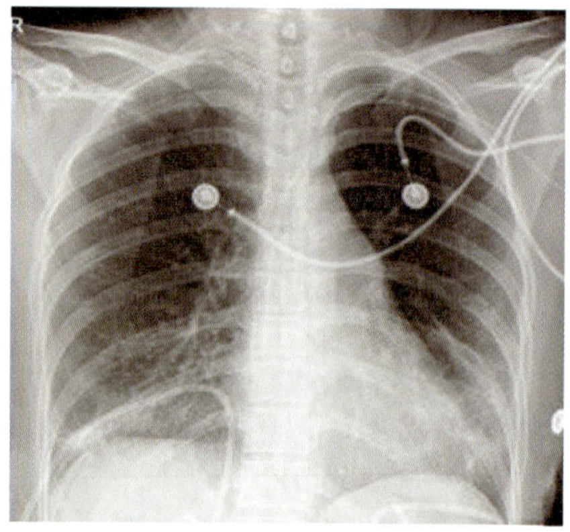

그림 8. PCD 후 흉부 X-ray

질문 6 대상자에게 필요한 F/U 계획은 무엇인가?

1. 지주막하출혈의 합병증 평가

급성기 치료 기간 중 의식 수준 변화는 없었고 사지 근력 저하 없이 유지되었으며, 출혈 이후 2주 이후부터는 두통도 호전되면서 일반병동으로 전실하였다. 지연성 수두증 예방을 위해 보행을 격려하였으며, 신경학적 악화 없이 퇴원하였다.

2. 스트레스성 심근병증의 호전 평가

혈압 저하가 호전되면서, 추적 심초음파(그림 9)를 시행하여 좌심실 기능 회복을 확인했으며, 순환기내과의 협의 진료를 통해 퇴원 후에도 증상 관리 및 추적 진료를 진행하였다.

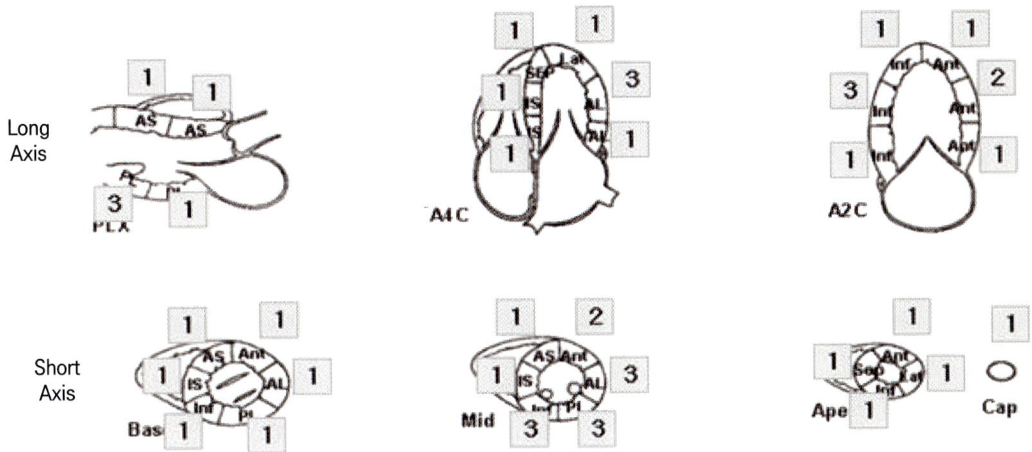

11.9 trans-thoracic echocardiography
decreased LV (44/36→35/26 mm)
newly developed pericardial effusion compared with previous study (11.07)
1. Concentric remodeling of LV with preserved LV systolic function (EF:50%)
2. RWMAs : described as above
3. Mild resting pulmonary hypertension
4. Small amount of pericardial effusion

그림 9. 11월 24일 심초음파

3. PCD 배액관 제거 후 호흡곤란의 호전 평가

배액관 삽입 후 삼출액이 줄어들면서 호흡곤란이 호전되었고, 고농도 산소요법에서 산소 중단까지 진행할 수 있었다. 지주막하출혈로 인한 뇌혈관 연축 기간이 지나면서 두통은 호전되고, 심근병증의 호전과 함께 배액양도 줄어, 호흡기내과의 협의 진료를 통해 2주 정도 배액관을 유지하였고, 보행을 시작하면서 배액양이 거의 없는 것을 확인한 후 제거하였다. 퇴원 후 호흡기내과 진료를 통해 정기적 추적 관찰하였다.

전문간호사의 역할

전문간호사는 지주막하출혈의 합병증에 대한 전문 지식을 가지고 있으며, 신경학적 증상 외에 혈압 저하와 호흡곤란의 증상은 중요한 결정과 치료가 필요한 상황임을 감지하고 원인을 파악하는 검사를 빠르게 진행함으로써 스트레스성 심근병증이 동반되어 있음을 알 수 있었고, 다학제 간(호흡기내과, 순환기내과) 협의 진료 과정에서 기관 삽관을 통한 치료 권유가 있었지만, 급성기 신경계 치료 과정에서 이를 결정하기에는 어려움이 있다. 환자와의 면담을 통해 기관 삽관의 두려움을 크게 갖고 있다는 점을 알고 불안해하는 환자의 정서적 지지와 의료진들과 적극적인 의사소통을 통해 급성기 치료 과정을 잘 극복할 수 있었던 사례였다.

환자의 치료 과정에서 전문간호사는 임상실무 전문가, 면밀한 상담가, 정서적 지지자의 역할과 다학제 간의 의견 교류 시 정확한 정보를 전달하고 조정하는 조정자로 역할을 수행하였다.

요약

대상자는 지주막하출혈로 응급실을 내원하였고, 저혈압과 호흡곤란으로 시행한 검사상 스트레스성 심근병증을 진단받았다. 지주막하출혈은 80%에서 파열성 뇌동맥류로 원인을 찾을 수 있고 시술 및 수술을 통해 재출혈을 예방하며, 이차 뇌손상을 예방하기 위해 수두증, 뇌부종, 뇌혈관연축 등의 합병증 관리가 중요한 질병이다. 일반적으로 지주막하출혈 합병증 관리를 위한 프로토콜에서 급성 수두증이 있는 경우 뇌실외 배액관 삽입술을 통해 뇌압 상승을 조절하고, 뇌혈관연축 예방을 위해 니모디핀(칼슘길항제), 5% 알부민 제제 사용, 뇌혈류 유지를 위한 유도성 고혈압 치료를 추천한다. 본 사례는 지주막하출혈 환자의 급성기 치료 과정에서 환자의 혈압 저하와 호흡곤란의 증상을 간과하지 않고 적시에 검사를 통해 스트레스성 심근병증을 진단하여 과도한 수액 치료와 기관삽관을 피하고 신경학적 악화없이 잘 극복할 수 있었던 사례였다.

사례로부터 배울 점

- 지주막하출혈 환자에서 뇌혈관 연축으로 인한 지연성 신경학적 손상을 줄이기 위해서는 적절한 뇌혈류 유지를 위해 유도성 고혈압 치료가 필요하나 심혈관계 기저 질환이 동반되어 있거나, 승압제 사용 전 심장 기능 이상이 의심된다면 유도성 고혈압 치료를 적용에 주의가 필요하다.
- 지주막하출혈 환자는 초기에 심장 기능 평가가 필요하고, 저혈압과 호흡곤란을 보인다면, 적극적으로 필요한 검사를 통해 두개강 외 합병증을 확인해야 한다.
- 지주막하출혈 환자에서 동반된 스트레스성 심근병증 환자에서 적절한 심실 충만압을 유지하고 과도한 수액 치료는 피하며, 심실 기능 및 좌심실유출로폐색 유무에 따라 적절한 심근수축제와 혈관수축제를 주의하여 투여해야 한다.
- 신경계 질환 후 발생한 심근병증에서 다학제 간의 의사소통을 통해 대상자에 대한 치료적 의사결정과정을 거치는 것이 중요하다.

참고문헌

- 대한신경외과학회. 신경외과학(학생과 전공의를 위한 교과서). 3판. 대한신경외과학회; 2008.
- Krishnanb L, Marchalika D. Understanding Heartbreak: From Takotsubo to Wuthering Heights. The Lancet. 2018;392:10150.
- Lee SR, YE E. Diagnosis and Management of Stress-induced cardiomyopathy in Neurological Intensive Care Units. J Neurocrit Care 2015;8(1):1-8.
- Mark R. Harrigan, John P. Deveikis. Handbook of Cerebrovascular Disease and Neurointerventional Technique. 4th ed. Humana; 2023.

15

심부전

학습 목표

환자의 주 호소를 토대로 적절한 병력청취와 감별진단을 하기 위한 검사를 알고, 대상자의 특성에 맞춘 간호계획을 수립할 수 있다. 구체적인 목표는 다음과 같다.

❶ 환자의 병력과 증상 정보를 얻고 해석할 수 있다.
❷ 근거에 기반해서 심부전에 대한 임상적 경과를 이해할 수 있다.
❸ 심부전 환자 지침에 따라 일상생활 관리를 포함한 간호 계획을 수립할 수 있다.
❹ 중증 심부전 환자의 경과를 이해하고, 심실보조장치에 대하여 이해할 수 있다.

사례

44세 남자 환자는 9년 전 흉통을 주소로 내원하여 좌전하행 관상동맥(left anterior descending artery, LAD) 협착증에 대하여 스텐트 삽입술 시행하였다. 2년 전 좌전하행 관상동맥과 좌회선 관상동맥(left circumflex coronary artery, LCx)을 침범한 ST분절상승 심근경색(ST segment elevation myocardial infarction, STEMI)으로 인한 심인성 쇼크(cardiogenic shock)로 경피적 관상동맥 시술(percutaneous coronary intervention, PCI)을 시행하였다. 이후 추적관찰 심장초음파 결과 허혈성 심근병증(ischemic cardiomyopathy)으로 인한 좌심실 박출률(ejection fraction, EF) 22%의 박출률 감소 심부전(heart failure with reduced ejection fraction, HFrEF)을 진단받고 표준약물치료(guideline directed medical therapy, GDMT)를 시작하였다. 표준약물치료를 함에도 최근 호흡곤란이 악화되고, 전신부종, 체중 증가, 피로 증가 등 증상이 악화되어 재입원하였다.

입원 후 측정한 활력징후는 혈압 95/50 mmHg, 심박수 98회/분, 대기 상태에서 산소포화도는 91%이었다.

질문 1 대상자에게 있어 가장 중요한 문제는 무엇인가?

최근 증가된 호흡곤란, 전신부종, 체중 증가, 피로도 증가

대상자는 심부전을 진단받고 표준약물치료 중인 환자로 약물치료 중 호흡곤란, 전신부종, 체중 증가, 피로도가 증가하였다.

심부전 증상은 박출률 저하에 의한 조직관류 저하와 폐울혈에 의해 나타난다. 안정 시 호흡곤란이 있으며 특히, 수면 중에 기립 시 하체에 분포되었던 정맥혈이 누운 상태에서 심장과 폐로 재분포되고, 횡격막이 올라가 울혈된 폐의 확장이 더 어려워져 수면 중 숨이 차서 잠에서 깨는 발작성 야간 호흡곤란(paroxysmal nocturnal dyspnea, PND)이 나타난다. 우심부전 동반 시 경정맥 확장과 간 비대, 말초 부종이 나타나며, 그 외 위장관계 증상과 전신증상으로 피로, 허약감과 식은땀, 체중 증가 등이 나타난다.

심부전은 증상 발현에 필요한 활동 정도에 따라 기능등급을 구분하여 심부전의 중증도가 분류된다(표 1).

표 1. 뉴욕심장학회(New York heart association, NYHA) 기능등급

I	신체활동에 제한이 없음. 일상활동에서 증상이 없음
II	신체활동에 약간의 제한이 있음. 안정 시에는 증상은 없으나 일상 활동에는 증상이 있음
III	신체 활동에 심한 제한이 있음. 안정 시에는 증상이 없으나 일상활동보다 낮은 활동 시에도 증상이 있음
IV	안정 시에도 증상이 있으며, 신체 활동으로 증상이 심해짐

알아보기

심부전(heart failure)에서 표준약물치료(guideline directed medical therapy, GDMT)

심부전(heart failure, HF)에서 표준약물치료(guideline directed medical therapy, GDMT)는 임상 지침에 따라 권장되는 표준 치료로, 심부전 환자의 생존율을 향상시키고 심부전 재입원을 감소시키며 증상 개선을 위한 약물치료 전략을 의미한다. 박출률 감소 심부전(HFrEF) 환자에서 금기가 없고 환자 수용성이 없는 경우를 제외하고 기계순환보조장치(mechanical circulatory support device, MCS) 삽입 전 반드시 선행되어야 하며 다음 4가지 약물군의 사용이 권장된다.

- **레닌-안지오텐신계 차단제(renin-angiotensin-aldosterone system inhibitor, RAAS inhibitor)**

RAAS는 혈압, 수분, 전해질 균형을 조절하는 생리적 시스템으로 RAAS 억제제는 이 시스템의 특정 단계를 차단하여 혈압을 낮추고 수분 저류를 억제하여 심장 부담을 줄이는 데 도움을 주는 약물이다(그림 1).

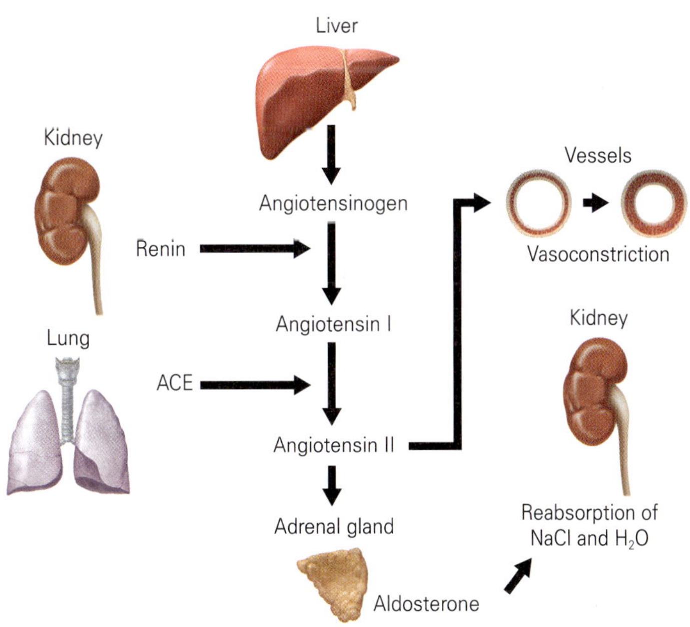

그림 1. RAAS

〈계속〉

1) 안지오텐신전환효소 억제제(angiotensin converting enzyme inhibitor, ACEI)

안지오텐신(angiotensin) I을 안지오텐신 II로 변환하는 효소를 차단하여 안지오텐신 II는 감소시키고 브라디키닌(bradykinin) 농도를 증가시키며, 애날라프릴(enalapril), 라시노프릴(lasinopril) 등이 있다.

2) 안지오텐신수용체 차단제(angiotensin receptor blocker, ARB)

안지오텐신 II 수용체를 차단하여 안지오텐신 II에 의한 혈관 수축과 수분 저류를 억제하며, 로사르탄(losartan), 발사르탄(valsartan) 등이 있고, ACEI와 비교하여 브라디키닌에 의한 혈관부종과 기침은 감소된다.

3) 안지오텐신수용체-네프릴리신 억제제(angiotensin receptor-neprilysin inhibitor, ARNI)

사쿠비트릴/발사르탄(sacubitril-valsartan)은 네프릴리신(neprilysin)과 안지오텐신 II 수용체의 이중 억제제로 네프릴리신은 나트륨이뇨펩티드와 브라디키닌(bradykinin) 등 혈관 활성 펩티드 비활성화를 저해하여 체내 농도를 증가시켜 혈관 확장과 나트륨 배설을 항진시키고, 섬유화를 예방하는 효과가 있다. ARNI는 네프릴리신 억제를 통해 나트륨배설과 혈관확장을 촉진하고 동시에 안지오텐신 II 수용체를 차단하여 혈관 수축과 수분저류를 억제한다.

- **베타 차단제(beta blocker)**

베타 차단제는 교감 신경의 아드레날린작동성 수용체중 β 수용체만을 선택적으로 차단하여 심박수를 낮추고, 혈압을 낮추며, 2차적 심근경색을 예방하기 위해 사용된다. 아테놀롤(atenolol), 카르베딜롤(carvedilol), 메토프롤롤(metoprolol), 비소프로롤(bisoprolol) 등이 있다.

- **염류코르티코이드수용체 길항제(mineralocorticoid receptor antagonist, MRA)**

알도스테론 수용체를 직접 차단해 나트륨 재흡수를 감소시키고 칼륨 배설을 줄여 체내 수분과 전해질 균형을 조절하며, 스피로노락톤(spironolactone)과 에프렐레논(eplerenone)이 있다. 스피로노락톤은 남성에게 여성형 유방 및 유방 통증을 야기할 수 있다.

- **나트륨 포도당 공동수송체2(sodium glucose cotransporter 2, SGLT2) 억제제**

SGLT2 억제제는 당뇨병 유무와 상관없이 심부전으로 인한 입원 위험을 감소시키고 생존율을 증가시킨다. 근위세뇨관에서 Na/K ATPase에 의해 나트륨 재흡수가 일어날 때 SGLT2를 통해 포도당이 함께 재흡수되는데, SGLT2를 억제하여 나트륨과 포도당의 재흡수를 억제한다. 약물 복용 초기에 추정신사구체여과율(estimated glomerular filtration rate, eGFR)이 감소하는 것으로 알려져 있어 초기 신기능을 평가하고 정기적으로 모니터링해야 한다. 당뇨병 유무와 상관없이 권장되며 다파글리플로진(dapagliflozin)과 엠파글리플로진(empagliflozin) 등이 있다.

질문 2 대상자의 문제를 해결하기 위해 어떤 정보가 필요한가?

1. 심장초음파 검사

심부전을 분류하는 기준 중 중요한 것은 좌심실 박출률이며 이는 심장초음파 검사로 측정하는 것을 기본으로 한다. 심장초음파 검사를 통해 좌심실 수축 기능 외 심실 및 심방의 크기, 심실의 비후 여부와 이완기능 등을 평가할 수 있다.

사례

입원 후 시행한 심장초음파 결과

1. ejection fraction 21%, LVEDD/LVESD 63/52 mm, LA enlargement
   dilated LV cavity dimension with normal LV wall thickness
2. whole apex akinesia with aneurysmal change, D-shaped LV
   dilated RV (d = 43 mm) with RV dysfunction
   (FAC = 14 <- 18%, s' = 5 < - 7 cm/s, TAPSE = 11 < - 11 mm)
3. transmitral flow: restrictive pattern, moderate TR
4. IVC dilatation with plethora
5. moderate resting pulmonary hypertension (RVSP = 30 <- 64 <- 59 mmHg)

- 그 외 추가적 영상 검사로 대상자는 두 차례 관상동맥 스텐트 삽입술을 시행한 자로, 생존 심근(viable myocardium) 여부 확인을 위해 심장 자기공명영상 검사를 시행하였고 생존 심근(viable myocardium)이 거의 없음을 확인하였다.

2. 흉부 X-ray와 심전도

흉부 X-ray에서 외래 추적관찰 시보다(그림 2) 심비대가 증가되었고, 양측 흉막삼출액은 증가되어 있었다(그림 3). 12 유도 심전도 결과 동성 리듬(sinus rhythm)으로 심박수는 81회/분, 우각차단(right bundle branch block, RBBB)과 좌각 전섬유속 차단(left anterior fascicular block, LAFB)이 확인되고 QRS군 지속시간(duration)은 150 msec였다(그림 4).

사례

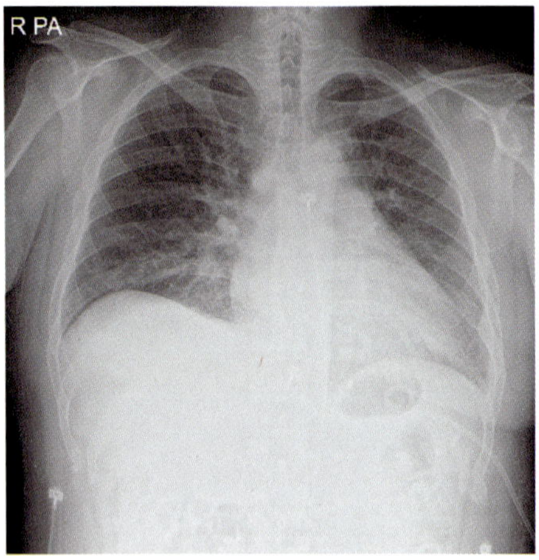

그림 2. 외래 추적관찰 시 흉부 X-ray

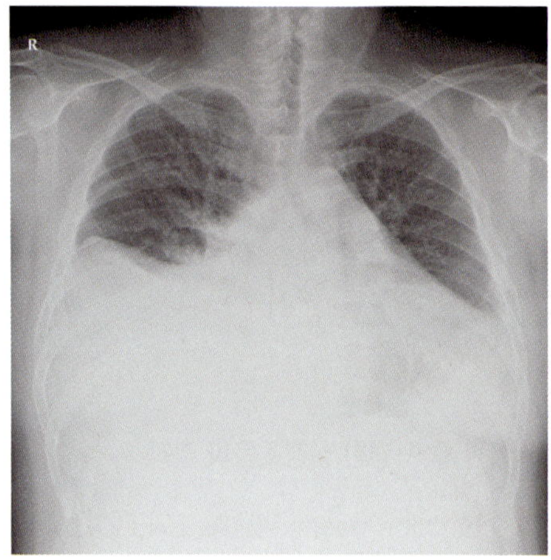

그림 3. 입원 당일 흉부 X-ray

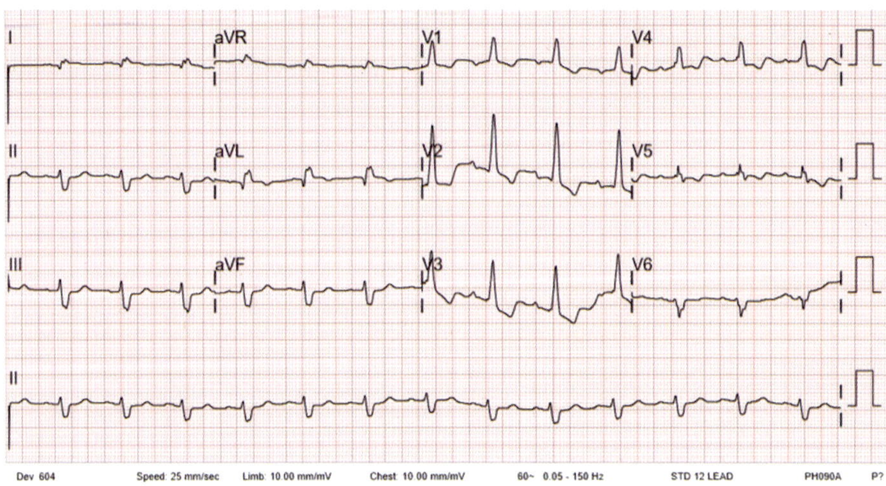

그림 4. 심전도

3. 혈액검사

심부전이 의심되는 환자는 기본적으로 빈혈 검사, 전해질 검사, 신장 및 간 기능 검사, 갑상선 기능 검사, 당뇨 검사 등이 필요하다. 심부전 환자의 약 20% 정도가 빈혈을 동반하며, 심부전의 예후에 중요한 영향을 미친다고 알려져 있다. 호흡곤란이나 부종은 만성 신부전이나 간경변증에 의해서도 초래될 수 있기 때문에 전해질, 신장 기능 및 간 기능 검사 역시 필요하며 심부전 환자의 치료 경과를 모니터링하기 위해 주기적으로 측정한다.

처음 발생한 심부전의 경우 갑상선기능항진증으로 인해 생긴 부정맥이 심부전을 초래할 가능성이 있기 때문에 갑상선 혈액 검사가 필요하다. 또한 BNP (brain natriuretic peptide) 검사는 혈액 검사만으로 급성 호흡곤란 환자의 심부전을 (전부는 아니지만) 진단하고 경과 추적에도 도움이 되는 검사이다. 환자의 혈액검사 결과는 다음과 같다(표 2).

표 2. 혈액검사 결과

검사명	결과
Na	136 mmol/L
K	4.2 mmol/L
AST	24 IU/L
ALT	18 IU/L
BUN	32 mg/dL
Cr	1.5 mg/dL
eGFR	55.8
NT pro-BNP	>35,000 pg/mL
Hb / Hct	12.8 g/dL/39.5%
WBC / CRP	8,830 ul/ < 0.4 mg/dL
FBS / HbA1c	142 mg/dL/6.6%
갑상선기능검사	정상

알아보기

뇌나트륨배설펩타이드(brain natriuretic peptide, BNP)

뇌나트륨배설펩타이드는 B형 나트륨배설뇨펩타이드(B-type natriuretic peptide)라고도 하며, 심실 내 혈액량 증가로 인해 심실이 늘어날 때 이를 감지하고 심근 세포에서 분비되는 호르몬이다.

좌심실의 용적 증가 및 압력 과부하 등 혈역학적 자극에 반응하여 분비되는 나트륨배설펩타이드는 생리적으로 활성화되어 있는 BNP와 생리적으로 불활성화 되어있는 NT-proBNP (N-terminal proBNP)가 있다. 좌심실 벽의 스트레스로 인해 증가된 proBNP는 분해되어 BNP와 NT-proBNP형태로 혈중에 존재한다. BNP와 NT-proBNP는 같은 양이 생성되지만, NT-proBNP는 BNP보다 반감기가 길어 혈장 내 2-4배 더 오래 존재하므로 혈중 농도가 더 오래 지속된다.

심부전 진단을 위해 나트륨배설펩타이드 측정은 필수적으로 권고되며 일반적으로 BNP ≥100 pg/mL 또는 NT-proBNP ≥300 pg/mL인 경우 심부전을 의심한다.

4. 과거력과 복용 약물

환자는 당뇨, 고지혈증이 있고, 심근경색으로 경피적 관상동맥 시술을 받은 과거력이 있으며, 이후 허혈성 심근병증으로 인한 심부전을 진단받고 약물치료 중이다. 심부전 표준약물치료로 사쿠비트릴/발사르탄(sacubitril-valsartan) 50 mg 하루 두 번, 비소프롤롤(bisoprolol) 2.5 mg 하루 한 번, 스피로노락톤(spironolactone) 12.5 mg을 하루 한 번 복용하고 있으며, 다파글리플로진-메트포르민 복합제 서방정(dapagliflozin-metformin XR) 10/1,000 mg을 하루 한 번 복용 중이다.

그 외 아스피린(aspirin)과 리바록사반(rivaroxaban), 에제티미브-아토르바스타틴 복합제(ezetimibe/atorvastatin) 10/80 mg, 이바브라딘염산염(ivabradine hydrochloride), 푸로세미드(furosemide) 80 mg을 하루 두 번 복용 중이다.

질문 3 대상자의 예상되는 진단명은 무엇인가?

중증 심부전(advaned heart failure)의 악화

알아보기

심부전

심장의 기능적 혹은 구조적 이상으로 심실의 혈액 박출 혹은 충만에 이상이 발생하여 호흡곤란, 다리부종, 피로 등의 증상이 생기고 폐의 수포음, 경정맥압 상승 등의 신체적 징후가 동반되는 임상증후군이다. 좌심실의 수축기능을 측정하는 좌심실 박출률에 따라 박출률이 40% 이하로 떨어진 박출률 감소 심부전(heart failure with reduced ejection fraction, HFrEF), 박출률이 50% 이상인 박출률 보존 심부전(heart failure with preserved ejection fraction, HFpEF), 박출률이 41-49%인 박출률 경도 감소 심부전(heart failure with mildly reduced ejection fraction, HFmrEF)으로 분류한다.

질문 4 어떤 우선순위로 문제를 해결하겠는가?

1. 약물치료
2. 산소요법
3. 기계적 순환 보조 장치 적용

질문 5 어떤 절차와 방법에 따라 문제를 해결하겠는가?

1. 약물치료

환자는 울혈 완화 및 순환 개선을 위한 약물로 주사 이뇨제(furosemide)를 투여하였고, 저관류 상태로 판단하여 도부타민(dobutamine) 지속 주입을 시작하였다. 심근 수축제 투여 중에도 환자의 혈역학적 상태를 반영하여 심부전 표준약물치료는 용량 조절을 통해 지속적으로 유지하였다.

2. 산소요법

호흡곤란을 동반한 초기 산소포화도 91%로 확인되어 비강캐뉼라를 이용한 산소 치료를 시작하였다(표 3). 흉막삼출액을 동반한 폐부종으로 악화 시 기관 삽관 고려하여 중환자실 전동을 준비하였다.

표 3. 산소요법 및 기계 환기

환자 상태	치료방법
환자 상태 평가	ABC 확인(airway, breathing, circulation) 산소포화도(SpO_2) 측정 활력징후(vital signs): 혈압, 심박수, 호흡수, 체온 증상 확인: 호흡곤란, 흉통, 발한, 의식 상태 변화
산소 공급(oxygen therapy)	
경증 저산소혈증(SpO_2 < 94%)	비강캐뉼라(nasal cannula)
중등도 저산소혈증(SpO_2 < 90%)	마스크(simple face mask) 벤츄리 마스크(venturi mask): 정확한 FiO_2 조절
중증 저산소혈증, 폐부종, 심부전 악화 극심한 호흡부전(SpO_2 < 85%), 의식 저하	비침습 양압환기(non-invasive positive pressure ventilation, NIPPV): NIV, BiPAP/CPAP 지속적 양압환기(continuous positive airway pressure, CPAP): 5-10 cmH_2O (폐포 개방, 폐울혈 감소) BiPAP: IPAP/EPAP 조절(호흡 보조, CO_2 저류 시) 기관 삽관 + 기계환기(intubation & mechanical ventilation)

3. 기계적순환보조장치 적용

강심제 이탈이 불가한 INTERMACS level 3 (표 4)으로 판단되어, 중증 심부전(advanced heart failure)에 대해 심장통합회의를 진행하였고, 심장이식 대기 및 심장이식 가교역할(bridge to transplantation, BTT) 목적의 좌심실보조장치(left ventricular assisted device, LVAD) 삽입 수술을 진행하기로 하였다.

알아보기

기계순환보조장치 다기관 등록체계

표 4. 기계순환보조장치 다기관 등록체계(interagency registry of mechanical assisted circulatory support, INTERMACS) profile

INTERMACS 분류	환자상태	예상 생존기간
INTERMACS 1 : 심각한 심인성 쇼크	강심제 증량 등의 적절한 치료에도 불구하고 지속되는 생명을 위협하는 심각한 저혈압, 심각한 장기 관류 저하 상태, 산증 및 젖산 증가	수 시간 이내 응급 치료
INTERMACS 2 : 지속적 악화	정맥 강심제를 사용하는 중에도 악화되는 상태. 신장기능 및 영양상태의 악화, 조절되지 않는 수분 저류 등	수 일 이내
INTERMACS 3 : 강심제에 의존적으로 안정된 심부전	혈압, 장기 기능 및 증상은 지속적인 강심제 정주 혹은 일시적 순환보조장치 치료에 의해 안정된 상태. 단 이와 같은 치료를 중단하기가 어렵다는 것이 반복적으로 확인	수 주 혹은 수 개월 이내
INTAERMACS 4 : 안정 시 증상	안정 시에는 거의 정상 수준의 수분 저류 상태로 안정되나 약간의 기초적인 일상 생활에도 울혈 증상이 매번 발생함. 고용량 이뇨제가 필요함	수 주 혹은 수 개월 이내
INTERMACS 5 : 일상 활동 불능	안정 시나 기초적인 일상 생활은 가능하나 집안에서의 일상적인 활동에도 증상이 발생함. 약물치료에도 불구하고 지속되는 수분 저류로 흔히 신장기능 저하가 동반됨	영양상태, 장기 기능 및 활동 상태에 따라 다양
INTERMACS 6 : 일상 활동 제한	다소간의 일상 활동은 가능하나 의미 있는 활동에는 수분 이내 피로 혹은 호흡곤란 등으로 인하여 활동에 제한을 받는 상태	영양상태, 장기 기능 및 활동 상태에 따라 다양
INTERMACS 7 : 진행된 NYHA 기능등급 3	불안정한 체내 수분균형으로 인한 최근의 증상 악화 경험이 없는 환자들로 경도의 신체 운동을 동반한 의미 있는 활동은 가능한 상태	심장이식 혹은 순환보조 치료의 적응증이 아님

〈계속〉

박출률이 감소된 심부전 환자의 단계적 치료 알고리즘은 다음과 같다(그림 5).

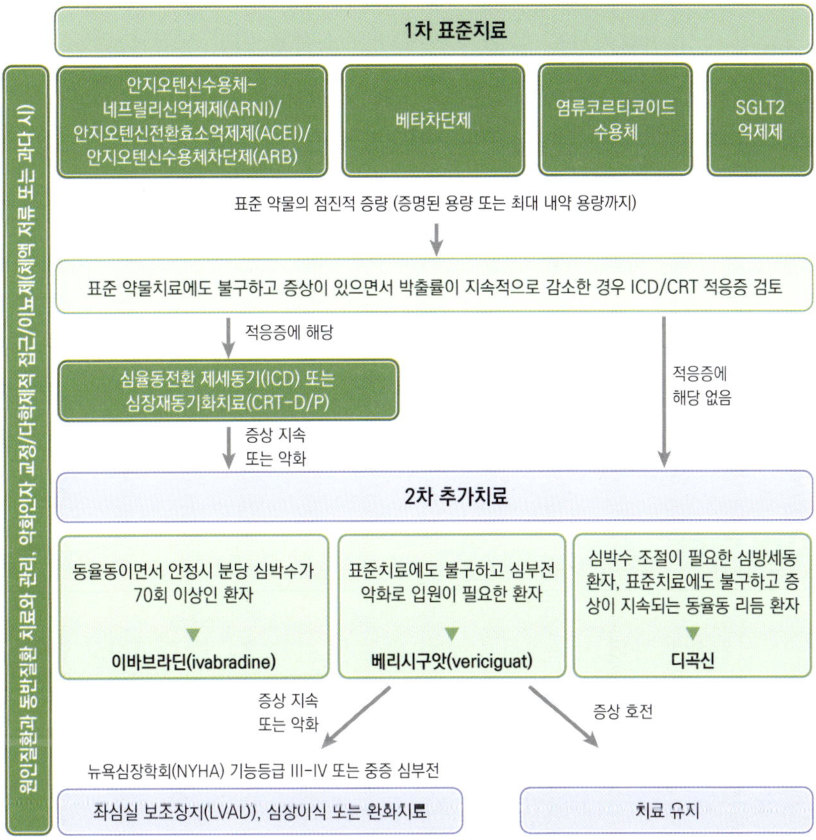

그림 5. 박출률 감소 심부전 치료

질문 6 대상자에게 필요한 F/U 계획은 무엇인가?

1. 심실보조장치의 정기적인 모니터링과 평가

심실보조장치(LVAD) 환자에게 있어 정기적인 모니터링과 평가는 반드시 필요하다. 기계 점검을 비롯한 혈액 검사(PT INR, CBC 등)와 그 외 추적 관찰 검사, 활력징후 등을 관찰하여 합병증 없이 장기적으로 안전하게 유지하도록 전문간호사의 면밀한 관리 및 교육이 필요하다.

2. 심실보조장치 환자 관리 및 교육

합병증 관리와 관련하여 드라이브라인 유지(소독, 감염 징후 확인) 및 응급상황 대처법, VAD 지표 관리, 정기 추적 관찰 중요성에 대한 교육 또한 필수이다.

장기적인 치료의 연장 선상이므로 심부전 환자와 보호자를 위한 생활 습관 조절 교육도 병행되어야 한다. 금연, 금주, 체중 감량, 카페인 섭취 줄이기와 싱겁게 먹기 등의 식습관 개선이 필요하며, 와파린 같은 약물 복용에 대한 교육이 필요하다. 그 외 규칙적인 운동, 스트레스 줄이기, 백신접종, 정기적인 외래 방문 등에 대한 중요성을 강조하고 교육한다.

3. 심장이식 대기자 관리

대상자는 심장이식 대기자로 심장이식 여부를 지속 평가하여 환자에게 적절한 치료 기회를 놓치지 않도록 관리하여야 한다.

전문간호사의 역할

전문간호사는 심부전 환자의 치료에서 심부전 증상 및 검사 결과를 이해하고 혈역학적 상태변화에 신속하게 대처하고 적절한 처치가 이어지도록 치료 과정에 적극 참여하며 임상실무 전문가로서 역할을 수행하였다. 약물의 작용 및 부작용 등을 이해하여 환자의 일상생활 관리와 더불어 교육자 및 조력자로서의 역할을 수행하였다.

전문간호사는 심실보조장치(VAD)를 이식한 환자의 관리 및 지속적인 모니터링을 시행하고, 주기적 외래 추적관찰 및 교육, 기계 점검, 모니터링, 응급상황 대응 등 치료 과정 전반에 관여하고 있으며, 수술 전후 교육부터 수술 후 관리, 장기적인 재활 및 합병증 예방까지 환자의 치료 결과를 결정짓는 핵심적인 역할을 수행하였다.

중증 심부전 환자의 치료는 단순히 약물치료나 외과적 개입만으로 해결되지 않으며, 다양한 전문분야의 협력이 필요하므로, 다학제적 협력(multidisciplinary collaboration)은 필수적이다. 중증 심부전 다학제팀 핵심 조정자로서 전문간호사는 환자와 의료진, 사회복지사, 재활전문가 등과의 협력을 통해 긴밀한 의사소통의 창구 역할을 수행하였다.

요약

대상자는 허혈성 심근병증에 의한 박출률 감소 심부전 환자로 표준치료에도 호흡곤란(NYHA Fc IV), 전신부종, 체중 증가, 피로도 증가, 흉막삼출액 증가 등의 심부전 증상이 악화되어 입원하였다. 산소 및 주사 이뇨제, 강심제를 투약함에도 강심제 이탈이 불가한 INTERMACS level 3으로 판단되어, 중증심부전(advanced heart failure)에 대해 심장이식 가교역할(bridge to transplantation, BTT)로 LVAD를 삽입한 사례이다. 현재는 심실보조장치를 이식하고 퇴원하여 일상생활 수행 중이며, 호흡곤란은 NYHA I-II 정도로 증상이 호전되었고, 외래 추적관찰 중이다.

사례로부터 배울 점

- 사례자는 박출률 감소 심부전환자로, 심부전의 임상적 경과, 심부전 검사 결과 및 표준치료 이해를 바탕으로 신속한 정보 수집 및 신체 사정, 검사 결과를 확인하여 적절한 중재가 필요하다.
- 좌심실보조장치(LVAD)는 약물 및 기타 비수술적 치료를 포함한 표준 치료 중에도 진행되는 말기 심부전 환자의 치료 방법 중 하나이며, 다학제적 접근을 통한 수술 전후 관리 및 지속적인 모니터링이 중요하다.

참고문헌

- 대한심부전학회. 심부전 진료지침: 2022 KSHF guidline for the management of Heartfailure. 2022.
- 서울대학교 의과대학 내과학교실. SNUH MANUAL OF MEDICINE. 6판. 고려의학; 2022.
- McDonagh TA, Metra M, Adamo M, Gardner RS, Baumbach A, Böhm M, et al. 2021 ESC Guidelines for the diagnosis and treatment of acute and chronic heart failure. Eur Heart J [Internet]. 2021;42(36):3599 – 726.
- Ponikowski P, Voors AA, Anker SD, Bueno H, Cleland JGF, Coats AJS, et al. 2016 ESC Guidelines for the diagnosis and treatment of acute and chronic heart failure: The Task Force for the diagnosis and treatment of acute and chronic heart failure of the European Society of Cardiology (ESC)Developed with the special contribution of the Heart Failure Association (HFA) of the ESC. Eur Heart J. 2016 Jul 14;37(27):2129–200.

16

심장눌림증

학습 목표

환자의 주 호소를 토대로 적절한 병력청취와 감별진단을 위한 검사를 알고, 대상자의 특성에 맞춘 간호 계획을 수립할 수 있다. 구체적 목표는 다음과 같다.

1. 환자의 증상 정보를 통해 심장눌림증을 유추할 수 있다.
2. 근거에 기반해서 심장눌림증의 임상적 판단을 할 수 있다.
3. 심장눌림증의 조기 대처를 시행할 수 있다.
4. 심장눌림증과 관련된 간호중재 및 간호계획을 수립할 수 있다.

사례

65세 남자 환자가 건강검진에서 복부 초음파상 18.3 cm의 거대신장종괴(huge renal mass) 소견 및 복부 통증, 2개월 사이 13 kg가량 체중 감소를 보여 좌측근치콩팥절제술(Lt. radical nephrectomy)을 시행하였으며 조직 검사상 미분화방추세포육종(undifferentiated spindle cell sarcoma)을 진단받았다. 진단 후 보조항암화학요법을 시행하였고 우측 서혜부 및 좌측 하복부 종괴 크기 증가로 좌측종양절제술(Lt. mass excision)과 우측 서혜부 조직검사(Rt. inguinal biopsy)를 시행한 후 경과 호전되어 퇴원하였다. 조직 검사 결과 미분화방추세포육종으로 진단되었다.

퇴원 후 3주 뒤인 11월 2일 혈액종양내과 외래 방문 시 혈액 검사상 간기능 검사(liver function test, LFT) 상승 소견, 질소혈증(azotemia) 소견으로 본원 입원 대기 중 11월 3일부터 5일까지 호흡곤란으로 타원에서 치료 도중 추가 평가 위해 본원 혈액종양내과 병동으로 오후 3시경 입원하였다. 타원에서 비강캐뉼라(nasal cannular)를 통해 분당 3 L의 산소를 흡입 시작하였고 흉막삼출액(pleural effusion)과 호흡곤란 악화로 유치도뇨관(foley catheter)을 삽입한 상태였다.

활력징후는 혈압 104/61 mmHg, 맥박 117회/분, 호흡 22회/분, 체온 36.6℃, 산소포화도 98%였다.

질문 1 대상자에게 있어 가장 중요한 문제는 무엇인가?

극심한 호흡곤란과 흉막삼출액

대상자는 입원 이틀 전부터 악화된 호흡곤란으로 타원에서 비강캐뉼라(nasal cannular)를 통해 분당 3 L의 산소를 흡입 중이고, 흉막삼출액(pleural effusion)과 호흡곤란 악화로 유치도뇨관(foley catheter)을 삽입한 상태였다.

질문 2 대상자의 문제를 해결하기 위해 어떤 정보가 필요한가?

1. 신체 사정

입원 후 환자는 목마름, 호흡곤란, 탈수된 양상, 말초가 매우 차며 안절부절못하는 모습을 보였고, 경정맥 울혈(jugular vein distension)이 관찰되었다. 호흡 수가 40회/분 지속되며 산소포화도가 80%로 측정되어 분당 15 L 부분재호흡마스크(partial rebreathing mask)로 산소요법을 변경하였다. 기좌호흡이 심하나 말초부종은 거의 없으며, 경정맥 울혈이 관찰되고, 최근 6주 사이에 심장비대 악화 및 흉막삼출액 소견이 있고 빈맥, 빈호흡이 관찰되었다.

2. 흉부 X-ray와 혈액 검사

대상자는 입원 후 시행한 흉부 X-ray에서 이전과 비교하였을 때 심장비대(cardiomegaly)가 확인되었고, 동맥혈가스분석(arterial blood gas analysis, ABGA)에서 대사산증(metabolic acidosis)이 확인되며, 젖산(lactic acid) 수치가 15.57 mmol/L로 조직관류(tissue perfusion) 저하소견을 보여 심장눌림증(cardiac tamponade) 및 폐쇄성 쇼크(obstructive shock)가 의심되었다. 흉부 X-ray 영상은 다음과 같다(그림 1).

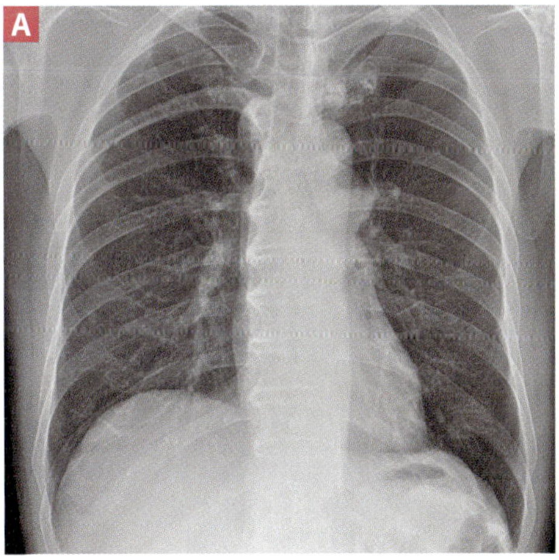

그림 1A. 흉부 X-ray(9월 28일)

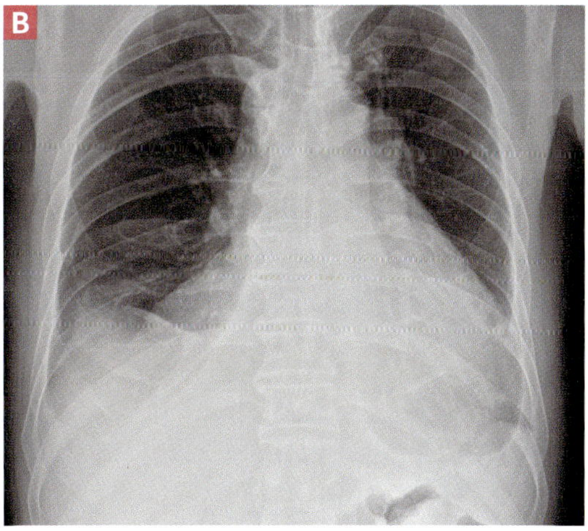

그림 1B. 흉부 X-ray(11월 5일)

혈액 검사상 LFT 및 BUN/Cr 수치가 3일 전 외래에서 실시한 검사 결과보다 더 상승한 소견이 있으며 입원 시 시행한 혈액 검사(표 1)와 동맥혈가스분석 결과(표 2)는 다음과 같다.

표 1. 혈액 검사

검사명	결과
Bilirubin, Total	1.8 mg/dL
AST	5,713 U/dL
ALT	3,366 U/dL
ALP	279 U/dL
BUN	41.7 mg/dL
Creatinine	1.94 mg/dL
Uric Acid	11.3 mg/dL
P	5.1 mg/dL
Na	146 mmol/L
K	6.1 mmol/L
Cl	101 mmol/L
Mg	2.9 mg/dL
LD	4,190 IU/dL

표 2. 동맥혈가스분석검사

검사명	결과
pH	7.255
pCO_2	16 mmHg
pO_2	102.5 mmHg
HCO_3	6.9 mmol/L
BE (Base Excess)	−18 mmol/L
O_2 saturation	96.1%
Lactic Acid, Whole blood	15.57 mmol/L

3. 침상 옆 초음파(bedside ultrasound)

심장눌림증 및 폐쇄성 쇼크가 의심되는 응급 상황으로 침상 옆 초음파는 심장막삼출액(pericardial effusion)과 급성심장눌림증을 신속하게 비침습적으로 진단할 수 있다.

사례

침상 옆 초음파(bedside ultrasound):

large amount of pericardial effusion, cardiac tamponade

알아보기

침상 옆 초음파

심장막을 검사하는 데 가장 좋은 영상 도구는 심초음파(echocardiography)이다. 심장눌림증을 진단하기 위한 심초음파와 같이 응급현장초음파를 적용하면 더 신속하게 환자의 생명을 구할 수 있다. 다른 분야에 종사하는 비 심장전문의가 학습하여 시행하는 표적심초음파(focused cardiac ultrasound)는 종합적인 경흉부심초음파검사(comprehensive trans-thoracic echocardiography)와 비교하여 95% 이상의 정확도로 심장막삼출액에 대해 신뢰할 수 있는 진단을 할 수 있다고 입증되었다. 〈계속〉

- **심장눌림증에서 흔히 관찰되는 심초음파 소견들**
  - 심장을 둘러싼 심장막삼출액(pericardial effusion)
  - 우심방 수축기 허탈(right atrium systolic collapse): 94% 민감도와 100%의 특이도를 가진다.
  - 우심실 확장기 허탈(right ventricle diastolic collapse): 60-90%, 특이도 85-100%
  - 호흡에 따른 심실상호의존성 증가: 흡기 시의 우심방 용적의 증가와 호기 시의 감소는 정상적인 반응이나, 비정상적으로 높은 심낭 내 압력으로 흡기 시 우심실의 용적증가가 좌심실을 압박해 좌심실 용적 감소로 나타나 수축기 혈압이 감소폭이 커지는 기이맥(pulsus paradoxus)이 나타난다.
  - 하대정맥의 다혈증(plethora of the inferior vena cava): 흡기 시 심장으로 혈액 유입이 증가해 하대정맥의 크기가 50% 이상 감소하는 것이 정상적이나 심낭내 압력 증가로 하대정맥의 확장이 지속되는 상태

질문 3 대상자의 예상되는 진단명은 무엇인가?

심장눌림증(cardiac tamponade)

심장눌림증은 심장이 압박되어 충분한 양의 혈액을 채울 수 없어 심박출량이 감소하고, 이로 인해 혈압이 떨어지는 상태를 의미한다. 이는 심장을 둘러싼 심장막 내에 여러 가지 원인에 의해 심장막삼출액이 발생하고, 심장막삼출액이 갑자기 증가하여 심장막 내 압력을 증가시킴으로써 발생한다.

알아보기

심장눌림증(cardiac tamponade)

1) 증상

심장눌림증의 대표적인 증상은 Beck의 삼징후(Beck's triad)로 저혈압, 경정맥 울혈, 심음 감소가 나타난다(그림 2). 그 외 호흡곤란, 흡기 시 수축기압이 10 mmHg 이상 감소하는 기이맥(pulsus paradoxus)이 나타나고, 빈맥, 청색증, 빠른 호흡, 말초 부종과 불규칙한 심장 박동이 있을 수 있다. 심장을 사정하면 심장 비대, 심장막 둔탁음, 심장막 마찰음이 나타나고, 호흡음은 보통 깨끗하다. 심장막삼출액이 천천히 진행하는 경우 오랜 기간 증상이 나타나지 않을 수 있으며, 정기적인 흉부 방사선 검사나 심전도에서 미묘한 차이를 보일 수 있다.

〈계속〉

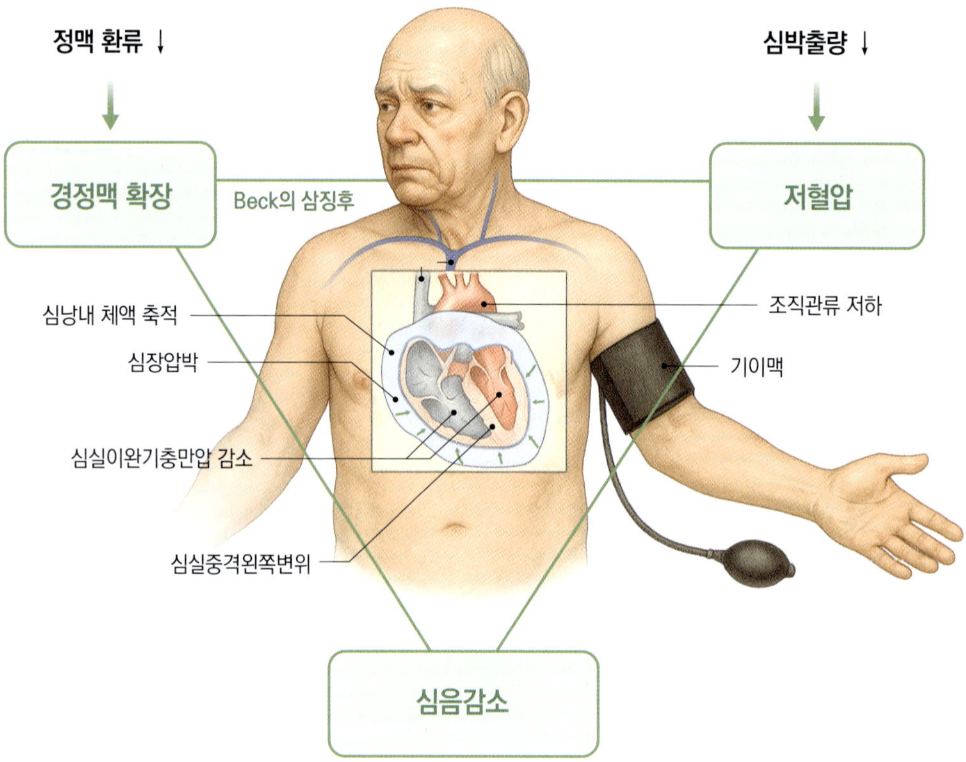

경정맥 확장, 심음감소, 저혈압은 Beck's triad이다.

그림 2. 백의 삼징후

2) 심장막삼출액(pericardial effusion)의 양

심장막삼출액의 양을 정량화하기 위한 여러 가지 척도가 설명되었지만 대부분 주관적인 평가이다. 일반적으로, 측정된 최대 삼출액의 두께 1 cm 미만은 소량, 1-2 cm은 보통양, 2 cm 이상은 대량의 심장막 삼출액을 예상할 수 있다.

3) 진단

(1) 저혈압, 빈맥, 호흡곤란, 흉부 X-ray상 심장비대 등 임상 양상을 보고 빨리 의심하는 것이 중요하다.

(2) 심초음파: 심장막삼출액을 확진하는 검사로, 심장눌림증이 의심되면 빨리 시행하고, 심장막삼출액과 동반된 우심방 및 우심실의 이완기말 허탈 여부와 흡기 시 심실 중격의 비정상적 움직임, 부유 심장(swing heart), 하대정맥 다혈증(IVC plethora)이 관찰된다.

(3) 심전도상 저전압의 파형과 전기적 교대맥(electrical alternance)이 관찰된다.

(4) 흉부 X-ray상 심장비대와 물주머니 모양의 심장을 보인다.

질문 4 어떤 우선순위로 문제를 해결하겠는가?

1. 응급 심장막 천자(pericardiocentesis)

2. 산소요법

질문 5 어떤 절차와 방법에 따라 문제를 해결하겠는가?

1. 응급 심장막천자(pericardiocentesis)

심장눌림증으로 진단하고 응급 심장막천자를 위해 순환기내과 협진 연락을 하였다. 심장막천자는 심장눌림증을 우선적으로 해결할 수 있는 가장 좋은 치료 방법이다.

심장눌림증에 의해 폐쇄성 쇼크가 빠르게 진행하는 상황으로 응급 심장막천자를 위해 중환자실로 이송하였다. 중환자실 이송 후 순환기 내과에서 심초음파 유도 응급 심장막천자를 시행하였고 천자 후 혈성의 심장막삼출액이 1,350 cc가량 배액되었다. 배액 후 환자의 호흡곤란 증상은 빠르게 완화되었고 호흡 수도 18회/분으로 안정되었으며 비강캐뉼라를 통해 산소를 분당 4 L 흡입 상태에서 산소포화도는 100% 측정되었다. 다음날 실시한 혈액 검사 결과 LFT 및 BUN/Cr 수치 호전 추이였으며 동맥혈가스분석 결과 대사산증도 호전되어 일반병실로 전동하였다.

알아보기

심장눌림증 치료

심장눌림증 치료의 기본은 심장막삼출액의 배액(pericardial drainage)이다.

1) 심장막천자(pericardiocentesis)

일시적인 방법으로 심초음파 검사하에 시행하는 것이 안전하다. 초음파 유도 심장막천자를 통해 최적의 바늘 삽입 부위를 찾고 배액을 위한 바늘의 깊이를 결정하고 시술 중에는 배액을 모니터링하는 데 도움을 받을 수 있다. 지속적인 배액을 위해 24시간 내에 25-30 mL 미만의 삼출액이 배액될 때까지 돼지꼬리형 카테터(pigtail catheter)를 심장막 공간에 유지한다. 심장막 카테터를 거치하고 배액을 유지하는 것(3일 ± 2일, 1-13일 범위)은 심장막삼출의 치료를 위한 외과적 시술의 빈도를 줄이고, 재발률(65% vs. 23%)을 감소시킴으로써 표준화된 치료로 인정받고 있다.

〈계속〉

초음파 유도 심장막천자의 성공률은 97%이며, 전체 합병증 발생률은 대개 5% 이하로 보고되며 심장혈관 파열에 의한 혈성 심장막삼출액, 우심실 천공, 쇼크 등의 심각한 합병증이 동반될 수 있다. 심장막삼출액이 반복되어 심장눌림증이 생기면 외과적 배액이 필요하다.

2) 외과적 배액법(surgical drainage methods)

① 검상하 심장막 창(subxiphoid pericardial window)

국소 또는 전신마취하에서 시행한다. 검상돌기(xiphoid process)하에서 횡격막을 박리하고 심장막에 접근한다. 가능한 한 크게 심장막을 절제하여 심장막 창(pericardial window)을 만든 후 흉관(chest tube)을 거치시킨다. 흉관은 경과에 따라 수일 후에 제거한다.

② 좌측 전측방개흉술(anterolateral thoracotomy)을 통한 심장막 창

심장막 창을 통해 심장막 강(pericardial cavity)과 좌측 흉막강 사이를 교통시킨 다음, 좌측 흉막 강에 흉관을 삽입하여 배액해준다.

2. 산소요법

극심한 호흡곤란과 조직관류 저하 상태로 고유량 산소요법(high flow oxygen therapy, HFOT)을 제공하였다. 고유량비강캐뉼라(high flow nasal cannular, HFNC)를 이용하여 흡입산소분율(fraction of inspired O_2, FiO_2) 0.9, 분당 60 L 유량(flow)으로 산소요법을 변경하였다.

질문 6 대상자에게 필요한 F/U 계획은 무엇인가?

1. 심장막천자 후 합병증 관리

심장막천자 카테터 삽입 후 배액량과 배액 양상, 통증, 발열, 감염/출혈의 징후, 흉막삼출이나 기흉의 징후 등을 관찰하여야 한다. 또한, 시술 후 가슴 통증이 지속되거나 악화되는지 확인하고 필요시 통증 조절을 위해 진통제 투약, 불편을 줄이는 자세, 호흡을 쉽게 하는 방법, 산소 이용, 불안 감소에 도움이 되는 보완요법에 대해 충분한 교육이 필요하다. 하루 50 mL 이하로 배액되면, 심초음파로 심낭액이 남아 있지 않은지 확인 후 카테터를 제거할 수 있다.

2. 심장막삼출액 원인 평가

심장막천자를 시행한 후에는 심장막삼출액의 원인을 밝히는 배양 및 세포검사를 시행하여 원인 질환을 근본적으로 치료해야 한다. 환자는 일반 병실 전동 후 심초음파 검사를 시행하였고 거대 심장막종괴가 확인되었다. 흉부 CT 및 상복부 CT 검사 결과 심장막 전이, 신장 및 간 전이 소견으로 방사선치료를 시행하며 추적 관찰 예정이다.

3. 배액관 관리

배액관 유지 동안 삽입 부위 청결을 유지하고 배액관이 당겨지거나 꼬이지 않도록 안전하게 고정해야 한다. 삽입 부위 발적, 부종, 농성 배액 등 감염 징후가 있는지 관찰하고, 배액의 양, 색깔, 점도를 정기적으로 확인하여 출혈, 혼탁한 배액 등 배액 양상의 비정상적인 변화나 배액이 급격하게 감소하여 환자에게 혈역학적 상태변화가 동반되는 경우 의료진과 상의하여 즉각적인 처치가 이루어지도록 한다.

전문간호사의 역할

심장눌림증은 신속한 진단과 치료가 필요한 응급상황이다. 임상 징후가 혈역학적으로 의미 있는 삼출을 시사하는 경우, 즉시 정맥으로 수액을 투여하고 환자가 저혈압을 보일 경우 혈관작용약물(vasoactive drugs)도 투여를 고려해야 한다. 환자의 기저 질환과 신체 사정, 검사 결과를 통해 근거에 기반하여 빠르게 심장눌림증을 상황임을 판단하고 응급상황을 해결하여 임상실무 전문가로서의 역할을 수행하였다. 카테터 삽입 부위 관찰, 배액양과 양상이 갑자기 변화하지 않는지 사정하고 문제 확인 시 빠르게 대처함으로써 대상자 치료 과정에 적극 참여하였다. 대상자는 카테터 유지기간 동안 카테터가 꼬이거나 당겨지지 않도록 움직임 시 주의하도록 배액관 관리와 관련하여 대상자를 교육함으로써 교육자로서 역할을 수행하였다.

요약

환자는 호흡곤란으로 입원하여 입원 후 6시간 안에 빠르게 호흡곤란이 악화되며 조직 관류 저하 소견을 동반하였다. 환자의 증상 및 흉부 X-ray상 갑자기 증가된 심장비대 소견으로 심장눌림증 및 폐쇄성 쇼크가 의심되었고 침상 옆 초음파를 통해 심장눌림증임을 진단하였다. 심장눌림증에 의해 폐쇄성 쇼크가 빠르게 진행하는 상황으로 순환기내과 협진 의뢰 후 응급 심장막천자를 위해 중환자실로 이송하였고 심장초음파 유도하에 심장막천자 시행 후 환자의 증상과 혈액검사 소견들의 안정화를 확인 후 일반 병실로 전동하였다.

사례로부터 배울 점

- 심장눌림증은 급성 혹은 만성으로 심장막(pericardium) 내에 삼출액, 혈액, 농, 가스 등이 고임으로써 심장의 이완 장애를 초래하는 질환으로 적절한 진단과 치료가 이루어지지 않을 경우 생명을 위협하는 응급 질환이다. 응급 심장막천자를 시행하지 않으면 쇼크가 발생하여 사망에 이를 수 있다.
- 심장눌림증은 그 증상이 비특이적인 경우가 많아서, 심장눌림증의 신체검진 소견이나 심장눌림증이 생길 수 있는 다양한 원인에 대해 숙지하고 있어야 진단과 치료가 빨리 시행될 수 있다. 심장막천자를 성공적으로 시행하면 환자의 상태는 빠르게 호전된다.
- 심장눌림증은 악성 종양의 10%에서 발생한다. 환자의 병력에서 외상력 또는 급성으로 생길 수 있는 다양한 원인들이 없다면, 종양에 의한 심장막삼출액의 가능성을 반드시 생각해 보아야 한다. 심장막삼출액에 대한 진단과 처치도 중요하지만 심장막삼출액의 치료는 원인에 따라 달라질 수 있기 때문에 원인 질환에 대한 평가와 치료 또한 매우 중요하다.

참고문헌

- 김연희, 권인각, 김정혜, 박정윤, 설미이, 전명희, 외. 암환자증상관리. Fornurse; 2015.
- 김원곤, 김기봉, 이정렬, 박승일, 강창현. 의대생을 위한 흉부외과학. 제3판. 고려의학; 2007.
- 응급중환자영상학회. 응급현장초음파. 군자출판사; 2019.
- 이원로, 서정돈. 임상심장학. 고려의학; 2007.
- 진상찬, 손유동, 최우익. 폐 선암의 첫 증상으로 발생한 악성 심장막 삼출액으로 인한 심장눌림증 1례. 대한응급의학회지. 2006;17(4):357-60.

17

패혈쇼크

학습 목표

환자의 주 호소를 토대로 적절한 병력청취와 감별진단을 위한 검사를 알고, 대상자의 특성에 맞춘 간호계획을 수립할 수 있다. 구체적인 목표는 다음과 같다.

❶ 환자의 주 호소를 토대로 관련 정보를 얻고 해석할 수 있다.
❷ 패혈증, 패혈쇼크를 시사하는 증상과 검사 결과를 해석할 수 있다.
❸ 근거에 기반하여 패혈증, 패혈쇼크에 대한 간호계획을 수립할 수 있다.

사례

65세 여자 환자가 2-3일 전부터 몸에 힘이 빠지고 기력이 쳐진다며 응급실을 방문하였다. 환자는 고혈압 외에 기저 질환은 없는 상태이다. 병력 청취 시 환자의 최근 국내 및 해외여행 이력은 없으며 일주일 전부터 소변을 자주 보고 소변볼 때 통증이 있었고 현재는 오른쪽 옆구리가 욱신거리는 양상으로 통증이 있는 상태이다. 응급실 내원 당시 혈압 125/73(90) mmHg, 맥박 90회/분, 호흡수 14회/분, 체온 38.0℃이며 오한을 동반하였다.

병동으로 입원한 당일 저녁, 보호자가 "환자가 식사를 못 할 정도로 기력이 없고 자꾸 자려고만 한다."라고 하였다. 환자는 부르면 눈을 뜨지만 신음소리만 내며 명확한 의사소통은 어려운 상태로 병동 입원 당시보다 의식수준이 떨어진 상태였다. 또한 혈압은 81/52(61) mmHg, 맥박 100회/분, 호흡수 20회/분으로 측정되었다.

질문 1 대상자에게 있어 가장 중요한 문제는 무엇인가?

발열, 오한을 동반한 저혈압 및 의식저하

감염의 일반적인 징후는 발열과 오한이다. 또한 저혈압이 발생하는 경우 주요 조직과 장기로 가는 혈류가 부족해져 장기 기능이 저하되는 심각한 결과를 초래할 수 있다. 예를 들어 뇌로 가는 혈류가 부족하면 의식 저하로 이어질 수 있고 신장이나 간으로 가는 혈류가 감소하면 신부전, 간부전으로 진행할 가능성이 있다.

질문 2 대상자의 문제를 해결하기 위해 어떤 정보가 필요한가?

1. 혈액 검사와 요검사 결과

1) 백혈구(WBC)

백혈구는 면역 체계의 핵심 세포로 감염, 염증, 알레르기, 면역 질환 등의 상태를 반영하는 중요한 혈액 검사 항목이다. 세균 감염 시 백혈구 증가가 흔하다. 환자의 백혈구 수치는 상승되어 있지 않지만 추적 관찰이 필요할 수 있다.

2) C-반응성 단백질(C reactive protein, CRP)

간에서 생성되는 급성기 단백으로 염증이나 감염, 조직 손상 시 빠르게 증가하는 대표적인 염증 지표이다. CRP는 감염 및 염증 상태를 평가하는 중요한 검사이지만, 단독으로 진단에 사용되지는 않는다. 응급실 내원 당시 환자의 혈액 검사 결과(표 1)에서 보면 CRP 6.62 mg/dL로 증가되어 있다.

3) 프로칼시토닌(procalcitonin)

프로칼시토닌은 세균감염 시 증가하는 단백질로, 패혈증 및 중증 감염을 평가하는 중요한 지표이다. 감염 치료 후 프로칼시토닌 감소 여부를 통해 치료 반응을 평가할 수 있는데 CRP보다 더 빠르게 반응한다는 특징이 있다. 환자의 프로칼시토닌은 2.75 ng/mL로 상승되어 있다(표 1).

표 1. 응급실 내원 시 혈액 검사 결과

검사명	결과
WBC count	7.71×10^{3}/L
RBC count	4.50×10^{6}/L
Hemoglobin	14.0 g/dL
Platelet count	150×10^{3}/L
Neutrophil	52.1%
Lymphocyte	30.5%
Monocyte	3.5%
Eosinophil	0.0%
Basophil count	0.45%
CRP	6.62 mg/dL
Procalcitonin	2.75 ng/mL
Lactic acid	1.4 mmol/L

4) 젖산(lactic acid)

젖산은 조직 및 세포의 산소 부족 상태를 반영하는 것으로 순환장애로 인해 조직으로 전달되는 산소량이 감소하는 반면 세포 및 조직에서 산소 소모량이 증가하게 되면서 세포가 부적절한 산소를 사용하면서 나오는 부산물이다.

패혈증 외에도 약제, 과한 운동, 알코올, 경련, 간질환, 종양 등 다양한 상황에서도 젖산 농도는 증가할 수 있다.

응급실 내원 당시 1.4 mmol/L였던 것에 비해 입원 후 재시행한 젖산 수치는 8.8 mmol/L로 상승된 소견을 보였다(표 2).

표 2. 입원 후 시행한 젖산 수치 결과

검사명	결과
Lactic acid	8.8 mmol/L

알아보기

젖산

[2024 성인 패혈증 초기치료지침서]

패혈증이 의심되는 환자에서 초기 치료과정에 젖산 측정이 포함되어 있고 패혈쇼크의 진단을 위해서는 젖산 수치의 > 2 mmol/L의 상승이 포함되기 때문에 패혈증 의심 환자에서는 내원 직후 젖산 농도가 빠르게 측정되어야 한다. 젖산 측정은 중심정맥관 십입 같은 추가적인 시술이 필요하지 않으며 혈액검사로 빠르게 측정할 수 있다.

5) 요검사

농뇨(pyuria)는 소변 내 백혈구가 증가한 상태를 의미한다. 농뇨는 세균성 요로감염, 신우신염, 방광염, 요도염 등을 의심할 수 있어 소변배양검사 등 추가적인 검사가 필요할 수 있다.

환자의 요검사(표 3)에서는 농뇨 소견이 보였다.

표 3. 요검사 결과

검사명	결과
Color	straw
Turbidity	clear
Nitrite	−
Leukocyte Esterase	+
Red blood cell	11-20 / HPF
White blood cell	3-5 / HPF
Squamous epithelial cell	3-5 / HPF
Hyaline Cast	11-20 / LPF
Unknown Bacteria	some / HPF

2. 균배양 검사 결과

대상자는 감염이 예상되는 상태로 응급실에서 혈액배양검사, 소변배양검사, 객담배양검사 등을 시행한 상태다. 혈액배양 및 요배양 중간보고에서 모두 그람음성균주(Gram negative bacterium)가 동정되고 있었다.

3. 복부 CT 검사 결과

복부 CT 검사에서는 우측 수신증(Rt. hydronephrosis)이 관찰되었다(그림 1).

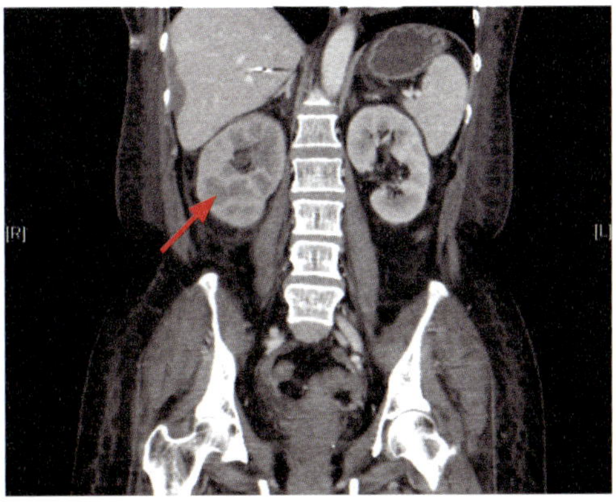

그림 1. 복부 CT 영상

4. 간이 패혈증 관련 장기부전 평가점수 (quick sequential organ failure assessment score, qSOFA score)

qSOFA score는 계산 결과 의식수준 변화(1점), 수축기 혈압 ≤ 100 mmHg(1점)으로 2점이었다.

알아보기

SOFA / qSOFA score

패혈증 관련 장기부전 평가점수(sequential organ failure assessment score, SOFA score)는 장기부전 정도를 계산하여 패혈증 및 다발성 장기부전의 중증도를 평가하여 사망률을 예측하는 점수 체계이다. 호흡기, 심혈관계, 간기능, 신장기능, 혈액응고, 신경계 6개 항목을 평가하여 SOFA 점수 0-6점은 경증 장기기능장애, 7-9점은 중등도 장기부전, 10점 이상은 중증의 장기부전으로 높은 사망률을 시사하며, 15점 이상은 매우 심각한 상태로 높은 치명률을 시사한다. 주로 중환자실에서 환자의 상태를 모니터링하고, 치료 반응을 평가하는 데 사용된다.

〈계속〉

감염이 의심 또는 확정적인 환자에서 SOFA 점수가 2점 이상 증가하는 것은 병원 내 사망률을 10% 이상임을 반영한다(표 4). 경미한 기능장애를 보이는 환자도 상태가 급격하게 악화될 수 있어 신속하고 적절한 개입이 필요하다.

표 4. SOFA score

SOFA 점수체계					
지표 \ 점수체계	0	1	2	3	4
호흡기 PaO_2/FiO_2 SpO_2/FiO_2	> 400 > 302	< 400 < 302	< 300 < 221	< 200 < 142	< 100 < 67
심혈관계 평균 동맥압 (MAP) 또는 혈압 약물사용 (mcg/kg/min)	MAP ≥ 70	MAP < 70	Dopamine ≤ 5 or Dobutamine	Dopamine > 5 Norepinephrine ≤ 0.1 Phenylephrine ≤ 0.8	Dopamine > 15 Norepinephrine > 0.1 Phenylephrine > 0.8
간기능 (혈중 빌리루빈, mg/dL)	< 1.2	1.2-1.9	2.0-5.9	6.0-11.9	> 12
신장 기능 (크레아티닌, mg/dL)	< 1.2	1.2-1.9	2.0-3.4	3.5-4.9	> 5.0
혈액응고 (혈소판수, x $10^3/mm^3$)	≥150	< 150	< 100	< 50	< 20
신경계 (GCS score)	15	13-14	10-12	6-9	< 6

중환자실이 아닌 병동, 응급실 등의 환경에서 감염이 의심되는 환자의 경우 간이 패혈증 관련 장기부전 평가점수(quick sequential organ failure assessment score, qSOFA score)를 사용하여 평가할 수 있다. qSOFA 점수는 호흡수, 의식변화, 수축기 혈압을 평가하여 3가지 중 2가지 이상 충족 시 패혈증 가능성이 높음을 의미한다(표 5).

qSOFA는 패혈증이 확실하거나 의심되는 환자의 사망률, 중환자실 입원기간을 예측하기 위해 사용할 수 있지만 패혈증을 감별 및 진단하는 도구로 사용하는 것은 권고하지 않는다.

〈계속〉

표 5. qSOFA score

qSOFA 점수체계		
	0	1
의식수준변화 GCS < 15	No	Yes
호흡수 ≥ 22 회/min	No	Yes
수축기 혈압 ≤ 100 mmHg	No	Yes

질문 3 대상자의 예상되는 진단명은 무엇인가?

요로감염(급성 신우신염)에 의한 패혈쇼크(sepsic shock)

패혈증(sepsis)은 미생물 감염에 의해 전신 염증반응이 일어나고 이로 인해 주요 장기의 기능부전이 빠르게 진행하는 질환이다. 환자는 발열이 관찰되고 옆구리 통증, 소변 시 통증을 호소한 것으로 보아 신우신염을 시사한다. 또한 초기에는 혈압이 정상이었으나 이후 저혈압과 빈맥으로 활력징후가 변하고 의식 저하가 동반되고 있으므로 감염에 의한 패혈쇼크(septic shock)로 진단할 수 있다.

알아보기

Sepsis-3 (2016) 정의

- **패혈증:** 감염에 의해 조절되지 않는 숙주 반응에 의해 생명을 위협하는 장기부전이 발생한 상태이다.
- **패혈쇼크:** 평균동맥압을 ≥65 mmHg를 유지하기 위해 승압제가 요구되는 저혈압 상태와 적절한 수액 소생술을 함에도 불구하고 젖산 수치가 > 2 mmol/L가 동반된 패혈증 상태이다. 패혈쇼크는 심각한 순환계, 세포 및 대사 이상으로 패혈증 단독보다 사망률이 높은 패혈증의 하위 집단이다.

질문 4 어떤 우선순위로 문제를 해결하겠는가?

1. 수액 소생술
2. 승압제 투여
3. 항생제 사용
4. 산소 공급

질문 5 어떤 절차와 방법에 따라 문제를 해결하겠는가?

1. 수액 소생술(fluid resuscitation)

현재 환자는 평균동맥압(mean arterial blood pressure, MAP)이 낮고 젖산(lactic acid) 수치가 상승한 상태로 수액 소생술이 권고된다. 대상자의 몸무게를 기준으로 30 mL/kg의 결정질 용액(crystalloid solution)을 나눠서 주입하는 것을 시도할 수 있다. 수액 치료를 하면서 혈압 변화와 젖산 청소율을 모니터링하며 치료에 대한 반응을 확인하는 것이 필요하다. 과다한 수액이 주입될 경우 체액과다 및 폐부종의 위험이 있으므로 산소요구도, 호흡수가 증가하지 않는지 관찰이 필요하다.

알아보기

2024 성인 패혈증 초기치료지침서: 수액 요법

수액 소생술은 초기 소생술에서 중요한 치료 중 하나로 심박출량과 순환 혈액량을 늘림으로써 조직 관류를 증가를 시키는 데 매우 중요하다. 하지만 과다한 수액치료는 체액과다로 인한 폐부종, 심기능 저하, 기계환기 적용 및 기간 연장 등의 합병증 발생 위험성이 있어 환자의 치료 경과를 바탕으로 득실을 고려하여 투여 여부를 결정한다.

성인 패혈증 또는 패혈쇼크 환자에서 평균동맥압이 < 65 mmHg 또는 젖산 수치가 ≥4 mmol/L인 경우 순환 혈액량과 심박출량의 유지를 위해 결정질 용액을 투여를 권고하며, 초기 3시간 이내에 30 mL/kg의 결정질 용액이 투여될 것을 권고한다.

패혈증 환자에서 수액 치료 시 환자의 상태에 따라 혈장 구성과 흡사한 전해질 구성 요소를 갖는 평형 정질액(balanced crystalloids) 혹은 생리식염수(normal saline)를 권고한다. 생리식염수는 고염소혈성 대사산증(hyperchloremic metabolic acidosis)의 발생 가능성이 있어 환자가 대사산증이 심한 경우 다른 수액을 주입하는 것을 고려할 수 있다.

2. 승압제 투여

적절한 수액 치료에도 불구하고 혈중 젖산 농도가 2 mmol/L보다 높고 평균동맥압이 65 mmHg를 유지하기 힘든 저관류 상태가 지속되면 승압제 사용이 필요하다. 환자의 평균동맥압 65 mmHg 이상으로 유지하기 위해 1차 승압제로 노르에피네프린(norepinephrine) 지속 주입을 시작하고 혈압의 변화를 관찰한다.

알아보기

2024 성인 패혈증 초기치료지침서: 승압제 투여

성인 패혈쇼크 환자에서 혈압상승제로 노르에피네프린을 우선적으로 사용하는 것을 권고한다. 노르에피네프린의 사용량이 0.25-0.5 mcg/kg/min까지 증가함에도 목표 평균 동맥압에 도달하지 못할 경우 2차 승압제로 바소프레신(vasopressin) 사용을 권고한다.

노르에피네프린은 강력한 α-1 아드레날린 수용체 작용제이자 보통의 β-작용제 활성으로 직접적인 심장수축 보다는 강력한 혈관수축을 촉진하여 수축기, 이완기 혈압과 맥압을 증가시킨다.

바소프레신은 혈관 평활근의 수축을 유발하여 동맥 혈압을 상승시키고 신장 집합관의 투과성을 향상시켜 수분 재흡수를 증가시킨다.

3. 항생제 사용

환자는 균 배양검사 결과가 나오기 전 증상과 병력을 토대로 요로감염에 준해 경험적 항생제 투여를 시작하였다. 그러나 항생제를 투여함에도 환자는 패혈쇼크로 상태가 악화되어 감염원이 밝혀지기 전 다양한 미생물을 대상으로 한 광범위 항생제로 변경되어 투여하였다.

알아보기

2024 성인 패혈증 초기치료지침서: 항생제 사용

성인 패혈증 환자에서 패혈증을 인지하고 3시간 이내, 패혈쇼크 환자에서 패혈쇼크를 인지한지 가급적 1시간 이내에 항생제 투여를 권고한다. 임상현장 상황에 따라 항생제 투여 권고 시간을 지키는 것이 어려울 수 있으나 최대한 빠른 시간 내에 항생제를 투여하는 것이 바람직하고 원인균이 확인된 후에는 항생제 감수성 결과에 따라 항생제를 조정하는 것이 필요하다.

4. 산소 공급

환자는 패혈증으로 인한 저산소혈증호흡부전이 관찰되어 고유량 비강 산소 투여(high flow nasal oxygen)를 시작하였다. 쇼크 상태에서 심한 조직 저관류로 인해 호흡 근육의 대사요구를 충족시키지 못하는 경우 산소를 공급함으로써 호흡근육의 에너지 사용을 줄이고 상태를 안정시킬 수 있다.

질문 6 대상자에게 필요한 F/U 계획은 무엇인가?

1. 수액 소생술 및 승압제 요구도 평가

수액 소생술을 시행할 때 젖산 청소율(lactate clearance)을 지표로 사용할 수 있기에 젖산 수치를 모니터링하며 젖산 수치가 감소하고 평균동맥압이 65 mmHg 이상으로 유지된다면 추가적인 수액 소생술을 중단하거나 승압제를 감량해 볼 수 있다.

2. 항생제 요법 및 혈액배양검사 추적

환자의 치료 경과와 최종보고 되는 균의 종류 및 항생제 감수성 검사 결과를 바탕으로 환자에게 적절한 항생제로 조정할 수 있다.

3. 감염 원인 제거

성인 패혈증 또는 패혈쇼크 환자에서 빠른 소생술과 적절한 항균제 투여에도 불구하고 호전이 없는 경우 빠르게 감염의 원인을 통제하는 것이 필요하다. 농양의 배액, 감염된 괴사 조직 제거, 감염된 장의 제거와 같은 치료를 고려한다. 대상자의 경우 급성 신우신염으로 패혈쇼크로 진행한다면 신장에 고인 농양을 배액하는 시술을 고려할 수 있다.

4. 중환자실 입실 평가

효과적인 수액 소생술과 고용량의 승압제 주입을 위해 중심정맥관 삽입이 필요할 수 있으며, 산소 요구량이 올라가면 기계환기 적용 등 호흡 치료가 필요할 수 있다. 집중적인 치료와 응급 상황에 대비하기 위한 중환자실 입실을 고려한다.

전문간호사의 역할

패혈증은 조기 발견과 신속한 치료가 중요하므로 환자의 주 호소, 활력징후, 혈액검사, 감염 징후를 지속적으로 모니터링 및 평가하고 의료진에게 보고하여 적절한 진단검사 및 중재가 조기에 이루어질 수 있도록 임상실무 전문가로서 역할을 수행하였다. 패혈증 초기 적극적인 수액 소생술 및 혈압 상승제가 적용될 수 있도록 조정하고 적절한 항생제 선택 및 투여를 의료진과 협력하여 결정함으로써 패혈증 초기 치료에서 조정자로서 역할을 수행하였다.

패혈증은 조기 발견과 신속한 대처가 중요한 만큼 의료진의 패혈증에 대한 인식 향상이 필요하다. 따라서 의료진을 대상으로 조기 발견, 신속한 대처, 치료 과정에 대해 교육하여 역량을 강화함으로써 교육자로서 역할을 수행하였다. 환자 및 보호자 측면에서 패혈증의 진행 과정, 원인, 치료 계획 등을 설명함으로써 질병에 대한 이해도를 높이고 불안을 완화할 수 있도록 하며, 환자가 면역이 저하된 상태라면 감염 예방 교육을 수행함으로써 교육 및 상담가로서 역할을 수행하였다.

요약

환자는 세균뇨로 시작된 감염이 신장 실질과 요로를 침범하면서 급성 신우신염으로 인한 패혈증이 발생했다. 환자는 패혈증 치료 중 혈압저하와 젖산 수치 상승이 동반된 패혈쇼크로 진행했다. 전문간호사는 패혈증의 증상을 빠르게 인지하였고 신속한 치료가 될 수 있도록 적절한 수액 소생술과 승압제 투여가 시작될 수 있도록 간호하였다. 그러나 적절한 치료를 함에도 환자는 상태가 악화되었고 결국 감염 요인을 제거하고 신장의 압력을 감소시키기 위해 배액술을 시행했다. 이후 환자는 상태가 호전되어 승압제 요구량이 줄어들고 의식을 회복했다.

사례로부터 배울 점

- 패혈증, 패혈쇼크는 의학적 응급 상황으로 즉각적이고 집중적인 치료를 신속하게 하는 것이 환자의 생명을 구하는 데 중요한 역할을 한다.
- 항생제 치료의 지연은 사망률을 크게 증가시킬 수 있으므로 가능한 빨리 적절한 항생제를 투여하여 감염의 원인균을 빠르게 제어한다. 패혈증을 인지하고 3시간 이내, 패혈쇼크를 인지하고 가급적 1시간 이내에 항생제 투여할 것을 권고한다. 감염원에 맞는 항생제를 선택하기 위해 혈액 배양을 시행하고 결과에 따라 항생제를 조정한다.
- 패혈쇼크에서는 혈액 순환이 감소하여 조직으로 가는 혈류량이 부족해 산소와 영양이 부족해지므로 충분한 수액을 빠르게 투여하여 혈액 순환을 개선하고 혈압을 유지한다. 초기 3시간 이내에 30 mL/kg의 결정질 용액이 나눠서 투여될 것을 권고한다. 체액 보충은 혈압을 회복시키고 장기 기능 유지에 필수적이나 체액 과다로 인한 부작용도 주의해야 하므로, 투여 후 지속적인 모니터링이 필요하다.
- 체액 보충 후에도 혈압이 충분히 회복되지 않으면 혈압을 유지하기 위해 혈관수축제를 사용한다. 환자의 평균동맥압을 65 mmHg 이상으로 유지하기 위해 1차 승압제로 노르에피네프린을 사용하며 이는 혈관 수축을 유도하여 혈압을 증가시킨다.
- 패혈쇼크는 다발성 장기 부전을 초래할 수 있기 때문에 각 장기 기능을 적절히 지원하기 위해 필요한 치료를 제공한다. 필요시 산소 공급, 기계적 환기, 혈액 투석, 체외막산소요법(extracorporeal membrane oxygenation, ECMO) 치료 등을 고려할 수 있다.

참고문헌

- 대한중환자의학회. 성인 패혈증 초기치료지침서. 질병관리청. 2024.
- Evans L, Rhodes A, Alhazzani W, Antonelli M, Coopersmith CM, French C, et al. Surviving sepsis campaign: international guidelines for management of sepsis and septic shock 2021. Critical care medicine. 2021;49(11):e1063-e143.
- Singer M, Deutschman CS, Seymour CW, Shankar-Hari M, Annane D, Bauer M, et al. The third international consensus definitions for sepsis and septic shock (Sepsis-3). Jama. 2016;315(8):801-10.

호흡기계

18

급성저산소혈증호흡부전

학습 목표

환자의 주 호소를 토대로 적절한 병력청취와 감별진단을 하기 위한 검사를 알고, 대상자의 특성에 맞춘 간호계획을 수립할 수 있다. 구체적인 목표는 다음과 같다.

❶ 대상자의 임상증상과 정보를 통해 시술관련 호흡기계 합병증임을 유추할 수 있다.
❷ 시술과 관련한 합병증을 확인하기 위해 관련 검사를 시행하고 결과를 이해한다.
❸ 근거에 기반하여 급성저산소혈증호흡부전의 임상적 판단을 할 수 있다.
❹ 급성저산소혈증호흡부전의 간호중재를 포함한 간호계획을 수립할 수 있다.

사례

고혈압, 당뇨, 초기 치매의 과거력이 있는 88세 남자 대상자는 간기능 검사수치 상승으로 시행한 복부전산화단층촬영에서 13 cm 크기의 간종양이 관찰되어 간세포암종으로 진단 후 경동맥방사선색전술(transcatheter arterial radioembolization, TARE)을 시행하였다. 대상자는 간세포암종의 크기가 크고, 종양에 대한 혈관 공급이 잔존하여 추가적인 경동맥화학색전술(transcatheter arterial chemoembolization, TACE)을 시행하기 위해 재입원하였다.

최근 2년간 일주일에 2회 소주 4잔의 음주력이 있었고, 13.75갑년(pack year)의 흡연력이 있었다. 시술 전 사전검사에서 시행한 흉부전산화단층촬영에서 폐기종(emphysema)이 관찰되었고 기저 만성폐쇄성폐질환(chronic obstructive pulmonary disease, COPD)이 있을 것으로 의심되나 호흡기내과 진료 및 진단받은 것은 없었다. 종양표지자 검사에서 알파태아단백(alphafetoprotein, AFP) 20.2 ng/mL, 비타민 K 결핍 또는 길항제 유도 단백질-II(protein induced by vitamin K absence or antagonist-II, PIVKA-II)가 442 mAU/mL로 상승되어 있었다.

오전 9시경 경동맥화학색전술이 시행되었고 시술 동안 간동맥(hepatic artery)과 우측 하횡격막동맥(inferior phrenic artery)을 통해 총 독소루비신(doxorubicin) 50 mg과 리피오돌(lipiodol) 10 cc의 혼합약제가 주입되었다. 시술 직후 활력징후는 안정적이었고 시술 부위의 지혈을 위해 침상안정하면서 경과 관찰하였다.

시술 후 정규 활력징후 측정을 위해 방문한 오후 8시경, 혈압은 133/68 mmHg, 맥박 83회/분, 호흡수 18회/분, 체온 36.8℃, 산소포화도(SpO_2) 94%에서 77%로 저하되었다. 대상자는 침상안정 중인 상태로 의식은 명료하였으며, 호흡곤란을 호소하지 않았다. 산소포화도 저하로 동맥혈가스분석검사(표 1)와 단순 흉부 X-ray (그림 1, 2)를 시행하였으며 검사결과는 다음과 같다.

표 1. 동맥혈가스분석검사(저산소혈증 소견)

검사명	결과
pH	7.452
pCO_2	33.6 mmHg
pO_2	60.3 mmHg
HCO_3	22.9 mmol/L
BE (Base Excess)	-0.7 mmol/L
O_2 Saturation	90.7%

〈계속〉

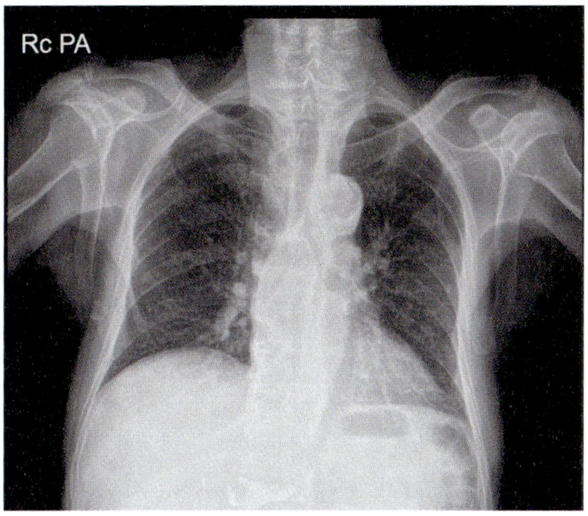

그림 1. 단순흉부 X-ray
(시술 전: 특이소견 없음)

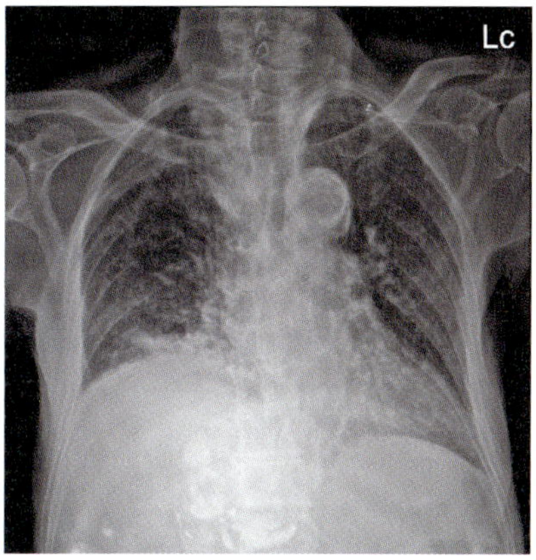

그림 2. 단순흉부 X-ray
(시술 후: 우하엽의 무기폐와 우측의 가슴막삼출액 소견)

질문 1 대상자에게 있어 가장 중요한 문제는 무엇인가?

급격한 산소포화도 저하

경동맥화학색전술 후 12시간 경과된 시점에 발생한 급격한 산소포화도 저하와 단순 흉부 X-ray상 무기폐와 폐부종 발생 및 기저의 폐 상태를 고려하였을 때 호흡부전 악화의 위험성이 가장 중요한 문제라고 판단하였다.

질문 2 대상자의 문제를 해결하기 위해 어떤 정보가 필요한가?

1. 신체사정

1) 호흡기계

대상자는 현재 호흡곤란을 호소하지 않았으나, 호흡기계 신체사정 시 폐 청진에서 수포음(crackle)이 확인되었으며, 호흡보조근육(accessory muscle) 사용이나 역설적 복부 움직임(abdominal paradox)은 관찰되지 않았다.

2) 피부사정

피부 사정 결과 청색증(cyanosis)은 나타나지 않았다.

3) 문진

호흡곤란의 발생시간, 정도, 지속시간, 흡연력, 유발인자, 호기와 흡기 중 더 힘든 것을 확인하고 동반증상 유무를 확인하였다.

문진 결과, 환자는 호흡기계 과거력이 없었으며 호흡기내과 진료를 받은 경험도 없었다. 입원 전까지는 호흡곤란이 없었고, 이전에 시행한 경동맥방사선색전술 후 퇴원 시에도 일상생활이 가능한 수준이었으며, 기침이나 가래는 거의 없거나 경미한 정도였다. 흡연력 확인 결과, 현재도 흡연 중이었으며 하루 0.25갑을 피우고 있었다. 총 흡연기간은 55년으로 13.75갑년의 흡연력이 확인되었다.

2. 대상자의 악화시점 전후의 상황분석

1) 시술관련 정보

간동맥과 우측 하횡격막동맥을 통해 항암제인 독소루비신 50 mg과 리피오돌 10 cc를 혼합하여 주입되었다. 시술 후 절대 침상안정하면서 산소요구량이 상승하는 추세였던 것을 확인하였다. 시술 직후 비강캐뉼라(nasal cannula) 1-3 L/min으로 적용 중이었다.

알아보기

경동맥화학색전술

정상 간조직은 간동맥과 간문맥을 통해 혈류를 공급받지만, 간암의 경우 대부분 간동맥을 통해서 혈류를 공급받는다. 경동맥화학색전술(transcatheter arterial chemoembolization, TACE)은 간암에 혈류를 공급하는 영양동맥(feeding artery)을 통해서 항암제가 섞인 색전(혈관을 막는) 물질을 주입함으로써 간암이 자라는 데 필요한 산소와 영양공급을 차단하고 항암제가 작용하여 간암을 치료하는 방법이다(그림 3). 보통 사타구니에 위치한 대퇴동맥(femoral artery)을 통해 직경 3 mm 안팎의 도관을 설치한 후, 투시영상을 보면서 도관을 대동맥을 지나 간동맥으로 삽입한다. 혈관조영검사를 시행하여 정확한 간암의 위치와 영양동맥을 확인한 후, 미세도관을 간암의 영양동맥까지 최대한 접근하여 설치한 후 치료를 하여, 정상 간조직의 손상은 최소화하면서 간암을 괴사시키게 된다. 통상적인 경동맥화학색전술은 리피오돌(Lipiodol)이라는 기름으로 이루어진 조영제에 항암제를 섞어서 에멀젼(유화)형태를 만들어서 간암의 영양동맥에 충분히 주입한 후, 영양동맥 자체를 색전(혈관을 막는)물질을 이용하여 완전히 혈류를 차단하게 된다.

〈계속〉

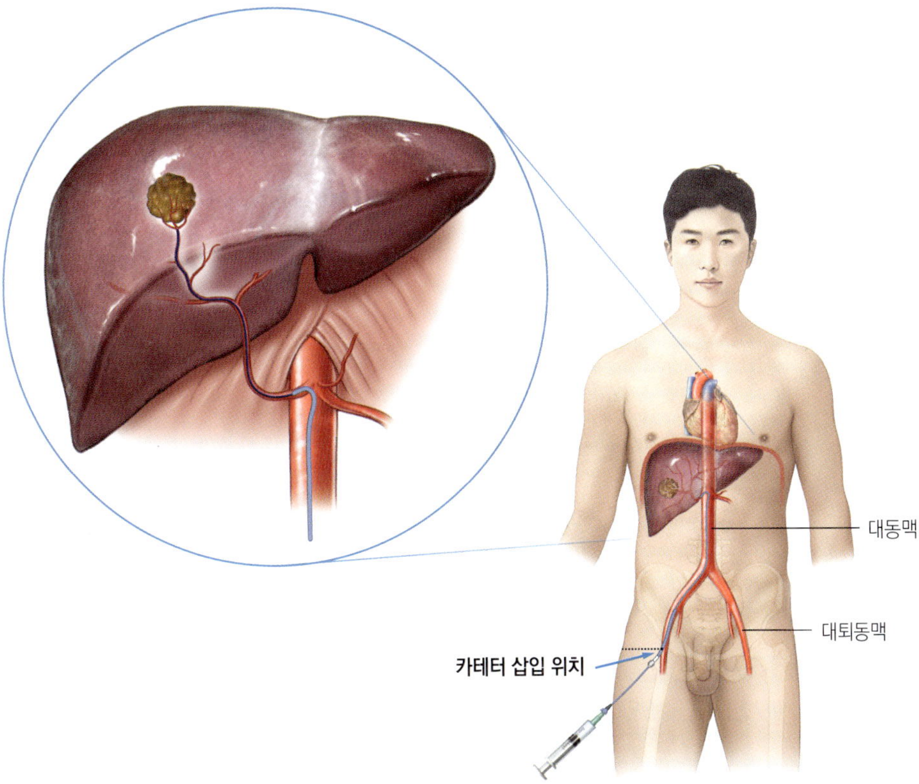

그림 3. 경동맥화학색전술

리피오돌(양귀비종자 유래 요오드화지방산 에틸에스테르)

간세포암종 환자의 경동맥하학색전술 시행 시 사용되는 물질이다. 리피오돌 유도 폐렴의 발생기전은 불명확하나 리파아제에 의한 리피오돌의 분해로 고농도의 결합되지 않은 유리지방산으로 인한 폐모세혈관의 누출 및 부종, 미세색전을 형성하여 폐계면활성제(pulmonary surfactant)의 감소로 무기폐(atelectasis)나 폐렴(pneumonitis)을 유발하는 것으로 알려져 있다. 시술 시 사용되는 리피오돌의 주입량에 비례하여 증가하고 간정맥의 침범이 동반된 경우 리피오돌 유도 폐렴의 발생 가능성이 높아진다.

2) 흉부전산화단층촬영

호흡부전의 발생 원인과 환자 상태를 정확히 파악하기 위한 검사가 필요하다. 시술 후 촬영한 단순 흉부 X-ray에서 무기폐와 폐부종이 의심되는 소견이 관찰되어 추가적으로 흉부전산화단층 촬영을 시행하였다. 시술 전 시행한 흉부전산화단층촬영(그림 4)에서는 흉곽 내 전이 소견은 없었으며, 중등도의 소엽중심성 폐기종이 관찰되었다. 시술 후 시행한 흉부전산화단층촬영(그림 5)에서는 양측 폐의 우중엽, 우하엽, 좌하엽에 새롭게 발생한 무기폐가 광범위하게 관찰되었으며, 우측에 소량의 가슴막삼출액도 동반되어 있었다.

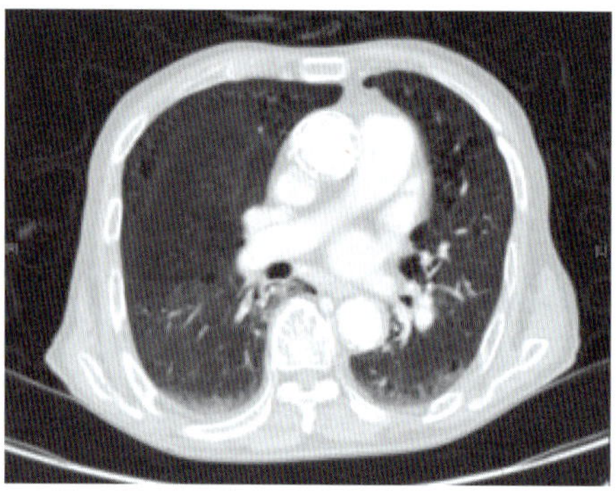

그림 4. 흉부전산화단층촬영(시술 전)

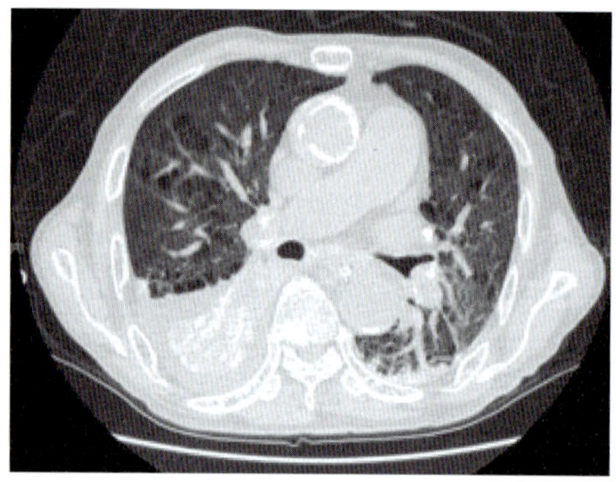

그림 5. 흉부전산화단층촬영(시술 후)

3) 동맥혈가스분석검사

저산소혈증 확인 후 산소요법이 필요함을 인지하고 산소포화도 확인 및 고유량비강캐뉼라 산소요법(high flow nasal cannula oxygen therapy)을 적용하면서 동맥혈가스분석검사(표 2)를 확인하였다.

오전 11시에 시행한 검사에서는 산소요법을 FiO_2 60%, Flow 60 L/min으로 증량했음에도 불구하고 저산소혈증이 악화되는 소견을 보였다.

표 2. 동맥혈가스분석검사(저산소혈증의 진행 소견)

검사명	결과	
	시술 다음날 오전 9시	시술 다음날 오전 11시
고유량비강캐뉼라	FiO_2 50% Flow 40 L/min	FiO_2 60% Flow 60 L/min
pH	7.436	7.471
pCO_2	31.5 mmHg	33.4 mmHg
pO_2	78.1 mmHg	43.3 mmHg
HCO_3	21.4 mmol/L	23.8 mmol/L
BE (Base Excess)	-1.6 mmol/L	0.4 mmol/L
O_2 Saturation	95.3%	77.7%

3. 혈액 및 균배양검사

호흡부전의 원인 규명을 위해 기본적인 혈액 검사와 경험적 항생제 투여 전 미생물검사를 시행하였다.

1) 혈액검사

총혈구검사(complete blood count, CBC), C-반응성 단백질(C-reactive protein CRP), 프로칼시토닌(procalcitonin), N말단 뇌나트륨배설펩타이드(N terminal pro brain natriuretic peptide, NT proBNP) 포함한 혈액검사를 시행하였다(표 3).

표 3. 호흡부전 관련 혈액검사 결과

검사명	시술 전	시술 후
WBC count	5,680 /μL	11,280/μL
Hemoglobin	8.5 g/dL	8.2 g/dL
Hematocrit	27.0%	25.5%
Platelet	451,000/μL	385,000/μL
CRP	–	7.44 mg/dL
Procalcitonin	–	0.7 ng/mL
NT proBNP	–	900 pg/mL

2) 혈액과 객담배양검사

혈액배양검사 결과 호기성 및 혐기성 모두에서 균이 자라지 않았으며, 객담그람염색검사에서는 정상균주(normal flora)만 관찰되었다.

3) 호흡기바이러스검사, 코로나신속항원검사

호흡기바이러스검사 및 코로나19 신속항원검사 결과 모두 음성으로 확인되었다.

질문 3 대상자의 예상되는 진단명은 무엇인가?

급성저산소혈증호흡부전(제1형 호흡부전)

대상자는 경동맥화학색전술(TACE) 시행 약 11시간 후 급격한 산소포화도 저하를 보였다. 동맥혈가스분석검사 결과 pH 7.471, pCO_2 33.4 mmHg, pO_2 43.3 mmHg로, 정상 이산화탄소 분압에도 불구하고 심한 저산소혈증을 보였다. 이는 환기는 유지되나 산소화에 심각한 장애가 있는 제1형 호흡부전의 전형적인 소견이다. 시술 후 점진적으로 산소요구량이 증가하였으며, 고유량 산소요법(FiO_2 60%, Flow 60 L/min)을 적용했음에도 불구하고 산소포화도가 77.7%까지 저하되어 급성저산소혈증호흡부전으로 진단할 수 있다.

TACE 시술 시 간동맥과 우측 하횡격막동맥을 통해 주입된 리피오돌과 독소루비신 혼합 약제가 폐혈관으로 유입되어 리피오돌 유도 폐렴(lipiodol induced pneumonitis)을 일으킨 것으로 판단된다. 특히 우측 하횡격막동맥은 폐혈관과의 교통 가능성이 있어 리피오돌의 폐 유입 위험을 높이는 해부학적 요인이다.

혈액검사상 백혈구 증가(11,280/μL)와 CRP 상승(7.44 mg/dL) 등 염증 반응이 관찰되었으나, 혈액 및 객담 배양검사와 바이러스 검사가 모두 음성으로 확인되어 감염성 원인은 배제되었다. 이는 리피오돌에 의한 비감염성 화학적 폐렴의 특징적 소견으로서, 감염보다는 직접적인 염증 반응을 시사한다.

알아보기

리피오돌 유도 폐렴

경동맥화학색전술 시행 시 리피오돌이라는 조영제를 사용하게 되는데 여러 가지 합병증이 발생 가능하며 이 중 리피오돌 유도 폐렴의 발생률은 0.05-2.3%로 보고되고 있다. 발생기전은 명확하지 않으나 가장 가능성이 높은 기전으로는 리파아제에 의해 리피오돌이 분해되면서 생성된 고농도의 유리지방산(free fatty acid)이 폐모세혈관에서 누출 및 부종을 일으키고, 미세색전을 형성하여 폐포계면활성제의 감소를 초래하여 무기폐와 폐렴을 유발하는 것으로 알려져 있다. 증상은 시술 후 2-10일에 가장 심하게 나타나며 서서히 호전되어 10-28일 후 소실된다. 양측 폐를 침범하는 미만성세망결정 양상의 영상학적 소견을 보인다. 리피오돌의 주입량에 비례하여 증가하는 것으로 증례가 보고되고 있다.

〈계속〉

제1형 호흡부전: 급성저산소혈증호흡부전

산소화장애라고도 하며 정상 대기호흡에서 동맥혈산소분압이 60 mmHg 미만인 경우를 말한다. 임상적으로 가장 흔하게 보는 호흡부전의 형태이며 다른 형태의 호흡부전에서도 많은 경우 저산소혈증을 동반한다. 저산소혈증의 발생기전은 원인에 따라 다양하며 가장 흔한 기전은 환기-관류 불균형(V-Q mismatching)이다. 단락(shunt)이 저산소증의 주된 기전이며 단순히 고농도의 산소투여로는 저산소증이 해결되지 않을 수 있기 때문에 주의해야 한다.

1) 호흡부전의 위험인자

(1) 직접적인 위험인자: 위내용물의 흡인, 폐좌상, 독성가스 흡인, 익사할 뻔한 경우, 중증 폐감염, 재관류 손상(폐이식 후 또는 폐색전제거술 후)

(2) 간접적인 위험인자: 중증 패혈증, 중증 외상, 저혈량성쇼크, 대량 수혈, 급성췌장염, 약물 과다복용, 심폐우회술

2) 산소요법

(1) 개요: 산소요법은 대기보다 높은 농도의 산소를 공급하여 저산소증에 의한 증상을 치료 또는 예방하는 것이다.

(2) 적응증

① 급성저산소혈증(동맥혈산소분압 < 60 mmHg, SaO_2 < 90%)

② 심폐정지

③ 혈압 및 심박출량 감소

④ 대사산증

⑤ 호흡곤란(호흡수>24회/분)

(3) 산소독성과 부작용: 산소는 생명 유지에 필수적이지만 생리적 수준을 초과하여 공급될 경우 오히려 해로운 영향을 미칠 수 있다. 고농도의 산소는 활성산소(reactive oxygen species, ROS)의 생성을 증가시켜 항산화 효소의 방어능력을 초과하게 되며, 이로 인해 조직 손상과 세포사를 유발할 수 있다. 이러한 산소독성을 예방하기 위해서는 목표 산소포화도를 유지하면서도 가능한 최저 농도의 산소를 투여하는 것이 중요하다.

3) 기계환기

기관삽관을 시행한 후 기계환기를 적용하면, 호흡부전을 유발한 기저질환이 호전될 때까지 적절한 가스 교환을 유지하여 생명을 유지함과 동시에 기계환기와 관련된 합병증을 최소화할 수 있다.

질문 4 어떤 우선순위로 문제를 해결하겠는가?

1. 산소요법
2. 혈액과 객담배양검사 시행 및 예방적 항생제 요법
3. 호흡기내과 협진
4. 흉부물리요법
5. 호흡부전 진행 평가 및 기관내삽관 준비
6. 영양공급
7. 대상자와 보호자 교육

질문 5 어떤 절차와 방법에 따라 문제를 해결하겠는가?

1. 산소요법

비강캐뉼라로 5 L/min 이상의 산소공급이 요구되어 고유량비강캐뉼라 산소요법을 시작하였다. 고유량비강캐뉼라 산소요법은 사강환기(dead space ventilation)를 줄이고 폐포환기를 유도하면서 후비인두에도 양압을 제공할 수 있다는 효과가 있음이 알려져 있다. 또한 비침습적 양압환기의 하나의 방법으로 기관 내 삽관이나 인공호흡기 적용을 감소시켜준다는 보고가 있다. 산소독성과 부작용을 예방하기 위해 모니터링을 하였고, 고유량비강캐뉼라 산소요법 중 산소포화도, 흡입산소농도(fraction of inspired oxygen, FiO_2), 호흡수를 확인하여 기관 내 삽관의 위험을 평가하여 응급상황에 대비하였다. 또한 고유량비강캐뉼라 적용으로 인한 대상자의 불편감을 사정하고 적절한 온도 유지와 적용 부위에 적절하게 고정되도록 확인하였다.

고유량 비강캐뉼라 산소요법(그림 6)은 산소를 체온과 같은 온도로 가온하고 가습하여 사강환기를 줄이고 폐포환기를 유도하면서 후비인두에도 양압을 줄 수 있는 효과가 있다. 기존의 마스크를 사용하였을 때보다 호흡수를 감소시키고 호흡곤란이 호전되는 효과와 함께 가스교환도 개선시키는 데 이점이 있어 사용빈도가 증가하고 있다. 급성저산소혈증호흡부전, 발관 후 호흡곤란, 기관지내시경 등의 시술 중 산소보조요법, 말기환자에서의 산소보조요법으로 사용할 수 있다.

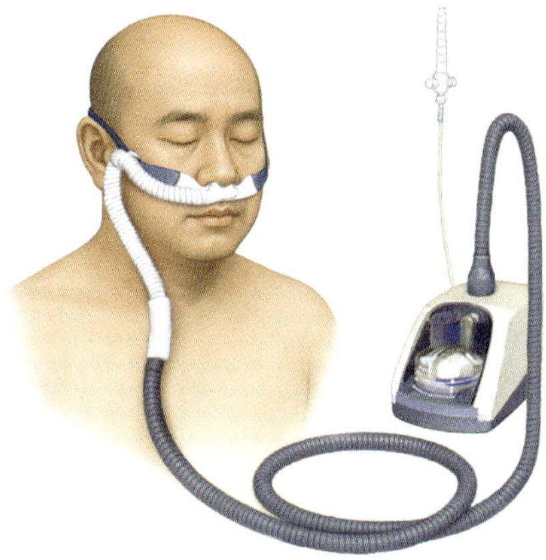

그림 6. 고유량비강캐뉼라

2. 혈액과 객담배양검사 시행 및 예방적 항생제 요법

시술과 관련된 감염의 가능성으로 혈액과 객담배양검사를 시행하였고 호흡기계 감염가능성을 배제하기 위해 호흡기바이러스검사 및 코로나신속항원검사를 시행하였다. 예방적 항생제로 메티실린 감수성 포도상구균 및 녹농균에 효과가 있는 베타락탐계열 항생제인 피페라실린/타조박탐(piperacillin/tazobactam) 투여를 시작하였다. 미생물검사 결과와 임상징후가 호전되는 경우 항생제 투여 기간의 축소 또는 중단할 예정이다.

3. 호흡기내과 협진

산소요구량이 증가하는 주세로 전신 스테로이드 사용의 필요성과 추후 장기적인 산소요법 및 치료계획에 대해 협진을 의뢰하였다. 호흡기내과 협진 결과, 경험적 항생제는 유지하고 CT 소견에서 무기폐 형태로 관찰되어 스테로이드는 사용하지 않기로 하였다.

1) 첫 번째 협진 회신 내용

TACE 시술 후 발생한 소견으로 흉부전산화단층촬영에서 주로 무기폐 형태로 관찰되어 스테로이드가 큰 도움이 되지 않을 것으로 판단하였다. 경험적 항생제는 지속 사용하고 고유량비강캐뉼라를 유지하도록 권고하였다.

2) 두 번째 협진 회신 내용(10일 후)

10일 후 추적 흉부전산화단층촬영을 확인하였고 무기폐의 호전이 더딘 편으로 산소포화도 90% 이상 유지를 목표로 산소요법 감량과 보행 등의 활동을 권고하였다.

4. 흉부물리요법

원활한 호흡을 위해 복부팽만을 해소시키고 영양공급을 위해 비위관을 삽입(Levin tube insertion)하여 경관영양공급을 시행하였다. 기도청결과 환기개선을 위해 호흡재활팀에 협진을 의뢰하였다. 호흡재활팀이 병실로 직접 방문하여 흉부물리요법을 시행하고 효과적인 심호흡과 기침방법, 흉곽 진동마사지에 대한 중재가 3회 이루어졌고 필요시 추가 방문을 계획하였다.

5. 호흡부전 진행 평가 및 기관내삽관 준비

1) 호흡양상 평가

대상자의 호흡양상과 호흡수를 평가하여 호흡부전의 중증도를 평가하였다. 호흡수가 많을수록 환자의 상태가 위중할 가능성이 높으며 분당 25-30회 이상인 경우 특별한 주의를 요한다.

2) 호흡근 사용 평가

호흡보조근을 쓰고 있는지, 호흡근육의 피로 시 니다나는 역실적 복부움직임(흡기 시 복부가 정상적으로는 밖으로 움직여야 하는데 안쪽으로 움직이는 현상. 횡격막의 피로 및 흉곽의 과도한 음압으로 인해 발생) 양상이 있는지, 기이호흡(흉곽의 일부 혹은 전부가 흡기 시 안쪽으로 움직임이 있는 경우)이 있는지 확인하였다. 환자는 심호흡이 원활하지 않았으나 호흡보조근 사용은 없었으며 호흡수 22-25회 내외로 측정되었다.

3) 의식수준의 평가

호흡부전이 진행됨에 따라 저산소혈증과 고탄산혈증이 악화될 수 있고 뇌, 신장, 위장관, 간, 심혈관계, 폐 등의 여러 기관에 혈액 관류가 저하될 수 있다. 심한 호흡성산증에서는 여러 가지 신경학적 증상이 나타날 수 있으며, 불안, 호흡곤란, 혼동, 환각을 유발할 수 있고 혼수상태에까지 이를 수 있다. AVPU 척도(alert verbal painful unresponsive, 표 4)를 활용한 의식상태평가를 시행하였고 의식명료(alert)한 상태를 유지하였다.

표 4. AVPU척도(alert verbal painful unresponsive, 4단계)

의식상태	점수	내용
의식명료	0	자발적으로 눈을 뜨고 주변환경에 적절히 반응하고 지남력 있음
언어반응	1	언어적 자극에 눈을 뜨고 반응함
통증반응	2	통증자극에만 눈을 뜨거나 반응함
무반응	3	자극에 대해 반응하지 않음

4) 호흡상태 평가: ROX index (respiratory rate oxygenation index)

고유량비강캐뉼라 산소요법을 하면서 기관내삽관의 필요 여부를 판단하기 위해서는 호흡상태 평가를 위해 사용하는 생리적 지표 ROX index로 모니터링(표 5)하면서 4.88 미만 시 주의깊게 관찰하여야 한다. ROX index의 계산식은 다음과 같다.

$$\text{ROX index} = \frac{\text{산소포화도}(SpO_2)/\text{흡인산소농도}(FiO_2)}{\text{호흡수}(RR)}$$

표 5. ROX index 모니터링 결과

평가시점	산소포화도(SpO_2) %	흡입산소농도(FiO_2) %	호흡수(RR) 회/분	ROX index
2시간 후	88	60	18	8.15
6시간 후	91	50	20	9.10
12시간 후	93	50	22	8.45

대상자의 경우 고유량비강캐뉼라 적용 2시간, 6시간, 12시간 후 ROX index를 확인하여 점수가 높아짐에 따라 기관내삽관의 위험이 낮아지는 것으로 평가하였다.

6. 영양공급

비위관을 삽입하여 복부팽만을 해소하고 이후 경관영양공급을 유지하였다. 구강섭취 진행을 위해 5일 후 연하평가(swallowing evaluation)검사를 시행하였다. 검사결과에 따라 연하 1단계 죽으로 바로 앉아 고개를 약간 숙인 자세로 소량씩 구강섭취를 시작하였고, 적어도 30-40분 이상은 바른 자세로 앉아있노록 하였다. 안진하게 경구섭취가 가능함을 확인한 후 경관영양공급을 중단하고 비위관을 제거하였다.

7. 대상자와 보호자 교육

대상자와 보호자에게 현재 환자상태 및 치료계획을 설명하였다. 호흡부전 악화 시 대처방안에 대해 미리 교육하여 원활하게 의사소통하고 치료과정에 적극 참여하도록 유도하였다. 만약 호흡부전이 악화될 경우 중환자실집중치료에 대해 상의하고 결정할 수 있도록 하였다.

질문 6 대상자에게 필요한 F/U 계획은 무엇인가?

1. 검사결과 확인

1) 혈액 검사

대상자의 혈액검사 추적 결과를 확인하였다(표 6).

표 6. 일반혈액검사와 C-반응성 단백질 검사

검사항목	시술 후	1월 25일	2월 10일
WBC count	11,280/μL	3,910/μL	5,360/μL
Hemoglobin	8.2 g/dL	8.0 g/dL	8.0
Hematocrit	25.5%	25.4%	24.7%
Platelet	385,000/μL	545,000/μL	526,000/μL
CRP	24.76 mg/dL	8.92 mg/dL	7.31 mg/dL

2) 혈액 및 객담배양검사

혈액배양검사와 객담배양검사 결과 병원성 세균은 검출되지 않았다.

2. 호흡부전 진행평가

고유량비강캐뉼라를 적용하고 예방적 항생제를 투여하면서 호흡재활치료를 병행한 이후 대상자는 호흡곤란 증상의 악화는 없었으며 단순 흉부 X-ray에서 점차 호전되는 양상을 보였다. 산소요구량이 감소함에 따라 1월 23일 고유량비강캐뉼라에서 비강캐뉼라로 변경하여 산소요법을 지속하였다. 이 시점의 단순 흉부 X-ray(그림 7)에서는 우측 가슴막삼출액과 무기폐가 여전히 관찰되었으나, 환자의 임상 증상은 호전되고 있었다. 1월 25일 시행한 추적 흉부전산화단층촬영(그림 8)에서는 좌하엽의 무기폐는 호전되었으나 우중엽과 우하엽의 무기폐는 지속되었고, 우측 가슴막삼출액은 다소 증가한 소견을 보였다. 가슴막삼출액 관리를 위해 섭취량과 배설량(I&O)을 8시간마다 확인하여 음성균형(negative balance)을 유지하도록 조절하였으며, 필요시 이뇨제를 투여하였다. 지속적인 치료와 관리를 통해 환자의 산소요구량은 점진적으로 감소하였고, 2월 10일 산소요법을 중단할 수 있었다. 산소 중단 시점의 단순 흉부 X-ray(그림 9)에서는 우측 가슴막삼출액이 이전에 비해 감소한 것을 확인할 수 있었다. 환자는 실내공기에서 안정적인 산소포화도를 유지하며 퇴원하였다.

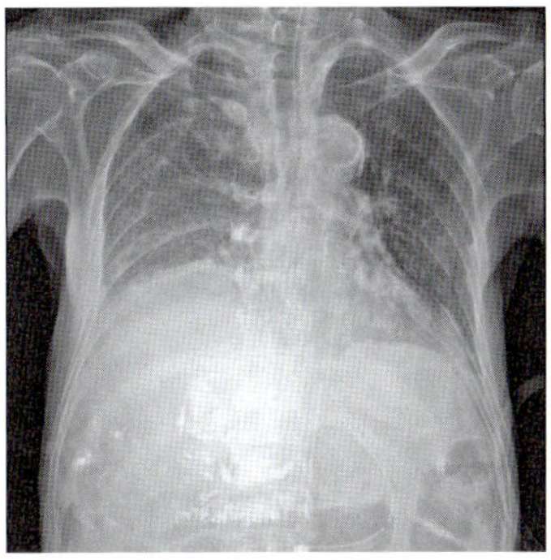

그림 7.
1월 23일 단순 흉부 X-ray

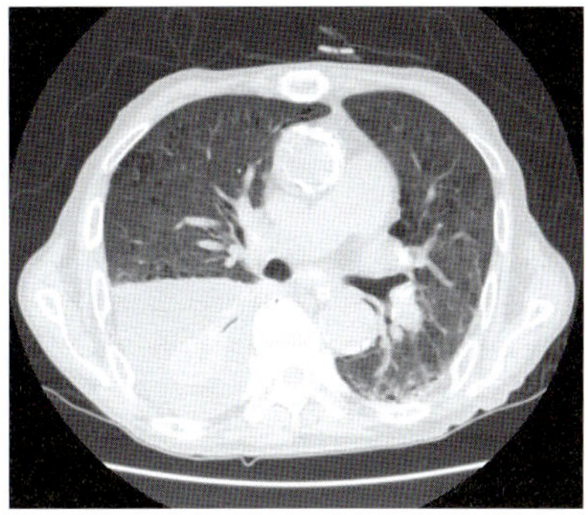

그림 8.
1월 25일 흉부전산화단층촬영

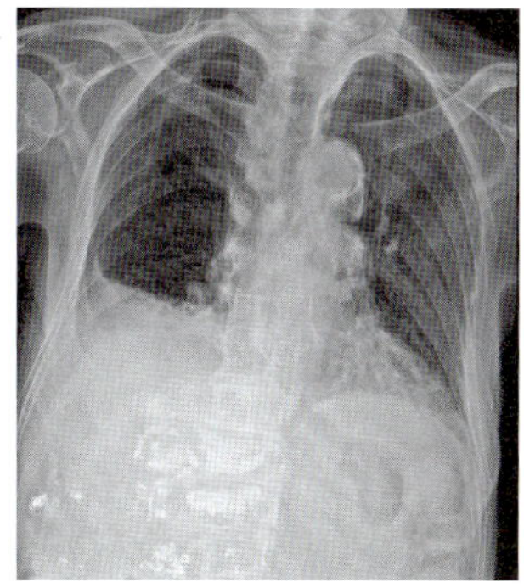

그림 9.
2월 10일 단순 흉부 X-ray

전문간호사의 역할

대상자의 임상증상, 병력청취, 시술 전후 상황에 대해 정보를 파악하고 발생 가능한 시술 관련 합병증, 추가 검사들을 토대로 근거에 기반하여 진단하고 중재함으로써 환자가 처한 위기상황을 대처하는 실무전문가로서 역할을 수행하였다. 병동 의료진 및 대상자, 보호자 교육을 통해 호흡부전 악화 증상을 조기에 발견하여 필요시 중환자실 전실을 고려할 수 있도록 의사소통하였고, 악화 시 기관내삽관 및 인공호흡기 적용 가능성에 대해 정보를 전달하였다. 또한 ROX index를 활용한 객관적인 호흡상태 평가를 통해 기관내삽관의 적절한 시기를 판단하는 전문적 평가를 수행하였다. 초기 중재 후 호흡기내과 및 호흡재활팀에 협진하여 다학제 진료가 이루어질 수 있도록 하였다. 이후 팀내 전문간호사 월간회의에서 사례 공유와 관련 지식을 전달하여 경동맥화학색전술을 시행하는 고위험 대상자는 발생 가능성을 예측하며 접근할 수 있도록 하였다.

요약

대상자는 간세포암종의 크기가 크고 추가적인 경동맥화학색전술을 시행하였고 13.75갑년의 흡연력이 있으며 진단되지 않은 폐기종과 만성폐쇄성폐질환이 의심되는 상태였다. 시술 11시간 경과 후 산소포화도 77%로 저하되었다. 동맥혈가스분석검사를 시행하여 저산소혈증을 확인하였고 고유량비강캐뉼라 산소요법을 시행하였다. 감별진단을 위해 혈액검사 및 객담배양검사, 단순 흉부 X-ray, 흉부전산단층화촬영을 시행하여 이전 검사와 비교한 결과 무기폐와 가슴막삼출액이 새롭게 발생한 것을 확인하였다. 산소요법, 예방적 항생제요법, 다학제 협진, 흉부물리요법의 중재를 시행하였다. 또한 호흡부전 진행 여부를 평가하여 악화 시 기관내삽관 및 인공호흡기 적용을 위해 중환자실 치료가 필요함을 대상자와 보호자에게 알리고 이에 대비하였다. 치료 경과 중 CRP는 24.76 mg/dL에서 7.31 mg/dL로 감소하였고, 백혈구 수치도 정상화되었다. 이후 약 3주간의 치료를 통해 서서히 호전되어 산소요법 종료 후 퇴원하였다. 해당 사례를 전문간호사 팀 회의와 신속대응팀 회의 시 공유함으로써 경동맥화학색전술 시행 시 고위험 환자의 경우 리피오돌 유도 폐렴에 대한 발생 가능성을 고려하고 조기 발견 및 중재 시 도움이 될 수 있도록 하였다.

사례로부터 배울 점

- 호흡곤란이 있는 경우 대상자의 증상 문진과 병력을 청취하고 환자의 악화시점 전후 상황과의 연관성에 초점을 두고 문제해결을 위해 접근한다.
- 경동맥화학색전술과 관련하여 여러 가지 합병증이 발생할 수 있지만 리피오돌 유도 폐렴의 경우 발생빈도는 0.05-2.3%로 낮지만 호흡부전 악화 시 중환자 치료로 전환될 수 있어 근거에 기반한 중재와 호흡부전 악화에 대한 대비가 필요하다.
- 고위험 환자(고령, 흡연력, 기저 폐질환 의심, 대량의 리피오돌 사용, 우측 하횡격막동맥 색전술)의 경우 시술 후 24-48시간 동안 집중적인 호흡기 모니터링을 시행해야 하며, 이상 징후 발생 시 신속하게 대응할 수 있도록 준비해야 한다.
- ROX index와 같은 객관적인 평가도구를 적극적으로 활용하여 환자의 호흡부전 상태를 조기에 평가하고 기관내삽관의 적절한 시기를 놓치지 않도록 한다.

참고문헌

- 국가암정보센터. 내가 알고 싶은 암: 치료 - 인터벤션 치료 - 간암 치료를 위한 인터벤션. 2019.
- 대한간학회. 2022 간세포암종 진료 가이드라인. 2022.
- 대한중환자의학회. 중환자의학. 4판. 군자출판사; 2020.
- 식품의약품안전처[Internet]. 의약품통합정보시스템 의약품제품정보 [cited 2025 Apr 10] Available from: https://nedrug.mfds.go.kr/searchDrug
- Jouneau S, Vauléon E, Caulet-Maugendre S, Polard E, Volatron A-C, Meunier C, et al. 131I-labeled lipiodol-induced interstitial pneumonia: a series of 15 cases. Chest. 2011;139(6):1463-9.
- Kim S, Kim HY, Lee SL, Ku YM, Won YD, Kim CW. Lipiodol pneumonitis following transcatheter arterial chemoembolization for hepatocellular carcinoma. J Liver Cancer. 2020;20(1):60-6.
- Roca O, Messika J, Caralt B, García-de-Acilu M, Sztrymf B, Ricard JD, et al. Predicting success of high-flow nasal cannula in pneumonia patients with hypoxemic respiratory failure: The utility of the ROX index. J Crit Care. 2016 Oct;35:200-5.
- Xia J, Ren Z, Ye S, Sharma D, Lin Z, Gan Y, et al. Study of severe and rare complications of transarterial chemoembolization (TACE) for liver cancer. Eur J Radiol. 2006;59(3):407-12.
- Youn I, Chong S, Kwak BK, Shim HJ, Seo GY, Seo JS, et al. Pulmonary lipiodol accumulation after transarterial chemoembolization: CT findings and its radiologic outcomes. J Korean Soc Radiol. 2011;65(6):577-83.

19

경추손상환자의 수술 후 호흡부전

학습 목표

환자의 주 호소를 토대로 적절한 병력청취와 감별진단을 하기 위한 검사를 알고, 대상자의 특성에 맞춘 간호계획을 수립할 수 있다. 구체적인 목표는 다음과 같다.

❶ 환자의 임상증상, 주호소를 근거로 관련 정보를 얻고 해석할 수 있다.
❷ 호흡부전과 관련된 혈액, 영상검사와 결과를 해석할 수 있다.
❸ 근거에 기반하여 호흡부전에 대한 임상적 판단을 할 수 있다.
❹ 호흡부전의 간호중재 및 임상상태 호전을 위한 간호계획을 수립할 수 있다.

사례

대상자는 57세 남자로 다음과 같은 상황(time, place, vector)에서 사고가 발생하여 경추 6-7번 골절 및 급성척수손상 진단받고 수술적 중재를 받았다.

T xxxx-xx-xx 19:20
P 야산에서 친구에 의해 실종신고
V 수색 구조대에 의해 23:00경 산 밑 나무에 걸린 채 발견됨

[진단명(diagnosis)]

급성경추척수손상(acute cervical spinal cord injury)
압박골절, 경추 6번(compression fracture, cervical spine 6)
골절, 상부관절면, 경추 6번, 우측(fracture, superior articular facet, cervical spine 6, Rt.)
외상성 추간판파열, 경추 6-7번(traumatic intervertebral disc rupture, cervical spine 6-7)

[수술명(operation)]

s/p 후방감압술, 경추 4-7번(posterior decompression, C4-7)
- 부분척추후궁절제술, 경추 7번(partial laminectomy C7)
- 전척추후궁절제술, 경추 4-6번(total laminectomy, C4-6)

s/p 후방나사고정술(posterior screw fixation)
- 측면나사고정술, 경추 4-6번(lateral mass screw fixation C4-6)
- 척추경나사고정술, 경추 7번[pedicle screw fixation, C7(사고 당일)]

s/p 전방경추추간판절제술 및 유합술, 경추 5-7번
[Anterior cervical discectomy and fusion, C5-7(사고 7일 후)]

첫 수술 종료 후 기관내관 발관하여 중환자실 입실하였다. 호흡기계 관련하여 비강캐뉼라 O_2 2 L/min 적용 후 산소포화도(saturation of partial pressure oxygen, SpO_2) 100%, 양측 폐 청진상 특이사항 없으며 객담배출 양호하였다. 경추척수손상으로 양측 상지운동 3~4-, 감각 +이며 양측 하지운동 0, 감각 -으로 측정되었다.

수술 후 3일째(post-operative day, POD#3) 특이사항 없어 병동 전실하였다. 병동 전실 후 환자 상태 특이사항 없었으며 사고 후 일주일째 두 번째 수술 진행되었다.

두 번째 수술 종료 후 회복실에서 혈압 80/54 mmHg, 체온 35.5℃ 측정되어 수액 500 mL 및 페닐에프린(phenylephrine) 100 mcg/min 지속 주입(Infusion) 하였다. 이후 마취통증의학과에서 면밀한 수술 후 관찰이 필요하다고 판단하여 중환자실로 입실하였다. 중환자실 입실 후 혈역학 및 활력징후가 안정화되어 수술 익일(POD #8/#1)에 병동으로 전실되었다.

병동에서 비강캐뉼라 O_2 2 L/min 적용하여 SpO_2 100% 측정되었고, 지속적으로 많은 객담과 배출 어려움 호소하여 아세틸세스세인(acetylcysteine) 600 mg 투여 및 흡인간호 실시하였다.

〈계속〉

이후 환자 전신상태 호전되어 POD #16/#9째 적절한 재활치료 및 관리 위하여 2차 병원 전원 예정이었으나, 퇴원 예정일 하루 전 오후 6시 경부터 급작스러운 호흡곤란을 호소하며 혈압 71/49 mmHg, 맥박 59회/분, 호흡 14회/분, 체온 36.6℃, SpO_2 71%였다. 청진상 좌측 폐음이 감소되어 있었고, 객담 양은 과도하게 많았으며, 양상은 끈적거리고(thick) 객담색은 크림색(creamy)이었다. 당시 시행한 동맥혈가스분석검사 결과는 표 1과 같으며, 흉부 X-ray 영상은 호흡곤란 악화 전(그림 1)과 악화 후(그림 2)의 소견을 비교한 것이다.

표 1. 동맥혈가스분석검사 결과

검사명	결과
pH	7.491
PaO_2	52.7 mmHg
$PaCO_2$	39.2 mmHg
BE	5.6 mmol/L
HCO_3	29.3 mmol/L
SpO_2	89.9%
PaO_2/FiO_2	150.57 mmHg

갑작스러운 산소포화도 저하로 단순마스크(simple mask) 6 L/min 적용하고 시행한 검사로 저산소혈증과 호흡부전의 중증도를 판단할 수 있다.

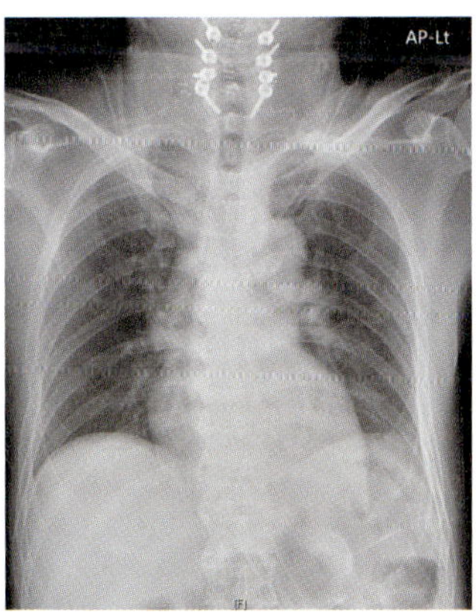

그림 1. 악화 전 흉부 X-ray, POD #10/3

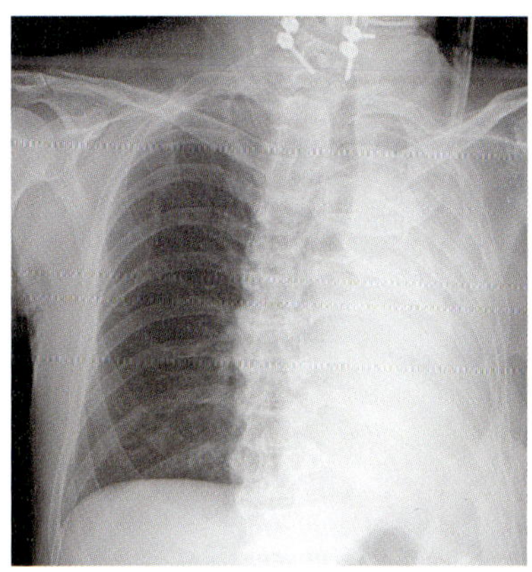

그림 2. 악화 후 흉부 X-ray, POD #16/9

환자 상태 악화 후 시행한 흉부 X-ray상 좌측 폐에 무기폐 소견이 관찰되었다. 폐가 정상적으로 확장되지 않아 공기가 없어 검게 보이지 않고 폐가 수축되어 하얗게 보이는 양상이었다. 기관지가 정중앙에서 좌측(환부 쪽)으로 이동한 편위 소견이 있었고 좌측 횡격막 높이는 구분이 어려운 상태이다.

〈계속〉

질문 1 대상자에게 있어 가장 중요한 문제는 무엇인가?

비효율적인 기도청결로 인한 호흡부전

대상자는 경추손상으로 수술적 중재를 받았으며, 내원 당시부터 퇴원 예정일까지 양측 상지 운동 3~4-, 감각 +이며 양측 하지운동 0, 감각 －으로 측정되었고, 지속적인 객담양이 많아 흡인을 실시하였다. 사건 당시 청진상 좌측 폐음이 감소되었으며 SpO_2 71% 복식호흡을 하고 있었다. 흉부 X-ray 촬영 결과 좌측 무기폐, ABGA상 PaO_2 52.7 mmHg으로 저산소증에 합당한 소견이 있었다. 가스교환을 위하여 기관 내 삽관을 통해 기계환기를 실시하고, 원인 평가 및 중재를 실시하였다.

질문 2 대상자의 문제를 해결하기 위해 어떤 정보가 필요한가?

1. 호흡부전 평가

경부, 흉부, 폐, 심장 및 사지를 모두 포함해야 하며, 호흡노력, 호흡보조근 사용, 의식상태 및 대화능력 등을 포함한 전반적 외양 및 생체징후가 호흡곤란의 중증도 평가에 중요하다. 급성의 경우 청색증, 입술오므리기 호흡, 호기시간 연장, 빈맥, 고혈압, 호흡음 감소가 있을 수 있다.

환자는 무기폐 발생 후 가슴답답함을 호소하였으며, 청색증과 입술오므리기 호흡, 빈맥, 땀을 흘리는 것이 관찰되었다. 청진상 좌측 폐음이 감소되어 있었고, 의사소통 시 답답함이 지속됨을 호소하였다.

알아보기

저산소혈증호흡부전(Type 1, hypoxemic respiratory failure)

혈액 내 산소농도가 비정상적으로 낮은 상태를 의미한다. 이는 폐에서 충분한 산소를 공급받지 못하는 상태로, 일반적으로 동맥혈산소분압(partial pressure of arterial oxygen, PaO_2)이 60 mmHg 이하이다. 산소가 충분히 폐에서 혈액으로 확산되지 않거나, 폐가 제대로 기능하지 않을 때 발생한다.

- **원인**
  - 급성 폐렴: 폐 조직에 염증이 생기는 것
  - 급성 폐부종: 심장질환이나 다른 원인으로 인해 폐에 액체가 축적되는 것

〈계속〉

- 급성호흡곤란증후군(acute respiratory distress syndrome, ARDS): 폐의 미세혈관이 손상되거나 염증이 생기는 것
- 폐색전증: 혈전이 폐혈관으로 이동해 폐혈관의 흐름을 막아 적절한 혈액순환이 이루어지지 않는 것
- 무기폐: 폐의 일부 또는 전체가 쪼그라들거나 닫혀 기체교환이 제대로 이루어지지 않는 상태
- 폐기종: 폐포가 파괴되어 폐의 탄력성이 떨어지고 비정상적이며 영구적으로 말초기도 및 폐포의 확장상태
- 기타: 만성폐쇄성폐질환(chronic obstructive pulmonary disease, COPD) 악화, 기계적 환기장치 문제, 호흡근육 운동저하로 인해 분당호흡량이 저하된 상태 등

• **증상**
  - 숨가쁨, 호흡곤란, 청색증, 의식상태 변화(혼란, 졸림 등)

고탄산혈증호흡부전(Type 2, hypercapnic respiratory failure)

혈액 내 이산화탄소 농도가 비정상적으로 높은 상태를 의미한다. 일반적으로 동맥혈산소분압($PaCO_2$)이 50 mmHg 이상이다. 폐가 이산화탄소를 충분히 배출하지 못하거나, 과도한 이산화탄소를 생성하는 경우 발생한다.

• **원인**
  - 만성폐쇄성폐질환(COPD): 유해한 입자(담배)나 가스의 흡입에 의해 발생하는 폐의 비정상적이 염증반응과 함께 완전히 가역적이지 않으며 점차 진행하는 기류제한이 특징
  - 호흡근 약화: 근육이 약해지거나 손상되는 것
  - 중추신경계 손상: 뇌의 호흡조절중추에 문제가 생겨 호흡이 충분하지 않거나 비효율적으로 이루어지는 것
  - 기계적 환기 문제: 환기 장치가 제대로 작동하지 않거나, 과도하게 이산화탄소를 제거하지 못할 때
  - 기타: 약물이나 뇌병변, 과도비만 등으로 인한 호흡 노력의 감소

• **증상**
  - 호흡이 느리거나 얕음, 의식 상태 변화(혼란, 졸림 등), 두통, 과도한 발한

2. 흉부 X-ray

폐불투명화, 이동성 육아종, 기관지공기군집, 엽사이 위치 이상, 폐혈관의 군집, 폐경색, 주변 혹은 반대쪽 폐의 보상성과팽창, 종격동, 기관, 문부의 변위, 늑골 축소 등을 관찰할 수 있다.

무기폐의 경우 공기가 부족해 폐가 확장되지 않기 때문에, 해당 부위의 밀도가 감소하여 이미지 상 검은색이 적게 나타나거나 뚜렷한 윤곽이 보이지 않는다. 폐가 축소되어 부피가 줄어든 모습을 관찰할 수 있다. 또한 심한 경우, 흉막에 유착이 생겨 흉막선이 불규칙하거나 두꺼워 보일 수 있다.

3. 동맥혈가스분석검사

동맥혈가스분석(arterial blood gas analysis, ABGA)을 통하여 산-염기 균형, 동맥혈 내 산소 및 이산화탄소분압, 흡입산소농도 등을 파악할 수 있다.

저산소혈증호흡부전(Type 1)의 경우 임상적으로 가장 흔히 보는 호흡부전이다. 주된 기전은 환기-관류 불균형이다. 무기폐와 같이 폐 또는 폐의 일부가 팽창된 상태를 유지하지 못하고 쭈그러든 상태에서는 폐를 통과하는 정맥혈이 산소를 받아들이지 못하고 동맥혈과 섞이게 되어 동맥혈의 저산소혈증을 초래하게 된다. 즉, 관류는 정상이지만 환기는 폐포의 허탈로 인해 감소하게 된다. 단순 고농도의 산소투여로는 저산소증이 해결되지 않을 수 있으므로 주의해야 한다. 초기 ABGA에서 특징적으로 PaO_2가 저하되며, 보상반응으로 인해 호흡수가 증가하기 때문에 $PaCO_2$ 또한 40 mmHg 이하로 감소될 수 있다. PaO_2/FiO_2은 동맥혈산소분압과 흡입산소농도의 비율로 폐에서 얻은 산소가 혈액으로 잘 전달되고 있는지 확인하는 지표로 호흡부전의 정도를 보여주는 지표가 된다.

질문 3 대상자의 예상되는 진단명은 무엇인가?

경추손상과 관련된 호흡부전

대상자는 경추척수손상에 의한 호흡근 부전으로 객담배출 능력이 저하되어 객담으로 인한 완전무기폐(complete atelectasis)로 생각할 수 있다. 흉부 X-ray상 좌측 폐 완전허탈로 보이며, 지속적으로 객담 양이 많았고, 복부근육을 이용한 호흡을 하고 있었다.

알아보기

신경계

1. 중추신경계(central nervous system): 정보처리, 운동 조절, 고차원 기능(사고, 기억, 감정)
    - 뇌: 신체의 모든 기능을 조절하고, 감각정보를 처리하며, 의식적인 사고 및 감정을 담당
    - 척수: 뇌와 신체를 연결하며, 반사작용과 같은 기본 신경 반응을 조절
2. 말초신경계(peripheral nervous system): 신호 전달, 감각 정보 수집, 운동 수행
    - 몸신경계(somatic nervous system): 의식적인 운동과 감각을 담당한다. 골격근을 제어하고, 외부 자극에 대한 감각 정보를 중추신경계로 전달한다.
    - 자율신경계(autonomic nervous system): 의식적인 통제가 아닌 자동으로 작동하며, 내부 장기와 생리적 기능을 조절한다.

〈계속〉

횡격막 신경: 몸신경계가 주로 관여하나, 일부 자율신경계가 함께 관여함(그림 3)

위치: C 3-5(몸신경계)
불수의적인 호흡: 자율신경계
의도적인 호흡: 몸신경계

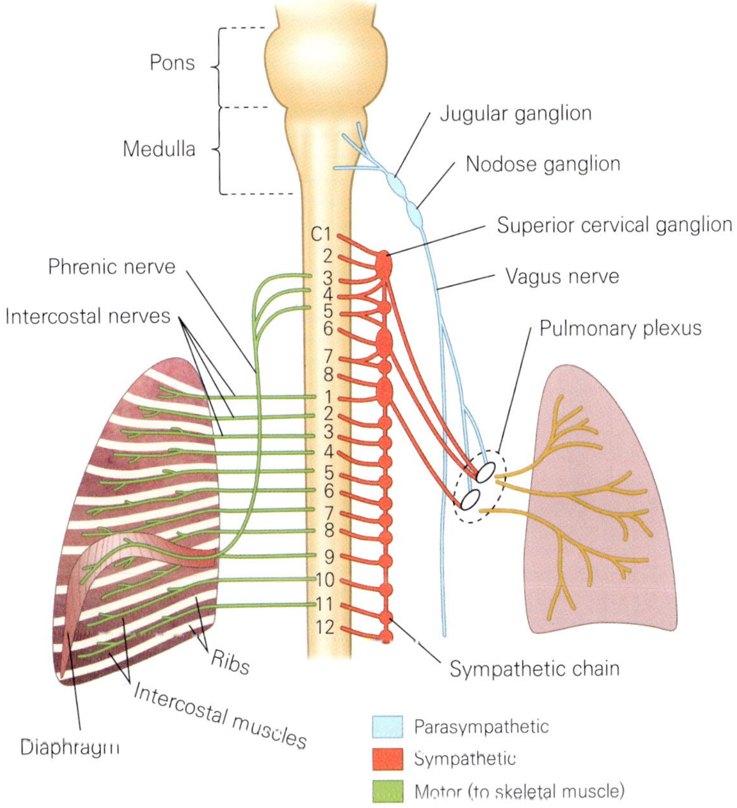

그림 3. 호흡에 영향을 미치는 신경

- 척수 손상(불완전, 완전)이 있는 경우, 손상수준 이하로 척수가 영향을 미치는 곳의 기능이 저하되거나 사라짐(마비 증세)
- 환자는 경추척수부분 손상으로 인하여, 주 호흡근인 횡격막신경(phrenic nerve), 늑간신경(intercostal nerves)이 기능을 못하게 됨(C 6번 이하 척수). 그러나 횡격막신경은 주로 C3~C5에서 담당하므로, 이때 흉부호흡이 아닌 횡격막이 늘어나는 복식호흡을 하게 됨
- 주 호흡근은 횡격막, 외늑간근, 내늑간근, 복근의 합으로 이루어지는데, 횡격막을 포함한 나머지 근육의 움직임 저하로 횡격막만 주로 움직이게 됨. 이때, 횡격막의 운동성으로 호흡을 유지하다가 피로도가 쌓여 지치는 경우, 호흡근력이 부족하여 호흡부전을 초래할 수 있음

알아보기

피부분절

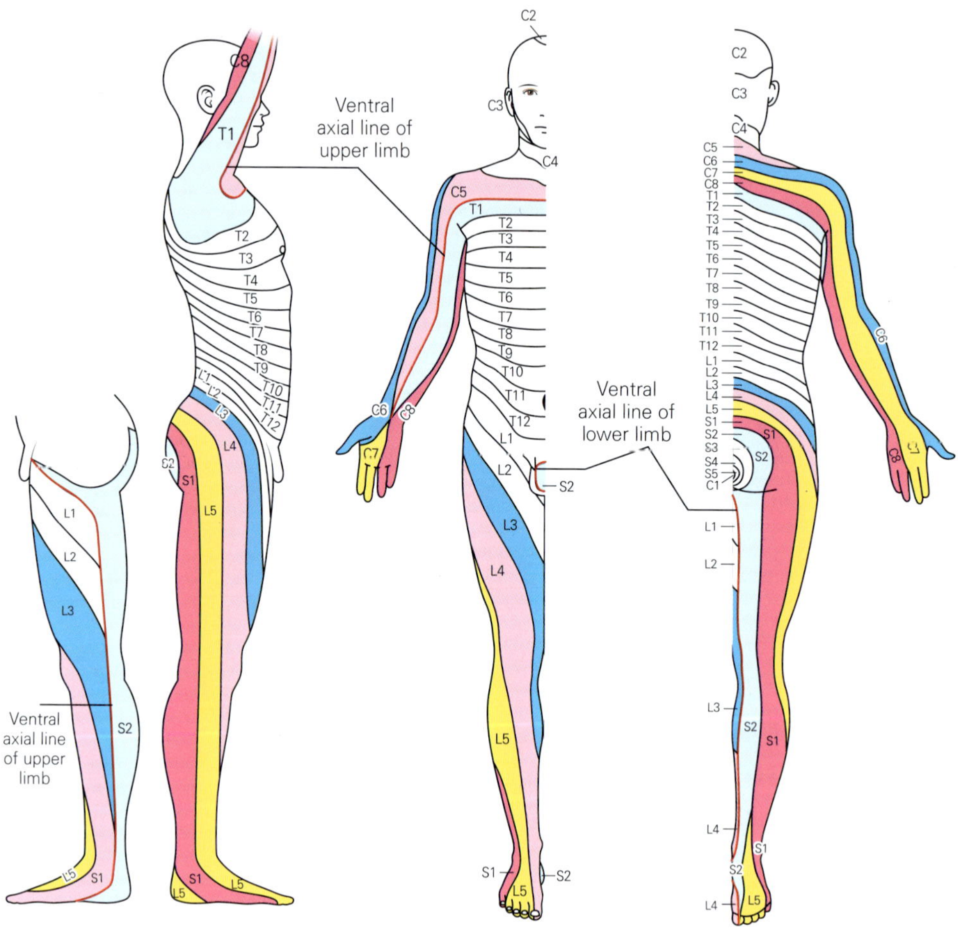

그림 4. 피부분절(dermatome)

각 피부영역은 특정 척수신경 또는 뇌신경이 감각을 담당하는데, 피부가 말초신경에 의해 지배받는 영역을 의미한다. 이 피부영역을 피부분절(dermatome)이라고 한다(그림 4). 사람의 몸은 여러 개의 dermatome으로 나뉘어 있으며, 손상 시 해당 부분에 영향(감각, 운동성 저하)을 미친다.

단, 자율신경계와 몸신경계가 함께 분포하는 기관에는 간접적 연관성이 있음을 알아두어야 한다[예: 경추손상으로 양측 팔의 감각과 운동성이 저하되어 있어도, 직접적으로 양측 폐의 운동성이 저하된다고 오해하면 안된다. 호흡은 호흡중추(연수, 다리뇌)와 말초신경(횡격막 신경, 늑간근 신경), 자율신경계가 복합적으로 작용하기 때문이다].

질문 4 어떤 우선순위로 문제를 해결하겠는가?

1. 기도 확보, 산소 제공, 효율적인 객담 배출: 기관내삽관
2. 기도폐쇄 해소 및 폐 재확장: 기관지내시경
3. 객담 배출 촉진과 기도 청결 유지: 흉부물리요법, 약물 투여
4. 산소요법[고유량비강캐뉼라(high-flow nasal cannula, HFNC)]

질문 5 어떤 절차와 방법에 따라 문제를 해결하겠는가?

1. 기도 확보, 산소 제공, 효율적인 객담 배출: 기관내삽관

기도를 유지하고, 기도 내 분비물을 흡입하며, 고농도의 산소공급이 가능하고, 일부 약물의 투여 통로로 사용된다. 또한, 폐 환기를 유지하고, 위 내용물이나 입, 인두의 혈액과 점액 흡인으로부터 기도를 보호하는 역할을 한다.

환자의 경우 SpO_2 71%, PaO_2 52.7 mmHg으로 제1형 호흡부전으로 진단되었다. 이를 위해서 혈액 내 산소농도가 낮기 때문에 산소를 공급해 주어야 한다. 환자는 기도폐쇄로 인한 좌측 완전무기폐 발생했으므로 생체징후 회복을 위해 기도를 확보하여 산소를 제공하는 것이 1순위, 원인 제거 및 무기폐 회복이 2순위이다.

2. 기도폐쇄 해소 및 폐 재확장: 기관지내시경

기관지내시경을 통해 기관지 내를 막고 있는 객담을 흡인하여 원인 해결을 시도할 수 있다.

3. 객담 배출 촉진과 기도 청결 유지: 흉부물리요법, 약물 투여

1) 고빈도흉벽진동요법(high frequency chest wall oscillation)

공기진동발생기에서 생성된 고빈도진동(high frequency vibration)을 환자가 착용한 조끼를 통해 체외흉벽에 전달함으로써 체내에 체외의 공기압력차이를 만들어내고, 고빈도의 진동을 폐 주위에 전달하여 폐포 및 기도 내에 있는 폐 분비물(점액 분비물)을 분리, 배출하도록 도와주는 기도 청결 치료법이다. 폐 분비물의 배출 촉진 기능과, 폐와 흉부근육의 기능 저하, 흉부 수술 후 근육마비 환자 등 자발적으로 폐 분비물의 배출이 어려운 경우에 적용할 수 있다.

2) 약물

거담제를 사용하여 객담 배출을 도울 수 있다. 기도의 점액분비를 촉진하거나, 점액을 묽게 만들어 쉽게 배출할 수 있게 하도록 한다. 아세틸시스테인(acetylcysteine), 브롬헥신(bromhexine)을 사용할 수 있다.

4. 산소요법[고유량비강캐뉼라(high-flow nasal cannula, HFNC)]

즉각적인 기관내삽관을 통하여 기도 확보가 어려울 때 적용할 수 있다. FiO_2는 21-100%까지, 기류는 최대 60 L/min, 산소를 체온과 비슷한 온도까지 올릴 수 있다. 높은 기류는 환자의 다양한 흡기요소들을 충족시켜, 신체적 사강을 감소시키고, 이산화탄소의 배출을 증가시켜 이산화탄소의 재호흡을 줄여 호흡일을 감소시킨다. 체온에 가까운 온도 및 100%에 가까운 습도의 공기를 제공하여 점액과 이물질에 청소율을 향상시켜 무기폐를 방지하는 데 도움이 되고, 비-인강에 양압을 발생시켜 약간의 호기말양압 효과를 만든다. 그러나 비강과 상기도에 구조적 이상이 있는 경우 또는 흡인의 위험이 높거나 가래를 뱉지 못하는 환자에게도 사용이 제한된다.

질문 6 대상자에게 필요한 F/U 계획은 무엇인가?

1. 조기 기관절개술

조기 기관절개술은 일반적으로 기도내삽관 후 7일 또는 10일을 넘기 이전에 시행하는 것으로 정의한다. 기도폐색의 위험이 높은 환자, 반복적으로 기계환기 이탈에 실패가 예견되는 환자, 장기간의 기계환기가 필요한 환자, 과도한 객담 배출 및 객담 배출 능력 저하로 기도 위생 및 관리가 필요한 환자에게 적용할 수 있다. 그러나 최근에 발표된 주요 메타분석 연구들과 대규모 무작위 대조 연구에서는 조기 기관절개술을 시행하여 중환자실 재원기간, 병원 재원기간을 단축하지 못했다. 기관절개의 시점은 환자의 상태와 동반질환, 기관절개술로 얻을 수 있는 이점, 기도분비물의 양과 기도관리능력, 3주 이상의 장기간 기계환기가 필요한 상황 등 다양한 임상 상황과 중환자실의 실정 등을 고려하여 결정해야 한다.

2. 호흡재활

경추척수손상으로 인한 폐기능 감소는 운동 시 호흡곤란을 유발하고, 이는 환자의 활동 감소와 근력저하를 초래하여 악순환을 형성할 수 있다. 호흡재활치료는 이러한 호흡곤란을 완화하고 운동수행능력을 향상시키며, 삶의 질 향상과 의료비용 절감에도 기여할 수 있다. 특히, 보존적 치료와 호흡재활을 병행하면 신경손상 회복과 호흡 근력 향상을 기대할 수 있어, 기계환기 이탈 및 기관절개관 제거에도 긍정적인 영향을 미칠 수 있다.

경추손상환자의 호흡기능 개선을 위해 다양한 호흡 근육훈련이 활용되고 있다. 이러한 훈련은 폐기능 향상, 호흡곤란 완화, 호흡기 합병증 감소, 호흡 근육 근력강화 및 삶의 질 향상에 효과적일 수 있다. 따라서, 경추척수손상 환자에게 호흡재활치료를 포함한 종합적인 치료 접근은 호흡기능 향상과 전반적인 삶의 질 개선에 중요한 역할을 할 수 있다.

알아보기

경추척수손상 환자의 호흡부전 예방과 조기 대응을 위한 중재

1) 환자상태 모니터링: 호흡 횟수, 깊이, 청색증 여부, 산소포화도(SpO_2), ABGA검사 해석을 통하여 환자의 호흡상태를 면밀히 모니터링하고 호흡부전의 정도를 평가
2) 산소요법: 비강캐뉼라 혹은 마스크를 이용하여 산소를 제공하거나, 자가호흡이 불가능할 경우 비침습적 인공호흡기 혹은 인공호흡기를 적용하여 산소공급을 유지
3) 약물요법: 객담 배출을 용이하게 하기 위해 거담제를 투여하고, 인공호흡기를 적용하는 환자에게는 불편감을 줄이기 위해 진통제나 진정제를 사용
4) 호흡재활: 호흡근 기능과 객담 배출 능력을 향상시키기 위해 호흡재활치료를 제공하고, 퇴원 후에도 연속적인 관리와 교육이 가능하도록 적절한 연계 계획을 수립
5) 환자, 보호자 교육: 환자 및 보호자에게 호흡부전의 원인, 증상, 대처방법, 약물복용 방법, 복용시간, 기침유도 방법, 심호흡 방법 등을 교육함으로써 자가관리 능력을 강화하고, 응급 상황 발생 시 신속히 대처할 수 있도록 지원

전문간호사의 역할

만성질환의 경우, 환자와 의료진이 급성 악화 상황에 대비할 수 있도록 다양한 임상지침과 교육 프로그램이 마련되어 있다. 그러나 경추척수손상 환자의 경우, 호흡근의 기능 저하와 피로로 인해 객담 배출 능력이 감소하고, 이는 결국 호흡부전으로 이어질 수 있는 잠재적 위험이 존재한다. 이러한 상황은 만성질환과 달리 일상적으로 자주 접하는 상황이 아니기 때문에, 의료진, 환자, 보호자 모두에게 예기치 못한 위협이 될 수 있다. 특히 외과계 환자의 경우, 수술적 중재가 완료되면 치료가 종결되었다고 인식하는 경우가 많아 신경손상으로 인한 호흡기 합병증에 대한 대비가 부족한 경우가 있다. 그러나 경추손상에 따른 호흡부전은 예측이 어려우며, 상태가 악화와 호전을 반복하고, 장기적인 호흡재활 치료가 요구되는 복합적인 문제이다. 이에 전문간호사는 환자, 보호자, 의료진에게 이러한 위험성과 관리 필요성을 명확히 알리고, 관련 증상이 발생할 경우 즉각적인 사정과 중재를 실시해야 한다. 또한 지속적인 교육과 임상적 경각심을 유지함으로써 환자의 생명을 보호하고, 치료의 연속성과 안전성을 확보하는 데 중추적인 역할을 수행해야 한다.

요약

대상자는 외상으로 인한 경추손상으로 응급실에 내원하여 수술적 중재를 받았다. 수술 후 활력징후가 안정되어 중환자실로 이송되었으며, 이후 병동으로 전실하여 지속적인 치료와 간호를 받았다. 활력징후는 안정적이었고, 의식상태는 명료하였으며, 외과적 합병증 없이 전원계획을 수립하여 퇴원을 준비하고 있었다. 그러나 첫 수술(수상) 후 16일째, 삼출물로 인한 좌측 완전무기폐가 발생하여 급성호흡부전을 호소하였다. 이에 따라 모니터링, 동맥혈가스분석(ABGA), 흉부 X-ray 등의 검사를 실시하였으며, 기관내삽관 전 고유량산소요법을 통해 호흡을 지원하고, 원인 제거를 위해 기관지내시경을 시행하였다. 또한, 호흡근 보조 및 객담제거를 위해 기관내삽관과 고빈도흉벽진동요법을 시행하였으며, 효율적인 기도 청결 및 기도 확보를 위해 조기 기관절개술을 실시하고 호흡능력 향상을 위해 호흡재활 프로그램도 병행하였다.

사례로부터 배울 점

- 경추척수손상은 객담 배출, 호흡 근력저하로 인한 호흡부전이 예상되며, 이와 관련된 증상에 대해 의료진이 숙지하고 환자, 보호자에게 교육할 수 있어야 한다. 전문간호사로서 환자상태가 안정적이라도 호흡부전이 발생할 수 있는 가능성을 고려하여 건강사정 및 지속적인 관찰을 실시하여야 한다.

참고문헌

- 김태형. 호흡곤란의 감별진단과 치료. 대한내과학회지. 2009;76(4):263-9.
- 대한결핵 및 호흡기학회, COPD 진료지침 개정 위원회. COPD 진료지침 2018 개정. 2018.
- 대한결핵 및 호흡기학회, 기침진료지침 개정 위원회. 기침 진료 지침 2020 개정. 2020.
- 대한결핵 및 호흡기학회. 호흡재활 지침서. 2015.
- 대한중환자의학회. 기계환기 이탈 진료 지침. 2010.
- 대한중환자의학회. 기계환기 이탈을 위한 최신 근거기반 다학제 임상진료 지침 개발. 2023.
- 이현, 오연목. 기관지확장증의 진단 및 치료: 최신 진료지침을 기반으로. 대한내과학회지. 2020;95(3):141-50.
- Berlowitz DJ, Wadsworth B, Ross J. Respiratory problems and management in people with spinal cord injury. Breathe (Sheff). 2016;12(4):328-40.
- Nicolini A, Cardini F, Landucci N, Lanata S, Ferrari-Bravo M, Barlascini C. Effectiveness of treatment with high-frequency chest wall oscillation in patients with bronchiectasis. BMC Pulm Med. 2013;13(1):21.
- Pan C, Chen Y, Zhou Y. A Fast-Track Respiratory Protocol for High Cervical Spine Injury: A Case Report. J Trauma Nurs. 2023;30(6):357-63.
- Whitman PA, Launico MV, Adigun OO. Anatomy, Skin, Dermatomes. [Updated 2023 Oct 24]. In: StatPearls [Internet]. Treasure Island (FL): StatPearls Publishing; 2025 Jan-. Available from: https://www.ncbi.nlm.nih.gov/books/NBK535401/figure/article-29335.image.f1/

20

급성호흡곤란증후군

학습 목표

환자의 주 호소를 토대로 적절한 병력청취와 감별진단을 하기 위한 검사를 알고, 대상자의 특성에 맞춘 간호계획을 수립할 수 있다. 구체적인 목표는 다음과 같다.

❶ 환자의 상태를 토대로 관련 정보를 얻고 해석할 수 있다.
❷ 급성호흡곤란증후군과 관련된 검사의 결과를 해석할 수 있다.
❸ 근거에 기반하여 급성호흡곤란증후군의 임상적 판단을 할 수 있다.
❹ 급성호흡곤란증후군의 간호중재와 간호계획을 수립할 수 있다.

사례

여자 65세 환자는 왼쪽 중대뇌동맥 뇌경색증(left middle cerebral artery infarction)으로 우측 편마비가 발생하여 요양병원에 입원해 재활치료를 시행하며 지내던 환자이다.

본원 내원 3일 전 발열을 동반한 기침, 가래가 발생하여 폐렴 진단하에 항생제 치료를 시작하였으나 내원 당일 산소 요구량이 증가하여 본원 중환자실에 입원하였다.

중환자실 입원 당시 환자의 의식은 명료(alert)하였고, 산소는 고유량비강캐뉼라(high flow nasal cannula, HFNC)를 통해 흡입산소분율(fraction of inspired oxygen, FiO_2) 0.7, 분당 유량(flow) 60 L를 적용 중이었다. 당시 활력징후는 혈압 118/60 mmHg, 맥박 130회/분, 호흡수 31회/분, 체온 38.5℃, 산소포화도(SpO_2) 89%, ROX index (Respiratory rate oxygenation index, 호흡상태를 평가하기 위해 사용하는 생리적 지표, SpO_2/FiO_2÷호흡수) 4.0, 부호흡근을 사용하며 호흡곤란이 심해 기관내삽관(endotracheal intubation)을 시행한 후 기계환기기를 시작하였다.

환자는 초기 항생제로 피페라실린-타조박탐(piperacillin + tazobactam, 4.5 g을 6시간마다 정맥주사) 치료를 받았으나, 상태가 악화되고 다제내성균 위험인자가 확인되어 해당 약제를 중단하고 메로페넴(meropenem, 1,000 mg을 8시간마다 정맥주사)으로 변경하였다. 진정제를 병용하며 리치몬드 흥분/진정 척도(Richmond Agitation Sedation Scale, RASS) -3 수준의 진정 상태를 유지하였고, 기계환기 치료를 지속하였다. 그러나 환자-기계환기기 비동조가 관찰되었으며, 상태 호전은 나타나지 않았다.

기관내삽관 2일째 기계환기기 설정(표 1)과 동맥혈가스분석(arterial blood gas analysis, ABGA) 검사 결과(표 2)는 다음과 같다.

표 1. 기계환기기 설정과 모니터링 값

기계환기기 설정 값	기계환기기 모니터링 값
전압력보조조절환기(pressure assist-control mandatory ventilation, PACMV)	최고흡기압력(peak inspiratory pressure) 30 cmH_2O
흡기압력(inspiratory pressure) 25 cmH_2O	일회호흡량(tidal volume) 423 mL
호기말양압(positive end expiratory pressure, PEEP) 5 cmH_2O	호흡수 22회/분 분당환기량(minute volume) 9.3 L/min
환기 횟수 20회/분	
흡입산소분율(fraction of inspired oxygen, FiO_2) 0.6	
흡기호기비율(inspiration to expiration ratio, I:E ratio) 1:2	
최고들숨속도(inspiration rise time) 10%	
흡기유발역치(trigger) 압력(pressure) -2 cmH_2O	

〈계속〉

표 2. 동맥혈가스분석검사(arterial blood gas analysis, ABGA)

검사명	기관내삽관 1일째 결과	기관내삽관 2일째 결과
pH	7.42	7.43
pCO_2	29 mmHg	29 mmHg
pO_2	75 mmHg	55 mmHg
HCO_3	18.8 mmol/L	19.2 mmol/L
BE (base excess)	-4.6 mmol/L	-4.6 mmol/L
O_2 Saturation	96.4%	91.5%
Lactic Acid, Whole blood	3.1 mmol/L	3.2 mmol/L

알아보기

리치몬드 흥분/진정 단계 평가(richmond agitation sedation scale)

적절한 진정을 위해서는 진정상태에 대한 객관적인 평가가 우선되어야 하며, 이상적인 평가를 위해서는 평가하기 편리하고 진정수준이 명확하게 분리되어 있고 평가된 진정수준에 따라 진정제 사용량의 조절이 가능하고 중환자들에게 사용이 효과적이고 신뢰성이 높아야 한다.

RASS (richmond agitation sedation scale)는 각성 상태, 인지 기능 및 응답에 대한 지속가능성을 바탕으로 환자의 진정 상태를 평가하는 도구로 구체적인 단계는 다음과 같다(표 3).

표 3. 리치몬드 흥분/진정 단계 평가(richmond agitation sedation scale)

점수	용어	특징
+4	공격적(combative)	확연히 공격적, 파괴적임. 스태프에게 즉각적인 위험 초래 가능
+3	매우 흥분(very agitated)	각종 튜브나 카테터를 잡아 뽑거나 제기히러 함, 공격적
+2	흥분(agitated)	빈번한 목적 없는 움직임, 인공호흡기에 맞추지 못함
+1	들뜸(restless)	불안한 상태이나 움직임이 공격적이거나 활발하지는 않음
0	깨어있음/평안(alert and calm)	협조가 잘 되는 상태
-1	둔한(drowsy)	완전히 의식이 명확하지는 않음. 그러나 목소리에 지속적으로 깨어있음(눈을 뜨거나 눈을 맞춤)(10초 이상)
-2	약한 진정(light sedation)	목소리에 잠깐 깨어 눈을 맞출 수 있음(10초 이내)
-3	중간 진정(moderate sedation)	목소리에 움직임이거나 눈을 뜰 수 있음(눈 맞춤은 없음)
-4	깊은 진정(deep sedation)	목소리에는 반응이 없음, 신체적 자극에 움직이거나 눈을 뜰 수 있음
-5	무의식(unarousable)	목소리나 신체적 자극에 전혀 반응이 없음

질문 1 대상자에게 있어 가장 중요한 문제는 무엇인가?

진정제를 사용하며 기계환기기 치료를 시행함에도 악화되는 저산소증

대상자는 기관내삽관 후 진정제를 사용하며, 높은 설정의 기계환기기를 적용 중이었으나 ABGA검사상 저산소증이 악화되고 있어 저산소혈증호흡부전(hypoxemic respiratory failure)이 지속되고 있는 상태이다. 이에 대해 저산소증이 호전되지 않는 원인을 찾으며, 동시에 기계환기기 설정이 적절한지, 진정 상태가 적절한지 등을 평가하여 교정해주는 것이 필요하다.

질문 2 대상자의 문제를 해결하기 위해 어떤 정보가 필요한가?

흉부 X-ray 사진, 신체사정, 균배양 검사 및 혈액검사, 심장초음파검사

1) 흉부 X-ray 사진,

기관내삽관 직후 시행한 흉부 X-ray 사진(그림 1)과 기관내삽관 2일째에 시행한 흉부 X-ray 사진(그림 2)을 비교하여 대상자의 문제를 파악할 수 있다. 기관내삽관 2일째에 시행한 흉부 X-ray 사진(그림 2)에서 양측에서 불투명한 음영(opacity)이 증가되었는데 이는 폐렴이나 폐부종 등을 시사한다.

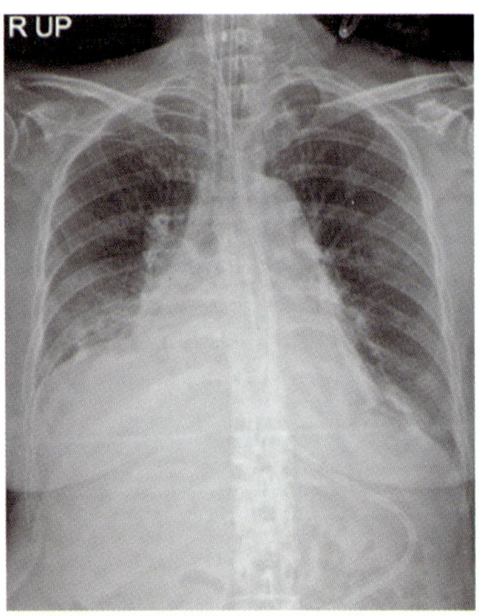

그림 1. 기관내삽관 직후 시행한 흉부 X-ray

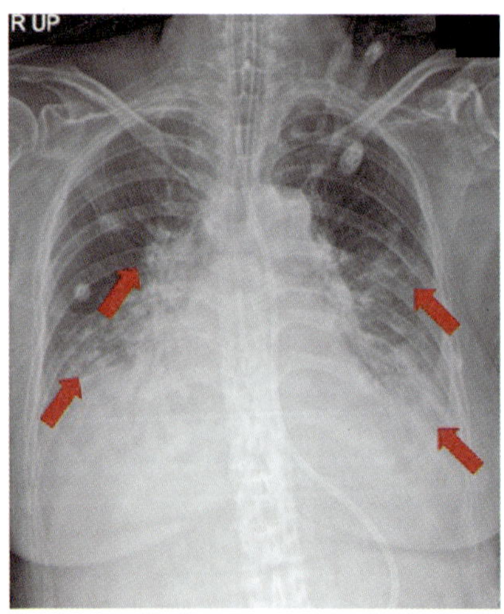

그림 2. 기관내삽관 2일에 시행한 흉부 X-ray

2) 신체사정

신체사정 기술을 활용하여 환자의 신체검진을 사정한다. 호흡음과 장음을 청진하고 수분 상태는 적절한지 등을 사정한다. 대상자의 경우 악설음(crackle)이 청진되었고, 장음은 정상(normoactive)이었다. 체중은 평상시와 비교하여 2 kg 증가한 상태였고, 양다리에 2단계의 오목부종(pitting edema)이 관찰되었다.

3) 균배양검사

대상자는 타원에서 피페라실린-타조박탐(piperacillin + tazobactam, 4.5 g 6시간마다 정맥주사) 항생제를 사용하였으나 악화되는 상태와 다제내성균에 대한 위험인자를 고려하여 객담과 혈액, 소변의 균배양검사를 시행한 후 이전에 사용하던 피페라실린-타조박탐은 중단하고 메로페넴(meropenem, 1,000 mg 8시간마다)을 정맥주사로 시작하였다. 이에 대해 균배양검사 결과를 확인하여 현재 사용하고 있는 항생제가 대상자에게 적절한지 확인이 필요하다.

이후 대상자의 객담배양검사에서 *메티실린내성황색포도알균(Methicillin-resistant staphylococcus aureus, MRSA)*이 검출되어 항생제 감수성 결과를 바탕으로 반코마이신(vancomycin, 1 g 12시간마다 정맥주사) 항생제를 추가하였다.

4) 혈액검사

전체혈구계산(complete blood count, CBC)과 감염 발열 지표인 C반응단백질(C-reactive protein), 프로칼시토닌(procalcitonin), 동맥혈가스분석검사(ABGA), 젖산(lactic acid) 등을 확인할 수 있고, 그 외에도 다장기부전이 진행하는지에 대한 혈액검사 관찰이 필요하다.

5) 심장초음파검사

심장초음파검사는 현재 대상자의 심기능 상태와 체액량의 평가를 위해 매우 중요하며 혈역학적 변동이 있을 때마다 시행하면 치료방향 결정에 도움이 된다. 대상자의 경우 심장초음파검사 결과 특이소견이 없었다.

질문 3 대상자의 예상되는 진단명은 무엇인가?

폐렴에 의한 급성호흡곤란증후군(acute respiratory distress syndrome, ARDS)

대상자의 경우 기저 폐질환이 없던 환자로 폐렴 진단하에 경험적 항생제를 사용하던 중에 호흡곤란이 심해졌고 증상 발생 3일째에 기관내삽관을 시행한 후 기계환기기를 시작하였으나 저산소증이 악화되었다(PaO_2/FiO_2 ratio가 92 mmHg). 흉부 X-ray 사진에서 양측에서 불투명한 음영이 증가되었고 심장초음파검사 결과 특이소견이 없었고 이러한 대상자의 상태 변화는 1주일 이내에 발생하였다. 객담배양검사에서는 *MRSA*가 검출되어 이를 종합적으로 판단하면 대상자는 폐렴에 의한 급성호흡곤란증후군(acute respiratory distress syndrome, ARDS)으로 진단할 수 있다.

알아보기

급성호흡곤란증후군(acute respiratory distress syndrome, ARDS)

정의

급성호흡곤란증후군(acute respiratory distress syndrome, ARDS)은 다양한 직·간접적 원인으로 폐포 모세혈관막(alveolar capillary membrane)의 투과성이 증가해 폐포공간 내 부종액이 차고, 활성화된 호중구 및 사이토카인으로 인한 손상, 계면활성제와 응고체계의 이상으로 인해, 산소치료에 반응하지 않는 저산소증 및 비균질적인 염증성 급성폐손상이 발생하는 것으로 구체적인 정의는 표 4와 같다.

표 4. ARDS의 정의(definition of acute respiratory distress syndrome, 2024)

진단 요소	세부 기준		
시작	급성 발병: 손상 또는 위험인자 노출 후 1주 이내에 발생하거나 악화된 호흡기 증상		
흉부 영상	흉부 X-ray나 컴퓨터 단층촬영에서 양측성 음영이 있거나 폐초음파에서 양측에 B선 및/또는 경화가 있는 경우(흉수, 무기폐 또는 결절로 설명되지 않음)		
폐부종 발생원인	심부전이나 수액과다에 의한 호흡부전이 아니어야 함 (위험인자가 없을 경우 압력성 폐부종을 배제하기 위해 심초음파 등의 검사가 필요함)		
산소화 기준(oxygenation)			
비삽관형 ARDS	$PaO_2/FiO_2 \le 300$ mmHg or $SpO_2/FiO_2 \le 315$ (if $SpO_2 \le 97\%$) on HFNO with flow of ≥ 30 L/min or NIV/CPAP with at least 5 cmH_2O PEEP		
삽관형 ARDS	경증(mild): $200 < PaO_2/FiO_2 \le 300$ mmHg or $235 < SpO_2/FiO_2 \le 315$ (if $SpO_2 \le 97\%$)	중등도(moderate): $100 < PaO_2/FiO_2 \le 200$ mmHg or $148 < SpO_2/FiO_2 \le 235$ (if $SpO_2 \le 97\%$)	중증(severe): $PaO_2/FiO_2 \le 100$ mmHg or $SpO_2/FiO_2 \le 148$ (if $SpO_2 \le 97\%$)
자원 제한 설정에 대한 수정된 정의	$SpO_2/FiO_2 \le 315$ (if $SpO_2 \le 97\%$) 자원이 제한된 환경에서 진단을 위해 PEEP이나 최소 산소유량이 필요하지 않음		

CPAP=continuous positive airway pressure; HFNO= high-flow nasal oxygen; NIV= noninvasive ventilation; PEEP=positive end-expiratory pressure; SpO_2 =oxygen saturation as measured by pulse oximetry.

〈계속〉

원인

다양한 원인에 의해 ARDS가 발생할 수 있으나 패혈증 및 폐렴이 주된 발생원인이다. 외상, 위액 흡인, 대량수혈 및 약물중독 등에 의해서도 ARDS가 발생한다. 흔히 폐의 직접적인 손상에 의한 경우 직접 폐손상 ARDS, 폐가 아닌 경우 간접 폐손상 ARDS로 분류하기도 한다(표 5).

표 5. ARDS의 주요 원인

폐성 원인(pulmonary)	폐외성 원인(extrapulmonary)
폐렴	패혈증, 전신염증반응증후군, 쇼크, 저혈압
흡인	췌장염, 외상(지방색전증)
흡입성 폐손상	심폐우회술의 재관류
폐좌상	대량의 수혈
흉부 외상	화상
익수	두개내압 상승(외상성 뇌손상, 뇌내출혈)

경과

광범위한 폐포 손상으로 요약할 수 있는 ARDS의 폐조직 변화는 삼출기, 증식기, 섬유화기로 3단계로 나누며 시기별 병리조직의 특징은 표 6과 같다.

표 6. ARDS의 경과

삼출기 (exudative phase)	첫 1주 폐부종과 미세혈관 손상, 폐포 내 출혈, 특징적인 폐포 내 유리질막이 형성됨
증식기 (proliferative phase)	2-3주 제 2형 폐포세포 증식, 폐포성 부종과 세포찌꺼기의 제거, 대부분이 이 시기에 호전되어 기계환기기 이탈이 가능해짐
섬유화기 (fibrotic phase)	2-3주 후 이 시기까지 진행한 경우에는 섬유화되며 장기간의 산소치료가 필요하며 호흡부조요법이 요구될 수 있음

치료

1. ARDS를 유발한 원인질환을 치료한다.
2. 환자 상태 개선을 위한 보조요법이 중요하다.
   1) 목표는 주요 장기의 적정 산소화를 유지하고 기계환기유발 폐손상을 최소화하는 것이다.
   2) 폐보호환기전략(lung protective ventilation strategy)

〈계속〉

(1) 산소요법과 기계환기 치료

일회호흡량은 예측 체중 1 kg당 6 mL 이하를 적용하고, PEEP은 5 cmH_2O 이상, 일반적으로 10-15 cmH_2O를 적용하며 FiO_2에 따라 조정한다(표 7). 구동압력(driving pressure)은 15 cmH_2O 이하, 고원압력(Pplat)은 30 cmH_2O 이하를 유지한다.

표 7. ARDS에서의 FiO_2와 PEEP의 조합

FiO_2(%)	30	40	40	50	50	60	70	70	70	80	90	90	90	100
PEEP	5	5	8	8	10	10	10	12	14	14	14	16	18	18-24

목표 PaO_2 55-80 mmHg 또는 SpO_2 88-95%임, 만약 목표에 도달하지 못했다면 표 우측으로 이동, 목표를 넘어섰다면 표 좌측으로 이동

(2) 복와위(prone position) 환기

복와위 환기는 환기/관류 비 개선을 통해 산소화를 개선시키며 중증 저산소혈증에 대한 구조치료로 효과적이다. 중등도/중증 ARDS 환자에서 사망률 감소 목적으로 복와위 환기의 사용을 권고하며, 기계환기를 시행함에도 불구하고 산소화 호전이 없는 ARDS 환자의 경우 조기 적용을 권장한다. 복와위 환기에 대한 구체적인 내용은 다음과 같다.

① 24시간마다 복와위 체위를 18-20시간 동안 유지, 최소 12시간 이상 시행할 것을 권장

② 합병증: 기관내관/카테터 문제, 욕창, 환자 평가 및 소생술의 어려움

③ 절대금기증: 불안정한 척추골절

④ 상대금기증: 복부의 개방성 상처/화상, 불안정한 골절, 두개내압의 상승, 혈역학적 불안정, 임신부(late term)

(3) 체외생명유지술(extracorporeal life support)

① 정맥-정맥 간 체외막산소공급(veno-venous extracorporeal membrane oxygenation, VV-ECMO)은 중증 ARDS 환자는 EOLIA 연구에서 사용된 치료 전략을 준수하면서 ECMO 센터에서 치료를 받도록 권고한다.

② 체외이산화탄소제거(extracorporeal carbon dioxide removal, ECCO2R)는 ARDS 환자에서 사망률을 줄이기 위해 ECCO2R 사용을 권장하지 않는다.

(4) 신경근차단제(neuromuscular blocking agent, NMBA)의 사용

① 중등도/중증 ARDS에서 폐 보호 환기전략을 유지하기 위해 필요한 경우에만 간헐적으로 투여하는 것을 권장한다.

〈계속〉

② 지속적인 환자-기계환기기 비동조, 지속적인 깊은 진정, 지속적인 높은 고원압력(Pplat) 또는 복와위 체위를 시행하는 환자의 경우는 환자-기계환기기 동조 향상, 기계환기 관련 및 환자 자해 폐 손상 감소(patient self-inflicted lung injury, P-SILI), PEEP에 의한 폐포동원 효과의 향상, 산소 소비량 감소를 위해 지속적인 투여를 고려한다.

(5) 폐포동원술(alveolar recruitment maneuver)

폐포동원술은 폐포동원을 촉진하는 것을 목표로 일시적으로 일회환기량보다 높게 기도 및 폐경유압을 증가시키는 것으로 허탈된 원위부 기도 및 폐포를 개방하여 산소화를 개선시키는 효과가 있다.

① 연장 고압동원술(prolonged high-pressure recruitment maneuver)은 평균 1분 이상 기도 압력이 35 cmH_2O 이상이 되도록 유지하는 기법으로 사망률을 감소시키기 위해 시행하지 않을 것을 권고한다.

② 짧은 고압동원술(brief high-pressure recruitment maneuvers)은 폐포동원을 촉진하기 위해 1분 미만 동안 기도 압력을 35 cmH_2O 이상으로 유지하는 것을 말하며 ARDS 환자에서 짧은 고압동원술의 사용에 대한 명확한 증거가 없으나, 잠재적인 안전 문제로 인해 일상적으로 사용하지 않을 것을 제안한다.

(6) 고빈도 진동 환기(high-frequency oscillation ventilation, HFOV)

ARDS 환자에서 고빈도 진동 환기를 사용하지 않을 것을 권고한다.

3) 보존적 치료

(1) 수액요법

ARDS로 손상된 폐는 폐부종의 악화에 취약하므로 디장기 손상이 없고 혈중 젖산산증이 없고 혈역학적으로 안정된 환자는 가급적 수액 공급을 제한하고 이뇨제를 사용하여 가능하면 수액 상태를 음성으로 유지한다.

4) 약물치료

(1) 스테로이드 요법

① 급성기를 넘겼으나 환자의 폐상태가 호전되지 못하고 후기 증식기, 즉 폐섬유화 단계로 계속 진행 시에는 이를 감소시킬 목적으로 스테로이드를 사용해 볼 수 있으나 스테로이드의 사용은 산소화는 호전되지만 감염의 가능성을 증가시켜 사망률을 증가시킬 수 있으므로 주의를 요하는 약물이다.

② 현재까지 알려진 근거로는 사용 여부에 논란이 있으나 중등도/중증 ARDS에서 dexamethasone (Day 1-5: 20 mg/day, Day 6-10: 10 mg/day)를 초기에 시도해볼 수 있다.

〈계속〉

(2) 흡입 일산화질소가스(Inhaled nitric oxide)

① 선택적 폐혈관 확장 유도로 환기/관류 불일치를 개선시키며, 사용 후 첫 24시간 이내 산소화의 개선 효과를 보인다(생존율 향상 보고는 없음).

② 신손상 위험 증가, 통상적인 치료법으로 사용하는 것에 대해 권장되지 않는다.

③ 근거 있는 다른 치료들을 모두 적용하였으나 저산소증이 지속되는 경우에는 구제요법(rescue therapy)로 사용해 볼 수 있다. 다만, 사용 이후 산소화 개선 효과가 없는 경우에는 점진적으로 감량하여 중단해야 한다.

질문 4 어떤 우선순위로 문제를 해결하겠는가?

1. ARDS를 유발한 원인질환 치료: 폐렴

2. 대상자의 상태 개선을 위한 보조요법 시행

1) 폐보호환기전략(lung protective ventilation strategy)

2) 수액치료

질문 5 어떤 절차와 방법에 따라 문제를 해결하겠는가?

1. ARDS를 유발한 원인질환 치료: 폐렴

객담배양검사를 통해 분리된 MRSA에 적절한 항생제를 사용 중인 상태로 신체사정, 혈액검사, 흉부 X-ray 사진, 균배양 검사를 통해 폐렴 호전 여부를 확인해야 한다.

2. 대상자 상태 개선을 위한 보조요법 시행

1) 폐보호환기전략(lung protective ventilation strategy)

대상자의 신장은 148 cm, 예측 체중은 42 kg으로 폐보호환기전략을 위해 기계환기기의 일회호흡량을 예측 체중 1 kg당 6 mL로 계산하면 252 mL이나 대상자의 경우 환자-기계환기기 비동조가 있고, 일회호흡량이 400 mL 폐보호환지 적용이 어려운 상태였다. 이에 진정제의 용량을 증량하고 신경근차단제를 정맥주사로 투여한 후 용적보조조절환기(volume assist/control mandatory ventilation, VACMV)로 변경하였다. 이후 ABGA 검사결과를 확인하며 단계적으로 일회호흡량을 250 mL까지 낮췄고 FiO_2에 따라 PEEP을 조절하며 복와위 환기치료를 적용하였다.

2) 수액치료

대상자의 경우 평소 체중을 52 kg 정도 유지하던 분으로 현재 체중은 54.3 kg으로 2.3 kg 증가한 상태이다. 52 kg을 목표로 다장기 손상과 혈중 젖산산증이 없고 혈역학적으로 안정되어 있어 이뇨제를 사용하여 수액 상태를 음성으로 유지하였다(표 8).

표 8. 대상자의 섭취량과 배설량, 체중 변화 비교

날짜	기관내삽관일	기관내삽관 1일째	기관내삽관 2일째	기관내삽관 3일째	기관내삽관 4일째
섭취량(mL)	2,500	2,672	2,800	2,807	2,764
배설량(mL)	2,034	3,050	4,040	3,680	2,590
차이(mL)	466	-378	-1,240	-873	174
체중(kg)	54.3	54.3	54.8	53.4	51

MRSA 폐렴으로 인한 ARDS 대상자에게 기관내삽관일부터 6일간 적용된 단계별 치료 과정은 그림 3과 같다.

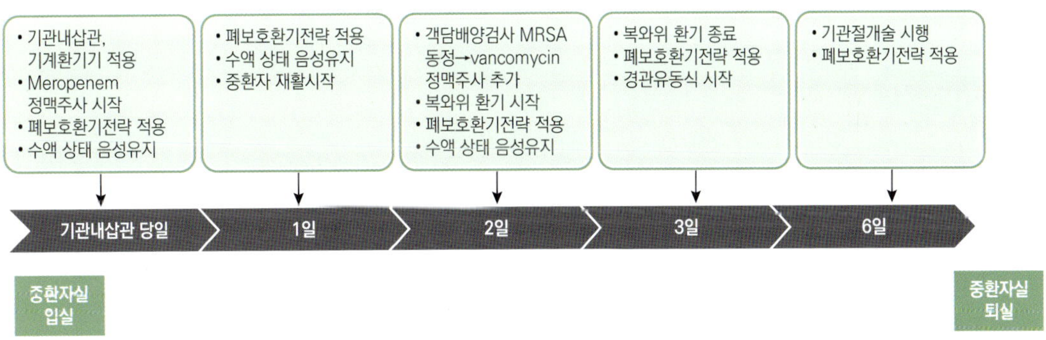

그림 3. 대상자에게 적용한 치료

질문 6 대상자에게 필요한 F/U 계획은 무엇인가?

1. 복와위 환기 지속여부 결정

복와위 환기치료는 24시간 동안 18-20시간 적용할 수 있는데 대상자의 경우에 상태가 악화된 기관내삽관 2일째에 18시간 복와위(그림 4)를 적용하고 시행한 ABGA검사 결과에서 산소화 호전(PaO_2/FiO_2 ratio >150 mmHg)이 확인되어 복와위를 중단하고 앙와위로 변경하였다. 이후 대상자는 조금씩 호전을 보이는 상태로 진정제를 사용하며 RASS -1, 압력보조조절환기 양식, 일회호흡량은 예측 체중 1 kg당 6-8 mL 이하, PEEP은 FiO_2에 따라 조정하고 구동압력(driving pressure)은 15 cmH_2O 이하, 고원압력(Pplat)은 30 cmH_2O 이하를 유지하려고 노력하였고, ABGA를 시행하여 과탄산증은 산증이 심하지 않은 한계(pH > 7.15) 내에서 허용하였다.

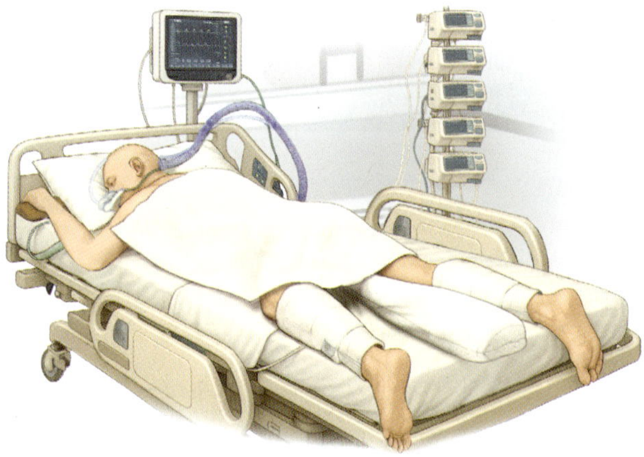

그림 4. 복와위 예시

알아보기

기계환기 치료 목표

기계환기의 치료 목표는 정상 pH나 $PaCO_2$를 유지하는 것이 아니라 적절한 가스교환을 달성하는 것이다. 급성 폐손상 환자에게 기계환기기 적용 시 일회 일회호흡량을 적게 적용(예측 체중 1 kg당 6-8 mL)하고, 고원압력(Pplat)은 30 cmH_2O 이하며, 이 과정에서 초래되는 과탄산증은 산증이 심하지 않은 한계(pH > 7.15) 내에서 허용한다.

기계환기기 사용 중에 폐에 발생하는 폐손상은 기계환기기유발폐손상(ventilator-associated lung injury)이라고 하며, 다음의 4가지로 분류한다(표 9). 기계환기기유발폐손상이 발생하지 않도록 관리해주는 것이 필요하다.

표 9. 기계환기기유발폐손상(ventilator-associated lung injury) 분류

분류	정의
압력 손상(barotrauma)	과도한 기도압으로 손상
용적 손상(volutrauma)	폐포의 과도한 팽창으로 인한 손상
허탈 손상(atelectrauma)	폐포의 개폐 시 폐포와 말초기관지주위에 유발되는 전단손상
생물학적 손상(biotrauma)	폐의 세포들이 기계적인 확장에 의해 세포대사나 유전자 표현에 이상을 초래하여 급성 폐손상의 매개물질이 증가하여 나타나는 손상

2. 기관절개술 시행

기관절개술의 경우 감염이나 외상, 이물질, 협착 등으로 상기도 폐쇄가 있는 경우, 기관내삽관의 기간이 길거나 장기간 기계환기기를 적용해야 하는 경우, 기관내삽관이 어려운 경우, 가래가 많은데 환자가 잘 뱉지 못 하는 경우, 두경부 수술이나 외상 환자, 신경근육환자나 뇌손상 환자에서 기도보호 목적으로 시행할 수 있다.

대상자의 경우 뇌경색 이후 우측 편마비가 있는 상태로 타인의 부축하에 워커를 이용해 병동 한 바퀴 정도 움직이는 것이 가능했고, 평소 대소변은 침상에서 기저귀에 보는 상태로, 경구식사 시 사레 들리는 증상이 종종 있었다. 현재는 ARDS로 인해 폐 상태가 회복되는 데 상당한 기간이 소요될 것으로 예상되어 기관절개술이 필요한 상태로 환자와 보호자에게 기관절개술의 필요성과 앞으로의 경과 과정에 대해 설명하였다.

3. 폐렴 호전 확인 후 항생제 중단

환자 증상과 혈액검사, 흉부 X-ray 검사, 균 음전 여부를 통해 폐렴이 호전되었는지 확인하고 항생제 중단 여부를 결정한다.

4. 집중치료 후 근육쇠약 예방

중환자에서 관찰되는 근육쇠약을 예방하기 위해 기저질환 치료와 혈당조절, 적절한 진통제의 사용으로 섬망 없는 각성 상태 유지, 조기 재활, 적절한 초기 영양공급이 병행되도록 관리한다.

알아보기

집중치료 후 근육쇠약 예방

중환자들이 집중치료를 받으면 질병 자체에 의한 합병증 외에도 다양한 원인에 의한 심각한 근육소모가 발생하는데 이를 집중치료 후 근육쇠약(intensive care unit acquired weakness, ICUAW)이라고 한다. ICUAW은 근약화로 인해 기계환기 이탈을 지연시키고 중환자실 재원기간을 장기화시키는 주 원인이 될 뿐만 아니라 장기적으로는 기능저하를 초래하여 중환자실 퇴실 후에도 정상적인 삶으로 복귀하지 못하고 장기간에 걸쳐 삶의 질을 심각하게 저하시키는 원인이 된다.

중환자실 조기 재활은 이러한 환자의 기능저하 및 근육저하를 최소화하는 데 도움이 되며, 중환자실 치료 2-3일 안에 시작하는 것이 바람직하다. 또한 다학제 간 협의를 통해 체계적인 재활프로토콜을 마련하는 것이 필요하다(그림 5).

〈계속〉

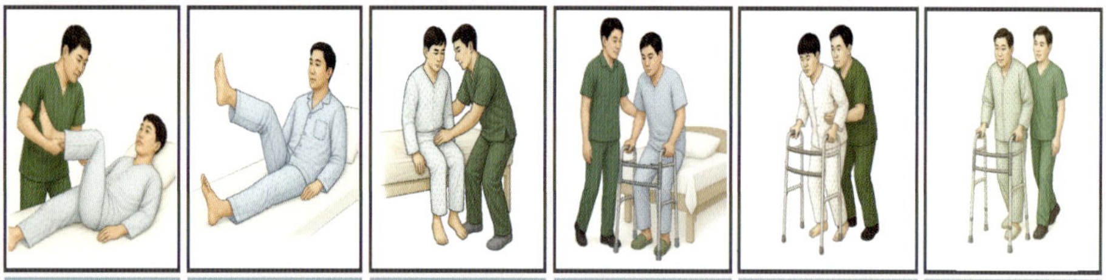

	1단계	2단계	3단계	4단계	5단계	6단계
단계	1단계 (수동관절운동)	2단계 (능동관절운동)	3단계 (침상끝에 앉기)	4단계 (서기)	5단계 (10 m 미만 걷기)	6단계 (10 m 이상 걷기)
적응증	중환자실 입실>3일 소생술 종료 이후	중환자실 입실>3일 소생술 종료 이후 명료한 의식 안전체크리스트: 통과	중환자실 입실>3일 소생술 종료 이후 명료한 의식 안전체크리스트: 통과 침상머리올리기 가능>60° 상지 움직임≥3점	중환자실 입실>3일 소생술 종료 이후 명료한 의식 안전체크리스트: 통과 침상머리올리기 가능>60° 상지 움직임≥3점 하지 움직임≥3점	중환자실 입실>3일 소생술 종료 이후 명료한 의식 안전체크리스트: 통과 침상머리올리기 가능>60° 상지 움직임≥4점 하지 움직임≥3점 이동식 인공호흡기 사용 가능	중환자실 입실>3일 소생술 종료 이후 명료한 의식 안전체크리스트: 통과 침상머리올리기 가능>60° 상지 움직임≥4점 하지 움직임≥3점 이동식 인공호흡기 사용 가능
프로그램	• 수동 관절 운동 • 체위변경 • 지속적 수동운동 기계 (의식이 명료할 경우)	• 능동 관절 운동 (주요관절) • 흉곽확장운동 • 근력강화운동 • 몸통스트레칭 • 고무공 쥐어짜기 • 침상 자전거 적용	• 침상끝에 앉기 • 앉아서 다리 올리기 • 곧게 허리펴기 • 팔 뻗어서 체중 이동하기 • 머리 조절하기 • 침상 자전거 적용	• 도구를 이용하여 일어나기 • 침대에 기대서 일어나기 • 침대에서 의자로 옮겨 앉기 • 근력강화운동 (다리들기, 엉덩이 들기, 고무줄 당기기)	• 중환자실 걷기 (10 m 미만) • 제자리 걷기 (10 m 미만) • 앉았다 일어나기 (5회 미만) • 발판 오르고 내리기	• 중환자실 걷기 (10 m 이상) • 제자리 걷기 (각 10회 이상) • 앉았다 일어나기 (5회 이상) • 한 발로 서기
참여자	물리치료사, 가족	물리치료사, 담당간호사 재활전담간호사, 가족	물리치료사, 담당간호사 재활전담간호사	물리치료사, 담당간호사 재활전담간호사	물리치료사, 담당간호사 재활전담간호사	물리치료사, 담당간호사 재활전담간호사

그림 5. 중환자실 재활 프로그램 예시

전문간호사의 역할

ARDS는 중환자실에서 흔히 볼 수 있는 중증질환으로 다양한 원인에 의해 발생하며, 전신적인 질환에 의해 호흡부전이 발현된다. 이런 환자들에게 기계환기기는 호흡부전을 보조하는 중요한 기계장치로 사용된다. 대상자는 높은 기계환기기 설정에도 환자-기계환기기 비동조가 있고, 상태 호전이 없는 상태였다. 전문간호사는 대상자의 신체사정을 시행하고 정보를 종합적으로 탐색하고 검사결과를 통합적으로 해석하고 판단하여 근거에 기반한 폐보호환기전략과 수액치료를 적용하였다. 또한 기계환기기유발폐손상이 발생하지 않도록 모니터링하고 대처할 수 있도록 의료진 교육 역할과 자문, 아울러 환자와 보호자에게도 교육과 지지를 제공하였다.

요약

대상자는 폐질환이 없던 환자로 폐렴 진단하에 경험적 항생제를 사용하던 중에 호흡곤란이 심해져 기관내삽관을 시행한 후 기계환기기를 시작하였으나 저산소증이 악화되었다. 흉부 X-ray 사진에서 양측에서 불투명한 음영이 증가되고 심장초음파 검사에서 특이소견은 없었고 객담배양검사에서 *MRSA*가 검출되어 폐렴에 의한 ARDS로 진단되었다. 대상자는 높은 기계환기기 설정에도 저산소증이 악화되고 환자-기계환기기 비동조가 있어 근거에 기반한 폐보호환기전략과 수액치료를 적용하였다. 이후 대상자는 기관절개술을 시행하였고 기계환기기 이탈 후 병실 전실하였다.

사례로부터 배울 점

- 다양한 원인에 의해 ARDS가 발생할 수 있으나 패혈증이나 폐렴이 주된 원인이다.
- 기계환기의 치료목표는 정상 pH나 $PaCO_2$를 유지하는 것이 아니라 적절한 가스교환을 달성하는 것으로 급성폐손상 환자에 기계환기기 적용 시 일회 일회호흡량을 적게 적용(예측 체중 1 kg당 6-8 mL)하고, 고원압력(Pplat)은 30 cmH_2O 이하며, 이 과정에서 초래되는 과탄산증은 산증이 심하지 않은 한계(pH > 7.15) 내에서 허용한다.
- 복와위 환기치료는 기계환기를 시행함에도 불구하고 산소화 호전이 없는 ARDS 환자의 경우 조기 적용을 권장하며, 24시간마다 복와위를 17-20시간 동안 유지, 최소 12시간 이상 시행할 것을 권장한다.

참고문헌

- 고윤석, 김민석, 김원영, 김은영, 남경훈, 서가진, 외. 실전기계환기법. 군자출판사; 2021.
- 대한중환자의학회. 중환자의학. 제4판. 군자출판사; 2020.
- 전경만. 중환자실 환자의 통증, 진정 및 섬망 관리. 대한내과학회지. 2014;86(5):546-56.
- Grasselli G, Calfee CS, Camporota L, Poole D, Amato MB., Antonelli M, et al. ESICM guidelines on acute respiratory distress syndrome: definition, phenotyping and respiratory support strategies. Intensive Care Medicine. 2023;49(7): 727-59.
- Matthay MA, Arabi Y, Arroliga AC, Bernard G, Bersten AD, Brochard LJ, et al. A new global definition of acute respiratory distress syndrome. American journal of respiratory and critical care medicine. 2024;209(1):37-47.
- Seoul National University Hospital. SNUH Manual of Medicine. 5판. 서울대학교 의과대학 내과학교실; 2021.

21

천식 및 만성폐쇄성폐질환 중복증후군

학습 목표

환자의 주 호소를 토대로 적절한 병력청취와 감별진단을 하기 위한 검사를 알고, 대상자의 특성에 맞춘 간호계획을 수립할 수 있다. 구체적인 목표는 다음과 같다.

1. 환자의 주 호소를 토대로 관련 정보를 얻고 해석할 수 있다.
2. 천식 및 만성폐쇄성폐질환 중복증후군과 관련된 증상과 감별진단을 위한 검사 결과를 해석할 수 있다.
3. 근거에 기반하여 천식 및 만성폐쇄성폐질환 중복증후군의 임상적 판단을 할 수 있다.
4. 천식 및 만성폐쇄성폐질환 중복증후군의 간호중재와 합병증 관리를 포함한 간호계획을 수립할 수 있다.

사례

62세 남자 환자는 건설 현장에서 장기간 일해온 노동자로, 40갑년의 흡연력을 가지고 있으며 최근 5년간 금연 중이다. 과거력으로는 천식, 고혈압, 부정맥, 경증의 당뇨병이 있으며, 관련 약물을 복용 중이다. 최근 2년간 활동 시 및 야간에 악화되는 호흡곤란이 점차 심해지고 있어, 이를 주호소로 응급실에 내원하였다.

환자는 특히 아침에 심한 기침과 함께 끈적거리고 투명하거나 황색을 띠는 가래를 배출하며, 최근 6개월 동안 가래 양이 증가했다고 한다. 또한 빠르게 걷거나 계단을 오를 때와 같은 일상 활동 중에 호흡곤란을 자주 경험하며, 운동 후 혹은 야간에 쌕쌕거리는 소리(wheezing)와 기침이 동반된다고 하였다. 이러한 증상은 간헐적으로 호전과 악화를 반복하였으며, 추운 날씨나 공사장의 먼지, 담배 연기 등 자극적인 환경에 노출될 때 악화되는 경향을 보인다고 하였다.

응급실 내원 시 환자의 호흡음은 천명음(wheeze)이 들렸고, 흉부 X-ray에는 특별한 이상소견은 없었다. 하지만 호흡곤란, 기침, 천명, 가슴답답함, 산소포화도 88%로 저하되는 증상이 나타났고, "한밤중에 숨이 차서, 앉아서 숨을 고르지 않으면 편하게 숨을 쉴 수 없어요."라고 했다. 숨이 가빠 말을 이어가기 힘들어 했고, 짧은 문장만 겨우 말했다. mMRC 4점, 수정 borg 척도 7점으로 동맥혈가스분석검사(표 1)를 시행하였으며 결과는 다음과 같다.

폐기능검사(pulmonary function test, PFT)에서 1초간노력성호기량/노력성폐활량(forced expiratory volume in one second/forced vital capacity, FEV1/FVC) 비율이 51%로 정상보다 낮았으며, 1초간 노력성호기량(forced expiratory volume in one second, FEV1)은 58%로 예상치 대비 감소되어 있었다(그림 1). FEV1의 기관지확장제반응(bronchodilator response, BDR) 검사는 +3%였고(FEV1 1.67 L에서 1.73 L로 변화함), 산소공급 및 흡입스테로이드, 기관지확장제(흡입제)인 속효성베타2작용제(short acting beta 2 agonist, SABA)와 속효성항콜린제(short acting muscarine antagonist, SAMA) 사용 후 증상이 일부 완화되었다.

표 1. 동맥혈가스분석검사 (arterial blood gas analysis, ABGA)

검사명	결과
pH	7.32
PaO_2	60 mmHg
$PaCO_2$	47 mmHg
HCO_3	26 mmol/L
BE	1.41 mmol/L
SaO_2	88%

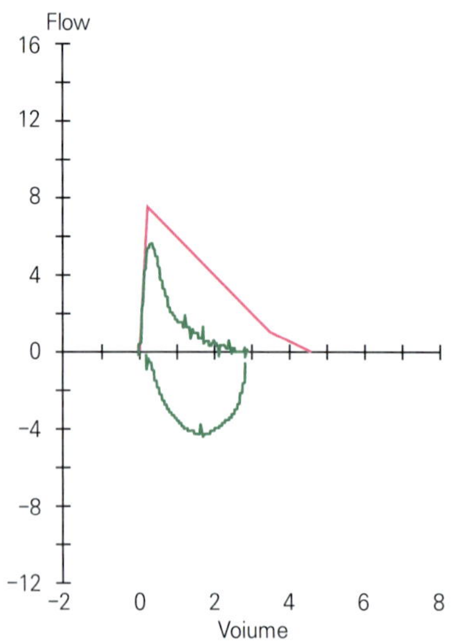

그림 1. 폐기능 수치 그래프(FEV1/FVC, FEV1)

이 환자의 외래 초진 기록은 다음과 같다(그림 2).

Chart (의무 기록)

Chief Complaint

: dyspnea

Present illness

상기환자 호흡곤란 악화를 주소로 12/11 ER 내원하신 분으로, w/u에서 r/o AE-ACO (Ashma-COPD Overlap with Acute Exacerbation), r/o atypical pneumonia, r/o ADHF (Acute decompensated heart failure)로 antibiotic treatment & supportive care 위해 입원함

w/u :

@ Chest CT(2024.12.11.) :

Diffuse GGO with interlobar septal thickening in the both lungs and bilateral pleural effusion : pulmonary edema.

DDx combined atypical pneumonia

A new, tiny nodule in LUL and RLL : indeterminate, rec) chest CT f/u

@ Routine Echocardiography (2024.12.12.) : poor echo window, poor cooperation

1. non-valvular a.fib with LVEF=67%
   concentric LVH
2. both atrial enlargement
3. severe TR with severe resting pulmonary hypertension (RVSP=77 mmHg)

: preserved RV systolic function (s'=11 cm/s, TAPSE=16 mm, FAC=38%)

Past History

: A.fib, HTN

Family History

흡연력 40PY, 최근 5년간 금연

그림 2. 외래 초진 기록

알아보기

호흡곤란평가도구

환자의 호흡곤란(dyspnea)을 평가하기 위해 의료현장에서 널리 사용되는 두 가지 도구는 mMRC (modified medical research council) 호흡곤란 척도와 modified borg scale (MBS)이다. mMRC 척도는 환자가 일상생활 중 경험하는 호흡곤란의 정도를 5단계(0-4)로 분류하는 주관적 자기보고형 도구이다. 주로 만성폐쇄성폐질환(COPD) 환자의 증상 평가에 활용된다. MBS는 환자가 느끼는 호흡곤란의 강도를 0-10점의 숫자 척도로 표현하는 주관적 평가 도구로 호흡곤란의 정도를 정량화하는 데 널리 사용된다. mMRC 척도는 만성 호흡기 질환 환자의 기능적 상태와 예후를 평가하는 데 적합하고, MBS는 급성 호흡곤란의 강도를 신속하게 수치화하여 치료 반응을 모니터링하는 데 유용하다.

임상 상황에 따라 두 도구를 상호 보완적으로 활용하면 환자의 호흡곤란을 보다 정확하게 평가하고 관리할 수 있다.

- **호흡곤란정도평가(modified medical research council dyspnea scale, mMRC)**
  0점: 힘든 운동을 할 때만 숨이 차다.
  1점: 평지를 빨리 걷거나, 약간 오르막을 걸을 때 숨이 차다.
  2점: 평지를 걸을 때 숨이 차서 동년배보다 천천히 걷거나, 자산의 속도로 걸어도 숨이 차서 멈추어 쉬어야 한다.
  3점: 평지를 약 100 m 정도 걷거나, 몇 분 동안 걸으면 숨차서 멈추어 쉬어야 한다.
  4점: 숨이 너무 차서 집을 나설 수 없거나, 옷을 입거나 벗을 때도 숨이 차다.

- **수정 Borg 척도(modified Borg scale, MBS)**
  0: 전혀 숨차지 않음
  0.5: 숨이 찰 듯 말 듯함
  1: 아주 약간 숨이 참
  2: 약간 숨이 참
  3: 중증도로 숨이 참(보통)
  4: 약간 심하게 숨이 참
  5: 심하게 숨이 참
  7: 아주 심하게 숨이 참
  9: 아주아주 심하게 숨이 참
  10: 극도로 심하게 숨이 참

질문 1 대상자에게 있어 가장 중요한 문제는 무엇인가?

호흡곤란, 기침, 가래는 이 환자가 경험하는 가장 주요한 증상으로, 일상적인 활동에 상당한 지장을 주고 있다. 특히 운동 시에 나타나는 호흡곤란과, 아침에 심하게 동반되는 기침 및 가래 증상은 환자의 삶의 질을 저하시킬 뿐만 아니라, 질환의 진행과 함께 폐기능 저하 및 다양한 호흡기 합병증으로 이어질 수 있다. 따라서 이러한 증상은 치료 및 관리에서 우선적으로 고려되어야 할 문제이다.

1. 운동호흡곤란(exertional dyspnea)

환자는 최근 2년간 점진적으로 악화되는 호흡곤란을 호소하며, 특히 활동 시와 야간에 증상이 심해진다고 보고하였다. 계단을 오르거나 빠르게 걸을 때 숨이 차는 증상은 일상적인 생활에 지장을 주고 있으며, 이는 폐기능 저하와 관련된 주요 증상으로 판단된다.

2. 기침과 가래

환자는 주로 아침에 심한 기침과 함께 끈적거리는 가래를 배출하며, 가래는 투명하거나 황색을 띤다고 하였다. 최근 6개월간 가래의 양이 점차 증가하였고, 운동 후나 밤에 기침이 악화되는 양상을 보인다. 이러한 기침과 가래 증상은 만성적인 기도 자극과 염증을 시사하며, 기도 청결을 어렵게 하고 일상생활에 불편을 초래할 뿐만 아니라 폐 감염이나 급성 악화의 위험을 증가시킬 수 있다.

질문 2 대상자의 문제를 해결하기 위해 어떤 정보가 필요한가?

천식으로 관리 중 호흡곤란으로 내원한 환자로 호흡곤란에 대한 정확한 원인을 파악하기 위해 환자의 증상과 관련된 기저질환(천식과 COPD)의 특징과 검사결과를 확인하는 것이 필요하다. 천식과 COPD, ACO (asthma-COPD overlap) 각 질환의 특징을 고려하여 적절한 치료계획을 세워야 한다.

1. 폐기능검사

폐기능검사를 통한 기류 제한 평가 및 기관지 확장제 반응성, 폐기능 평가는 환자의 중증도 분류 및 장기 관리 계획 수립 시 중요한 근거가 된다.

1) 폐쇄성 기류 제한 판정

FEV_1/FVC 비율이 70% 미만(기관지 확장제 투여 후에도 미만이면)이면 폐쇄성 기류 제한으로 판단한다. 이는 COPD 진단의 핵심 기준이다.

2) 폐기능 저하 평가(FEV_1 감소)

FEV_1이 예측치의 80% 미만일 경우 폐기능 저하가 동반된 것으로 평가한다.

3) 가역성 검사(reversibility test)

기관지확장제(bronchodilator) 사용 전후로 FEV_1 변화량을 측정하여 기도의 가변성과 가역성을 평가한다.

- 양성 반응(positive): FEV_1이 12% 이상, 200 mL 이상 증가 ➡ 가역성 있는 기도폐쇄(천식 특징)
- 부분적 반응 또는 음성 반응: FEV_1이 12% 미만 또는 200 mL 미만 증가 ➡ COPD의 비가역적 특징, ACO에서는 가역성과 비가역성이 혼재하는 경우가 많다.

4) 기관지유발검사(methacholine bronchial provocation test)

FEV_1 20% 이상 감소(유발농도, provocative concentration causing a 20% fall in FEV1, PC20 ≤ 8 mg/mL) ➡ 양성반응으로, 이는 기도과민반응을 시사하며 천식 진단에 유용하다.

알아보기

기관지유발검사

기관지 과민증을 측정하기 위한 검사로, 기도수축을 일으키는 메타콜린, 만니톨과 같은 약물이나 운동, 과호흡 등의 비특이적 자극을 이용하여 기관지가 얼마나 민감하게 수축하는지 측정하는 방법이다.

2. 문진 및 병력확인, 증상일지

환자의 흡연력(40갑/년)과 직업력(건설 노동자) 등을 확인하여 COPD의 가능성을 점검한다. 환경적 자극(먼지, 담배 연기 등)과 가족력 등을 확인하여 천식과 관련된 유전적 요인을 파악한다.

환자의 증상 발현의 시간적 패턴(주기성), 악화 및 호전 시점을 체계적으로 기록함으로써, 이러한 증상이 특정 환경 노출 또는 알레르기 유발 요인과 연관되어 있는지 평가할 수 있다. 이는 치료 반응 및 예방 전략 수립에 매우 유용하다.

3. 영상 검사

흉부 X-ray를 통해 기타 관련 진단을 확인하고(그림 3), 필요시 CT검사를 통해 폐기종 여부를 확인할 수 있다(그림 4).

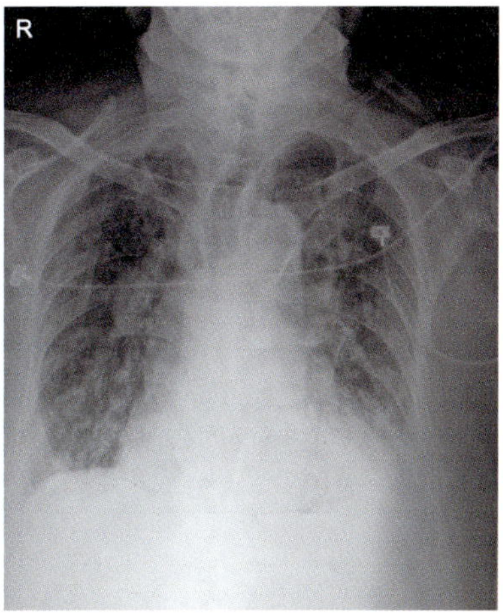

그림 3. 응급실 내원 당시 흉부 X-ray
DDx pulmonary edema vs pneumonia in the both lungs.

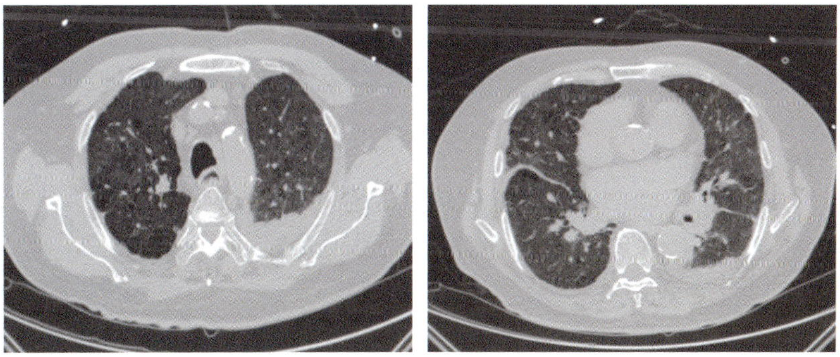

그림 4. Chest CT Diffuse GGO with interlobar septal thickening in the both lungs and bilateral pleural effusion.: pulmonary edema, ddx combined atypical pneumonia. A new, tiny nodule in LUL and RLL: indeterminate, rec chest CT f/u

➡ 본 환자는 좌측 가슴막삼출액(pleural effusion)과 폐렴 소견이 동반되어 있음을 확인하였다.

4. 혈액검사

혈액검사의 염증표지자, 알레르기 지표를 통해 폐 질환의 염증 패턴을 파악하고 치료 반응성 및 악화 위험을 평가한다(표 2).

표 2. 본 사례의 혈액검사(CBC, CRP)

검사항목	수치	임상적 의의
WBC	11.05 × $10^3/\mu L$	COPD의 만성기도염증 및 급성악화 가능성
RBC	4.28 × $10^6/\mu L$	
Hb	13.0 g/dL	
Hct	40.0%	
Eosinophil	$300/\mu L$	천식적 요소
CRP	0.54 mg/dL	정상범위 상한선에 가까운 수치, COPD의 만성기도염증 및 급성악화 가능성을 시사할 수 있음

알아보기

염증성 바이오마커

1) 혈중 호산구 수치(eosinophil) ≥ 300 cells/μL

천식(asthma) 및 천식-만성폐쇄성폐질환 중복증후군(ACO) 환자에서 염증성 생리학적 특성의 지표로 활용되며, COPD 환자에서도 스테로이드 치료에 대한 반응성을 예측하는 중요한 바이오마커로 간주된다.

2) 면역글로불린 E (immunoglobulin E, IgE)

IgE는 제 I 형 과민반응(알레르기 반응)의 핵심 항체로, 항원-항체 반응을 통해 히스타민 등 알레르기 매개물질의 분비를 촉진한다. 혈청 총 IgE 농도가 100 IU/mL 이상일 경우, 천식 또는 ACO의 알레르기성 염증 상태를 시사하며, 특히 ACO 환자에서 IgE 수치가 COPD 단독 환자보다 유의하게 높다는 연구 결과가 있다.

3) 호기산화질소(fractional exhaled nitric oxide, FeNO)

FeNO 수치가 ≥25 ppb 이상이면 기도의 알레르기성 염증을 강하게 시사한다. 일반적으로 COPD에서는 정상이거나 낮지만, 상승 시 ACO를 의심할 수 있다.

5. 호흡음 청진

호흡음 청진의 임상적 의의는 폐 질환의 유형과 상태를 평가하는데 매우 중요하다.

먼저 앉은 자세에서 깊은 입호흡을 통해 폐 전반(전·측·후방)을 청진하였다. 특히 하부 폐 및 후방에서 이상 음이 잘 들릴 수 있으므로 해당 부위를 중점적으로 평가하였다. 정상 호흡음 외에, 높은 음조의 쌕쌕거림(wheezing)은 천식에서 흔하고, COPD 환자에서도 들릴 수 있으며, 낮은 음조의 삑삑호흡음(rhonchi)은 기도 내 점액으로 인한 부분 폐쇄 상태에서 나타난다. 또한 흡기 시 들리는 수포음(crackles)은 기도 저부 염증이나 섬유화 질환 등에서 확인된다. 기침 후 폐음을 다시 청진하여 점액 제거에 따른 음향 변화를 관찰함으로써 진단적 단서를 확인할 수 있다.

알아보기

천식과 만성폐쇄성폐질환

천식과 만성폐쇄성폐질환은 모두 기도 폐쇄를 특징으로 하는 만성 호흡기 질환이지만, 발병 기전과 임상 양상에서 뚜렷한 차이를 보인다(표 3).

표 3. 천식과 만성폐쇄성폐질환의 비교

	천식	만성폐쇄성폐질환
정의	만성기도염증으로 인해 가변적인 기류 제한과 다양한 호흡기 증상을 나타내는 질환	비가역적인 기류 제한과 폐 실질 손상을 특징으로 하는 만성 폐질환
발병 연령	주로 어린 시기(유년기)	주로 중년 이후(40세 이상)
증상 변동성	증상이 날마다 다르게 변동되며, 야간 또는 이른 아침에 악화됨	증상이 서서히 진행되며 지속적임
주요 증상	반복적인 기침, 천명(쌕쌕거림), 호흡곤란, 가슴 답답함 등	만성 기침, 가래, 호흡곤란 등
원인 요인	알레르기, 비염, 습진 등과 관련	흡연, 직업성 노출, 실내 오염 등
진단 기준	전형적인 천식 병력(가변적 호흡기 증상)과 폐기능검사에서 가변적인 호기 기류제한(기관지확장제 투여 후 FEV_1의 12% 이상, 200 mL 이상의 개선) 확인	40세 이상의 나이, 흡연 등 위험인자 노출, 호흡곤란, 기침, 가래 동반, 폐활량 측정에서 FEV_1/FVC 비율이 0.7 미만인 경우 진단
치료전략	흡입형 코르티코스테로이드(ICS)를 기본으로 하며, 필요시 기관지 확장제 추가	기관지 확장제를 중심으로 하며, 필요시 ICS 추가, 금연 및 폐 재활 프로그램 권장

[출처 : global initiative for chronic obstructive lung disease, GOLD 2024]

질문 3 대상자의 예상되는 진단명은 무엇인가?

천식 및 만성폐쇄성폐질환 중복증후군

환자는 가슴막삼출액(pleural effusion), 미열, 혈액검사상 염증 표지자 상승(CRP, WBC 등), 흉부 CT에서 폐실질의 음영 변화가 관찰되는 점 등을 종합할 때, 초기 폐렴 소견이 동반된 asthma-COPD overlap (ACO)이 가장 유력한 진단으로 판단된다.

환자의 주 증상인 기침, 객담, 호흡곤란과 흡연력, 폐기능검사에서 확인된 기류제한(persistent airflow limitation) 소견은 만성폐쇄성폐질환(COPD)을 시사한다. 그러나 기침과 쌕쌕거림의 증상 변동성, 환경 자극에 의한 증상 악화, 기도 과민성 소견 등은 천식(asthma)의 특성을 반영하는 요소로, 두 질환의 병합 가능성을 시사한다.

따라서 본 환자는 폐렴에 의한 급성 악화가 동반된 ACO 환자로 진단하고, 이에 따른 적절한 치료 전략(항생제, 기관지 확장제, 흡입형 스테로이드 병용 등)이 필요하다.

알아보기

천식 및 만성폐쇄성폐질환 중복증후군

COPD와 천식은 각각 독특한 특징을 갖는 기도질환이지만, 한 환자에서 두 가지 특징 모두가 나타날 수도 있다. 천식 및 COPD 중복(ACO, asthma-COPD overlap)은 이처럼 천식의 특징인 알레르기 감작, 기도 과민성, 가역성 기류제한과 COPD의 특징인 흡연력, 폐기종, 지속적인 기류제한을 모두 갖는 경우를 일컫는다. 천식과 COPD가 각기 다른 임상적인 특징을 갖는 질환이며 호산구 증가증과 기도가역성 등 일부 임상적인 특징들을 공유할 수 있는 것으로 보고 있다(표 4).

〈계속〉

표 4. 천식, 만성폐쇄성폐질환, ACO 소견과 초기치료

만성 호흡기증상(호흡곤란, 기침, 흉통, 천명음)을 나타내는 성인의 임상적 표현형			
구분	천식 시사	ACO 시사	만성폐쇄성폐질환 시사
임상 양상	- 시간에 따라 증상이 변하며 강도가 변함 - 운동, 감정변화, 먼지나 알러젠 노출에 의해 유발됨 - 저절로 혹은 기관지확장제나 흡입스테로이드 치료에 따라 호전 - 천식 진단력, 소아천식 진단 이력	- 호흡기 증상이 지속되지만 변동성이 뚜렷함 - 흡연력이 있거나 유해물질 노출력, 결핵과 같은 호흡기질환 병력이 있음 - 저절로 혹은 기관지확장제나 흡입스테로이드 치료에 따라 호전 - 천식 진단력, 소아천식 진단 이력	- 호흡곤란 증상이 지속적이며 주로 40세 이후에 발생 - 일상활동에 제한 - 기관지확장제는 일시적 효과 - 흡연력이 있거나 유해물질 노출력, 결핵과 같은 호흡기질환 병력이 있음 - 천식 진단이력이 없음
폐기능	- 가변적 기류제한 - 고정 기류제한이 생길 수도 있음	- 지속적 기류제한 - 기관지확장제에 의한 기도 가역성이 있을 수도, 없을 수도 있음	- 지속적 기류제한 - 기관지확장제에 의한 기도 가역성이 있을 수도, 없을 수도 있음
초기 약물 치료	- 심한 악화위험과 사망률을 감소시키기 위해 흡입스테로이드를 포함한 치료가 필수적 - 흡입스테로이드 없이 지속성베타2작용제 또는 지속성항콜린제 사용금기 - 경구스테로이드 유지는 제한할 것을 추천	- 심한 악화위험과 사망률을 감소시키기 위해서는 흡입 스테로이드를 포함한 치료가 필수적 - 지속성베타2작용제 또는 지속성항콜린제 추가 치료가 필요 - GOLD에 따른 만성폐쇄성 폐질환 치료 추가 - 흡입스테로이드 없이 지속성베타2작용제 또는 지속성항콜린제 사용금기 - 경구스테로이드 유지는 제한할 것을 추천	- GOLD에 따른 만성폐쇄성 폐질환으로 치료 - 초기에 지속성베타2작용제 또는 지속성항콜린제로 치료 시작 - 고용량 흡입스테로이드와 경구스테로이드 유지는 제한할 것을 추천 - 증상 완화제가 포함된 흡입스테로이드는 추천하지 않음

[출처 : global initiative for chronic obstructive lung disease, GOLD 2024]

2-3달 후 환자 재평가하고 진단이 불확실하거나 치료 반응이 불충분할 경우 전문가 의뢰

질문 4 어떤 우선순위로 문제를 해결하겠는가?

1. 호흡곤란 해결

2. 기침과 가래 조절

3. 폐기능 개선 및 질병진행 방지

질문 5 어떤 절차와 방법에 따라 문제를 해결하겠는가?

1. 호흡곤란 해결

가장 먼저 호흡곤란을 해결하는 것이 중요하다. 이는 환자의 일상적인 활동에 가장 큰 영향을 미치므로, 즉각적인 치료가 필요하다. 기도확장제를 사용하거나, 항염증제(예: 스테로이드)를 처방하여 증상을 완화시킬 수 있다.

- 약물치료 시작: 속효성기도확장제(예: 살부타몰)로 호흡곤란을 일시적으로 완화시킨다.
- 장기적인 항염증치료: 흡입스테로이드(ICS)와 지속성베타2작용제(LABA) 또는 지속성항콜린제(LAMA)를 함께 사용하여 염증을 완화하고 기류를 개선한다.

2. 기침과 가래 조절

기침과 가래를 완화시키는 것도 중요한 문제이다. 만성적인 기침은 폐기능 저하와 관련이 있으므로, 기침억제제나 점액용해제를 사용하여 증상을 개선한다.

3. 폐기능 개선 및 질병 진행 방지

COPD나 천식이 진행되지 않도록 흡입스테로이드, 지속성베타2작용제(LABA) 또는 지속성항콜린제(LAMA)와 같은 약물을 사용하여 기도의 염증을 줄이고 기류를 개선한다. 본 사례의 처방약은 umeclidinium/vilanterol (anoro, LABA+LAMA)와 fluticasone (arnuity, ICS)이며 salbutamol sulfate (ventolin) nebulizer도 사용한다.

- 폐기능검사 시행: 폐활량측정(spirometry)으로 FEV1, FVC, FEV1/FVC 비율을 측정하여 COPD와 천식의 정도를 평가하고, 흡입제 사용 후 증상 변화 여부를 확인하여 가역성을 파악한다.
- 환경적 요인 관리: 환자가 담배 연기나 직업적 먼지와 같은 자극을 피할 수 있도록 교육하고, 필요시 금연 프로그램을 제공하여 추가적인 폐기능 저하를 예방한다.
- 질병 모니터링: 증상과 폐기능의 변화를 정기적으로 모니터링하고, 치료의 효과를 평가한다.

질문 6 대상자에게 필요한 F/U 계획은 무엇인가?

1. 정기적인 폐기능검사

초기에는 3-6개월마다 폐기능검사를 시행하여 기류제한이 지속되거나 개선되는지 모니터링한다.

2. 증상 모니터링

증상일지를 작성하여 기침, 호흡곤란, 가래, 쌕쌕거림 등의 변화를 기록하고, 이를 바탕으로 치료계획을 조정한다.

3. 치료 반응 평가

흡입형 약물의 효과를 정기적으로 평가하여 증상이 개선되지 않으면 약물 조정을 고려한다. 약물 순응도를 확인하고, 치료를 지속할 수 있도록 환자교육을 강화한다.

4. 환경적 요인 관리

환자가 알레르기나 자극 물질에 노출되지 않도록 지속적으로 교육하고, 흡연을 재개하지 않도록 유의한다.

5. 합병증 예방

폐렴 예방 및 기타 호흡기 감염에 대한 예방 소치도 고려하여, 예방접종(예: 독감, 폐렴구균 백신)을 권장하고 기관지확장제 투약 이행도를 증진시키기 위해 다음과 같은 활동을 진행하였다(표 5).

표 5. 기관지확장제 투약 이행도 증진 활동

알림 설정	스마트폰이나 컴퓨터의 알림 기능을 사용하여 특정 시간에 알림을 받도록 한다. 알림에 기관지확장제 투여를 상기시킬 수 있는 메모 작성을 하도록 한다.
약품 관리	약품 관리자 앱이나 약품 달력을 사용하여 일정을 관리하도록 한다.
체크리스트 작성	ACO 환자가 투여해야 할 약물을 체크리스트로 작성하여, 투여할 때마다 체크해 놓치지 않도록 관리한다.
동료나 가족과 협력	가족이나 함께 일하는 동료에게 투약 일정을 상기시킬 수 있도록 협력한다. 서로 투약을 감시하고 도움을 주도록 한다.
환자 교육	환자에게 기관지확장제의 중요성과 투여 시간에 대해 교육하여 환자가 스스로 투여시간을 기억하고 관리할 수 있도록 돕는다.

알아보기

COPD를 위한 통합 건강관리

ACO를 포함한 COPD 환자는 호흡기 감염에 취약하여 급성 악화의 주요 원인이 되므로, 적극적인 예방 접종을 통한 감염 예방이 필수적이다(표 6).

표 6. 호흡기 감염 예방을 위한 접종

종류	내용
독감 백신	매년 독감시즌 전에 독감 백신을 접종하여 인플루엔자로부터 보호한다. 독감은 ACO 환자에게 심각한 합병증을 유발할 수 있으므로 예방접종이 중요하다.
폐렴구균 백신	폐렴구균은 폐렴을 일으키는 세균으로, ACO 환자에게 심각한 합병증을 일으킬 수 있다. 폐렴구균 백신은 폐렴 및 기타 폐렴구균 감염을 예방하는 데 도움이 된다.
백일해 백신	백일해는 호흡기 감염으로 ACO 환자에게 심각한 합병증을 유발할 수 있다. 성인용 백일해 백신을 접종하여 보호하도록 한다.
COVID 백신	COVID는 ACO환자에게 심각한 합병증을 일으킬 수 있으므로 감염을 예방하는 것이 중요하다.

* 예방접종은 개인의 건강상태와 의사의 판단에 따라 달라질 수 있으므로, 의료 전문가와 상담한 후 적절한 예방접종을 받도록 한다.

만성폐쇄성폐질환(COPD) 환자의 입원 적응증은 급성 악화의 중증도, 동반 질환의 유무, 가정 내 관리 가능성 등을 종합적으로 고려하여 결정한다(표 7). 입원은 환자의 개별 상황에 따라 달라질 수 있으며, 임상의의 판단에 따라 결정된다. 입원 여부를 결정할 때는 환자의 전반적인 건강 상태, 급성 악화의 중증도, 가정 내 관리 가능성 등을 종합적으로 고려해야 한다.

표 7. 만성폐쇄성폐질환 입원 적응증

종류	입원 적응증
증상 및 징후	심한 호흡곤란(특히 안정 시에도 지속되거나 급격히 악화되는 경우) - 청색증 또는 말초부종 등 새로운 신체 징후의 출현 - 의식 변화(혼란, 기면, 혼수 등)
호흡 기능	산소포화도(SpO_2) 90% 미만 - 동맥혈 가스분석에서 PaO_2 〈 60 mmHg 또는 $PaCO_2$ 〉 50 mmHg - 비침습적 환기에도 불구하고 저산소혈증 또는 호흡산증이 지속되는 경우
치료 반응	응급실 또는 외래에서의 초기 치료(기관지확장제, 스테로이드 등)에 반응이 없는 경우
동반 질환	심혈관 질환(예: 심부전, 부정맥) 또는 기타 중증 동반 질환의 악화
사회적 요인	고령으로 인한 자가관리능력 저하 - 가족이나 보호자의 지원 부족으로 가정 내 관리가 어려운 경우
기타	최근 1년 내 입원이 필요한 급성 악화가 1회 이상 있었던 경우

* 예방접종은 개인의 건강상태와 의사의 판단에 따라 달라질 수 있으므로, 의료 전문가와 상담한 후 적절한 예방접종을 받도록 한다.

〈계속〉

흡입기 사용법과 호흡운동 교육

정량형 흡입기는 COPD 환자의 기본적인 치료도구로, 올바른 사용법을 숙지하는 것이 치료 효과를 극대화하는 데 필수적이다(그림 5).

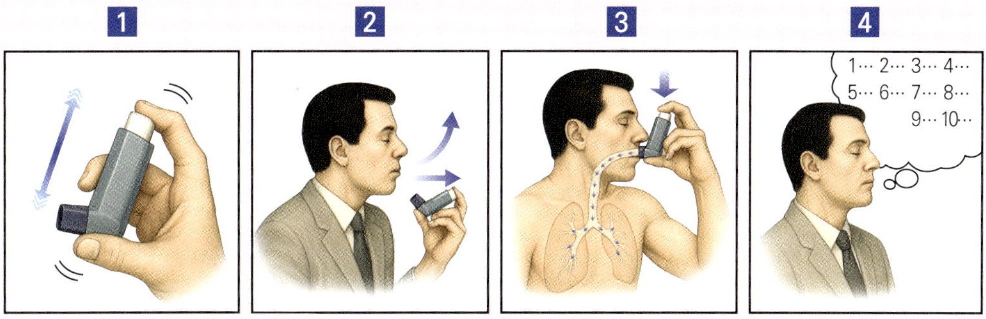

그림 5. 흡입기 사용방법. 흡입기 사용법과 호흡운동 교육은 천식 및 만성폐쇄성폐질환(COPD) 환자의 치료 효과를 극대화하고 부작용을 예방하는 데 매우 중요하다. 정확한 사용법과 주의사항을 숙지하여 올바른 약물 전달과 호흡 기능 향상을 도모해야 한다.

1 흡입기의 뚜껑을 벗긴 후, 그림과 같이 흡입기를 쥐고 세게 흔들어 준다.
2 흡입기를 그림과 같이 쥐고 천천히 숨을 끝까지 내쉰 후
3 약물이 입 밖으로 새어나가지 않도록 바로 흡입구를 양 입술로 꼭 물고
4 흡입기를 입에서 떼고 약 10초간 머릿속으로 열을 세면서 멈추어 약물이 제대로 다 침투될 수 있게 한다.
5 흡입기 사용 후 구강 관리를 위해 입을 헹구어 준다.

* 주의사항: 스테로이드 흡입제를 사용한 후 입을 헹구어 주지 않으면 구강칸디다증 등의 부작용이 발생할 수 있어 반드시 흡입제 사용 후 입을 헹구도록 교육한다. 흡입제를 정확하게 사용하지 않은 경우 약효 발생을 볼 수 없어 치료효과가 떨어질 수 있으므로 흡입제 사용방법을 시연을 통해 제대로 교육하고, 환자가 실제로 정확히 잘 사용할 수 있는지 확인해야 한다.

- **호흡운동 방법 교육**

1. 자세: 가슴을 앞쪽으로 살짝 기대기. 횡격막에 가해지는 압력을 감소시켜 좀더 편하게 느낄 수 있다.
2. 휘파람 호흡법(pursed-lip breathing): 긴장 풀고 평상시 호흡만큼 숨을 들이마신 후(2초 정도) 입을 다문다. 입술 모양을 촛불을 끄듯 반쯤 닫힌 상태로 만든다. 숨을 천천히 내쉰다(4초 정도).
3. 복식호흡: 충분히 편안하고 이완된 상태에 바닥이나 침대에 눕는다. 한 손은 배에, 다른 협력한 손은 상부 흉부에 두고 코를 통해 천천히 깊게 숨을 들이마신다. 뱃속에 공기를 채워 넣는 듯한 느낌으로 복부 근육에 있는 손은 앞으로 나오게 하고 흉부에 있는 손은 움직이지 않아야 한다. 배에 힘을 주면서 천천히 숨을 내쉰다. 동시에 배에 있는 손은 부드럽게 안쪽, 위쪽으로 누른다. 한번에 3-4분씩 하루 5-6회 연습한다. 누운 자세에서 익숙해지면 앉은 자세와 서 있는 자세에서도 연습하게 한다. 〈계속〉

• **자가관리방법 교육**

ACO 환자의 증상 악화를 예방하고 폐기능을 유지하기 위해 일상에서의 꾸준한 자가관리가 중요하다.

1. 급성악화 예방: 감염예방을 위해 손씻기, 기침 예절, 마스크 착용 등 기본적인 감염 예방 수칙을 실천하도록 하고, 독감 및 폐렴구균 백신 접종의 필요성을 교육한다. 호흡곤란 증가, 기침 변화, 가래량 증가 등 악화 징후를 조기에 인식할 수 있도록 돕고, 흡입기 사용법과 약물 복용 방법을 정확히 익혀 정기적으로 적용하도록 지도한다.
2. 근육 키우기: 근육량 증진은 폐기능 향상과 전신 건강 유지에 도움이 되므로, 가벼운 저항운동(덤벨, 밴드 등)을 점진적으로 시작하도록 권장하고, 운동 중에는 규칙적인 호흡을 유지하며 무리하지 않도록 주의시킨다.
3. 영양 및 운동: 고단백·저염·고섬유소 식단과 함께 충분한 수분을 섭취하고, 오메가-3 지방산이 풍부한 식품을 포함한 식생활을 유지하도록 한다. 과체중은 폐에 부담을 줄 수 있으므로 적정 체중을 유지하도록 하고, 유산소 운동과 근력 운동을 병행하며, 운동 전후에는 영양 보충 방법도 함께 안내한다.
4. 정서적 지지: 가족, 친구, 의료진, 환자 모임 등과의 관계를 유지하며, 스트레스를 줄일 수 있도록 명상, 심호흡, 요가 등의 이완요법을 실천하도록 돕는다. 불안이나 우울증이 있는 경우에는 정신건강 전문가의 상담을 안내하고, 스트레스가 호흡기 증상에 미치는 영향을 설명하며 정서관리의 중요성을 강조한다.
5. 응급상황 대처방법 교육: 호흡곤란 및 악화 시 대처법: 천식발작이나 COPD 악화 시 증상 변화(호흡곤란, 기침, 가래 변화 등)를 조기에 인식하고 신속히 대응할 수 있도록 하며, 흡입기의 정확한 사용법과 부작용 예방(예: 구강건조, 인후통 시 입 헹구기) 방법을 안내한다. 응급 상황 시 기도 확보, CPR, 병원 연락 방법도 함께 교육한다.
6. 흡입기 약물 및 부작용 예방 교육: 흡입기의 올바른 사용법을 반복 교육하고, 장기 사용 시 발생할 수 있는 구강 칸디다증 등 부작용 예방을 위한 관리 방법도 함께 설명한다. 약물이 효과가 없을 경우 의료진과 즉시 상의하고, 정기적인 병원 방문을 통해 폐기능을 점검하며 치료계획을 조정할 수 있도록 한다.
7. 장기적인 건강관리 및 재발방지: 금연, 실내 공기질 개선(청소, 공기청정기 사용, 화학물질 최소화), 규칙적인 생활습관을 유지하는 것이 중요하다. 자가관리를 꾸준히 실천하고, 증상 악화 시에는 즉시 병원을 방문하도록 교육하며, 흡입제 사용 및 약물 복용 일정도 철저히 준수하도록 지도한다.

전문간호사의 역할

천식-만성폐쇄성폐질환 중복증후군(ACO)은 천식과 COPD의 특징이 복합적으로 나타나는 질환으로, 다양한 임상 양상과 증상 중복으로 인해 정확한 진단과 치료가 복잡할 수 있다. 이러한 질환의 특성을 고려하여 전문간호사는 ACO 환자의 진단, 치료, 교육, 자가관리 지원, 다학제적 협력 등 여러 측면에서 핵심적인 역할을 수행하였다. 먼저 환자에 대한 철저한 문진을 통해 증상의 주기성, 악화 및 호전 양상을 파악하고, 환경적 또는 알레르기적 요인과의 연관성을 분석하였다. 이를 기반으로 폐기능검사(FEV1, FVC, FEV1/FVC 등)를 시행하여 천식과 COPD의 유무 및 중증도를 평가하고, 두 질환이 동시에 존재할 가능성을 고려하여 개별화된 치료계획을 수립하였다. 진단 이후에는 환자의 자가관리 능력을 강화하기 위해 흡입기 사용법, 증상 모니터링 방법, 호흡기 증상에 대한 기록법 등을 교육하였다. 또한 환경적 유해 요인(예: 흡연, 미세먼지, 알레르겐 등)을 피하는 방법과 기도확장제, 흡입 스테로이드 등의 약물 복용 및 사용법을 올바르게 숙지하도록 지도하여 증상 악화를 예방할 수 있도록 지원하였다. 전문간호사는 단순한 질병관리뿐만 아니라 환자의 삶의 질 향상을 위한 전반적인 건강증진에도 기여한다. 적절한 운동, 균형 잡힌 영양섭취, 스트레스 관리 방법에 대해 교육하며, 이러한 생활습관 개선을 통해 전신 건강을 유지할 수 있도록 돕는다. 또한, ACO 환자의 급성 악화를 예방하고 조기 대응할 수 있도록 호흡곤란의 급격한 악화, 기침 및 가래의 변화, 발열 등 악화 징후에 대한 교육을 실시하며, 응급 상황에서의 대처법을 숙지하도록 하였다. 독감, 폐렴 백신 접종 등 예방접종에 대한 안내를 통해 감염으로 인한 악화를 방지하는 데도 중점을 두었다. 마지막으로, 전문간호사는 의사, 약사, 호흡기 치료사 등 다학제 팀과의 긴밀한 협업을 통해 치료 계획을 공유하고 조정하며, 환자 상태의 변화에 따른 유연한 중재를 제공하였다. 이러한 전반적인 역할을 통해 전문간호사는 ACO 환자가 질병을 효과적으로 관리하고, 증상 악화를 최소화하며, 궁극적으로 삶의 질을 향상시킬 수 있도록 중심적인 역할을 수행하였다.

요약

환자가 호흡곤란과 기침, 가래 등의 증상으로 일상생활에 불편을 겪고 있는 상황에서, 전문간호사는 환자의 증상을 평가하고, 폐기능검사를 비롯한 X-ray, 흉부 CT를 통해 기저질환의 중증도를 판단하고 천식, COPD, ACO의 가능성을 확인한다. 이를 통해 asthma-COPD overlap (ACO) 가능성도 고려할 수 있으며, 환자에게 필요한 약물치료와 자가관리교육을 제공하여 증상의 완화와 치료효과를 높일 수 있다. 또한, 환자에게 환경적 요인(예: 흡연, 직업적 노출)에 대한 정보를 제공하고, 폐기능 개선과 삶의 질 향상을 위한 교육을 통해 지속적인 관리가 이루어진다. 전문간호사는 ACO 환자의 전반적인 관리에 핵심적인 역할을 수행하며, 환자의 증상 완화와 삶의 질 향상을 위해 다각적인 접근이 필요하다. 정확한 평가와 맞춤형 교육을 통해 환자가 질환을 효과적으로 관리할 수 있도록 지원하는 것이 중요하다.

사례로부터 배울 점

- 환자의 상태 평가와 진단과정에서의 체계적인 접근과 환자 맞춤형 치료를 제공하는 것이 이 사례에서 배울 수 있는 중요한 점이다. 특히, COPD와 천식은 증상이나 병리적 특성이 중첩될 수 있으므로, asthma-COPD overlap (ACO)의 가능성을 염두에 두고 다각적인 접근을 해야 한다.
- 천식과 COPD는 발병 기전과 임상 양상에서 뚜렷한 차이가 나타남에도 모두 기도 폐쇄가 특징적으로 나타나고, 두 질환이 동시에 존재하는 경우도 많기에 이를 정확히 평가하고 진단하는 것이 중요하다. 폐기능검사와 환자의 증상 변화를 모니터링하며 치료계획을 세우는 것이 중요한데, 호흡기질환에서의 기류제한, 기침, 가래 등의 증상은 환자에게 큰 영향을 미치므로 이를 완화하기 위한 적절한 치료가 필요하다. 환자가 자신의 질환을 잘 관리할 수 있도록 돕는 자가관리교육은 매우 중요하다. 특히 흡입기 사용법, 환경적 요인 피하기, 그리고 적절한 운동방법 등을 교육하는 것이 환자의 증상관리에 큰 도움이 되며, 흡입기 사용을 올바른 방법으로 하고 있는지 잘 파악하고 문제가 있다면 교정하는 것이 필요하다.

참고문헌

- 김창환, 박용범, 모은경, 최은희, 남희승, 이성순, 외. COPD환자에서 6분보행검사를 이용한 최대산소섭취량 예측. Tuberculosis and Respiratory Diseases. 2008;64(6):433-8.
- 대한결핵 및 호흡기학회. 호흡재활지침서 2015. 서울: ㈜메드랑; 2015.
- 대한천식알레르기학회. 한국천식진료지침 2021. 서울: ㈜더 위드인; 2021.
- 신용범. 만성폐쇄성폐질환 및 천식환자의 호흡재활. Annals of Cardiopulmonary rehabilitation. 2021;1(1):23-32.
- 질병관리청 국가건강정보포털 [Internet]. Kdca.go.kr. [cited 2025 Apr 10]. Available from: https://health.kdca.go.kr/healthinfo/
- 2024 GOLD Report [Internet]. Global Initiative for Chronic Obstructive Lung Disease - GOLD. 2023 [cited 2025 Apr 10]. Available from: https://goldcopd.org/2024-gold-report/
- Li X, Li S, Yan S, Wang Y, Wang X, Sihoe ADL, et al. Impact of preoperative exercise therapy on surgical outcomes in lung cancer patients with or without COPD: a systematic review and meta-analysis. Cancer Manag Res. 2019;11:1765-77. doi: 10.2147/CMAR.S186432.
- Seller RH. Differential diagnosis of common complaints. 6th ed. Saunders; 2012.
- Yanagisawa S, Ichinose M. Definition and diagnosis of asthma-COPD overlap (ACO). Allergol Int. 2018;67(2):172-8. doi: 10.1016/j.alit.2018.01.002.

기타

22

급성 신손상

학습 목표

환자의 주 호소를 토대로 적절한 병력청취와 감별진단을 위한 검사를 알고, 대상자의 특성에 맞춘 간호 계획을 수립할 수 있다. 구체적인 목표는 다음과 같다.

❶ 환자의 병력과 임상 소견을 체계적으로 수집하여 급성 신손상의 가능성을 평가할 수 있다.
❷ 급성 신손상이 의심되는 환자에게 적절한 검사(혈액검사, 소변검사, 영상검사)를 선택하고 결과를 해석할 수 있다.
❸ 급성 신손상의 주요 진단 기준과 임상적 의미를 설명할 수 있다.
❹ 급성 신손상의 중증도에 따라 간호 전략을 수립하고 우선순위를 결정할 수 있다.
❺ 급성 신손상 환자의 치료 과정에서 발생할 수 있는 합병증을 예방하고 관리하는 방법을 실행할 수 있다.

사례

34세 여자 환자로 과거력으로는 면역글로불린 A 신병증(IgA nephropathy), 고혈압(2011년)이 있으며, 수술력으로는 동정맥루 조성술(2011년 4월), 지속성 외래 복막투석도관 삽입(2011년 5월), 신장이식(2013년 10월)을 받았으며, 이식 후 투석을 중단하고 지내왔다.

대상자는 3일 전부터 발생한 심한 두통과 혈압 상승으로 응급실에 내원하였다. 활력징후는 혈압 190/134 mmHg, 맥박 83회/분, 호흡 18회/분, 체온 36.8℃였다.

내원 시 시행한 혈액검사(표 1)와 소변검사 결과(표 2)는 다음과 같다.

표 1. 혈액검사 결과

검사명	결과	검사명	결과
WBC	7.70 × 10^3/μL	T. Protein	6.7 g/dL
Hemoglobin	8.0 g/dL	Albumin	3.7 g/dL
Hct	23.1%	Creatinine	6.96 mg/dL
Platelet	182 × 10^3/μL	Cholesterol	150 mg/dL
Segmented Neutrophil	78.3%	Na	131 mmol/L
		K	3.1 mmol/L
Lymphocyte	14.2%	Cl	105 mmol/L
Monocyte	4.9%	T-CO_2	15.0 mmol/L
Eosinophil	2.2%	Reticulocyte	1.34%
Basophil	0.4%	Fe(iron)	42 μg/d
ANC	6.03 × 10^3/μL	TIBC	229 μg/d
CRP	0.14 mg/dL	Ferritin	194.4 ng/mL
iCa	1.12 mg/dL	Vit.B12	687 pg/mL
Phosphorus	4.9 mg/dL	Folate	10.17 ng/mL
Glucose Random	121 mg/dL	Procalcitonin (PCT)	<0.06 ng/mL
BUN	59.1 mg/dL	LDH	162 IU/L
Uric acid	8.4 mg/dL		

〈계속〉

표 2. 소변검사 결과

검사명	결과
Color	Straw
Turbidity	Clear
SG	1.004
pH	7.0
Protein	2+(100 mg/dL)
Glucose	+/-(50 mg/dL)
Nitrite	-
Ketone	-
Urobilinogen	Normal
Bilirubin	-
Blood	1+(0.10 mg/dL)
WBC	-
Vitamin. C	-
Urea Nitrogen(U)	182.3 mg/dL
Creatinine(U)	38.05 mg/dL
Protein(U)	202.5 mg/dL
Na(U)	56.3 mmol/L
K(U)	17.6 mmol/L
Cl(U)	56.6 mmol/L

질문 1 대상자에게 있어 가장 중요한 문제는 무엇인가?

심한 두통과 고혈압 및 신기능 저하

항고혈압제를 복용 중이었으나 3일 전부터 발생한 심한 두통과 고혈압(190/134 mmHg)으로 힘들어 하고 있으며, 두통은 통증 수치평가척도(numeric rating scale, NRS)로 7점이었다. 내원 시 시행한 혈액검사에서 크레아티닌(creatinine)이 6.96 mg/dL, 혈중 요소 질소(BUN)가 59.1 mg/dL, T-CO2 15.0 mmol/L로 심한 신기능 저하를 보이고 있다. 또한 헤모글로빈 8.0 g/dL, 헤마토크리트 23.1%로 심한 빈혈도 동반되어 있다.

이러한 소견들은 2013년 이식받은 신장의 급성 기능 악화를 나타내며, 이로 인한 체액 과부하와 전해질 불균형이 심한 고혈압과 두통을 유발한 것으로 판단된다. 급성 신기능 악화는 즉각적인 진단과 치료가 필요한 응급상황으로, 신속한 대응이 이루어지지 않으면 생명을 위협할 수 있는 합병증으로 진행될 가능성이 높다.

질문 2 대상자의 문제를 해결하기 위해 어떤 정보가 필요한가?

1. 병력 및 신체 검사

민간요법, 한약을 포함한 약물 복용력과 여행력 및 설치류에 대한 노출, 급성 신손상(acute kidney injury, AKI) 위험인자, AKI 가능한 원인, 전신 증상 사정, 최근 감염 증상 여부 등이 필요하다. 대상자 문진 결과 피로, 전신쇠약, 어지럼증을 호소하였다. 최근 투약력으로는 사이클로스포린(cyclosporin), 데플라자코트(deflazacort), 암로디핀베실산염(amlodipine besylate), 염화 칼륨(potassium chloride)을 복용하였다.

알아보기

급성 신손상의 평가

급성 신손상 환자를 평가할 때 고려해야 할 주요 임상 정보는 다음과 같다(표 3, 4).

표 3. 급성 신손상의 위험인자, 원인 및 전신 증상

AKI 위험인자	AKI 가능한 원인	전신 증상
• 고령(>75세)	• 수분섭취량 감소	• 발열
• 만성콩팥병(CKD, eGRF < 60 mls/min/1.73 m^2)	• 심한 수분 손실(구토, 설사 등)	• 발진
• 심부전	• 요로폐쇄	• 관절통
• 동맥경화성 말초혈관질환	• 최근의 약물 복용력(NSAIDs 등)	• 부종
• 간질환	• 패혈증	• 호흡곤란
• 당뇨	• 조영제 투여 후	• 의식변화
• 신독성 약물 사용	• 수술 후 상태	• 소변량 변화

〈계속〉

표 4. 신체검사 항목

전신 수분상태 평가	신혈관 질환의 징후	복부 검사
• 피부긴장도	• 발진	• 복부 종괴 유무
• 점막 습윤도	• 포도막염	• 압통 유무
• 말초 관류 상태	• 관절 종창	• 방광 팽만 여부
• 심박수	• 중심 체온 상승(발열)	• 장음 변화
• 혈압	• 림프절 비대	• 복수 유무
• 경정맥압	• 혈관 잡음	• 간비대
• 부종		

급성 신손상(AKI)의 체계적 평가를 위한 알고리즘은 다음과 같은 단계로 진행된다(그림 1).

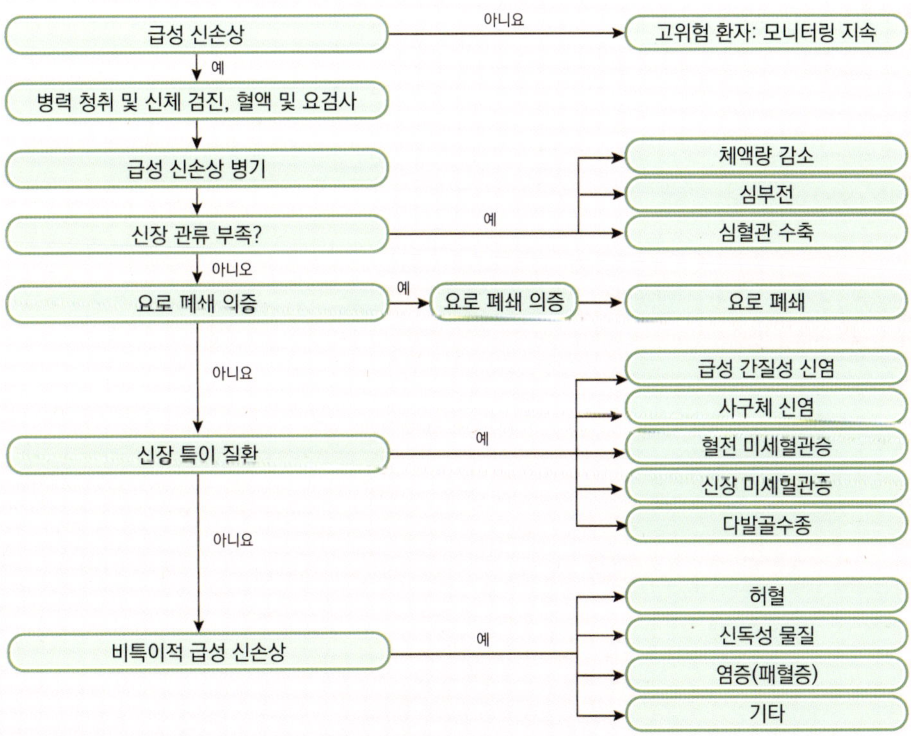

그림 1. 급성 신손상의 평가

2. 요 화학 검사 지표

대상자의 세뇨관이 제대로 기능하고 있는지를 평가하기 위하여 요 중 나트륨 농도, 요 비중, 요 삼투압을 측정한다. 특히 나트륨 분획 배설률(fractional excretion of sodium, FENa)은 급성 신손상의 원인을 감별하는 데 중요한 지표이다. 대상자의 FENa는 7.86%로 측정되었다.

알아보기

급성 신손상의 감별진단을 위한 요 검사 지표

나트륨 분획 배설률(fractional excretion of sodium, FENa)은 급성 신손상의 감별에 널리 사용되고 있지만 이뇨제나 생리식염수를 투여한 후에 측정하면 결과가 변화할 수 있으므로 임상적 적용에 제한점이 있다.

급성 신손상 환자에서 신장 손상의 원인을 감별하는 것은 치료 방향 결정에 중요하다. 요 검사 지표는 신전성(prerenal) 급성 신손상과 신성(intrinsic renal) 급성 신손상을 구별하는 데 유용하다(표 5).

표 5. 신전성과 신성 급성 신손상의 요 검사 감별 지표

요 진단지표	신전성(prerenal) 신손상	신성(Intrinsic renal) 신손상
요 비중(specific gravity)	> 1.020	< 1.010
요 삼투압(urine osmolality, mOsm/kg H_2O)	> 500	< 350
요/혈청 삼투압 비(Uosm/Posm)	> 1.3	< 1.1
요중 나트륨(urine sodium, mEq/L)	< 20	> 40
요/혈청 요소질소 비(U/P urea nitrogen)	> 8	< 3
요/혈청 크레아티닌 비(U/P creatinine)	> 40	< 20
신부전 지수(Renal failure index, RFI)	< 1	> 1
나트륨 분획 배설률(FENa, %)	< 1	> 1

$$FENa(\%) = \frac{U_{Na} \times P_{Cr}}{P_{Na} \times U_{Cr}} \times 100$$

U_{Na} : 요중 나트륨 농도 (mEq/L)
P_{Cr} : 혈청 크레아티닌 농도 (mg/dL)
P_{Na} : 혈청 나트륨 농도 (mEq/L)
U_{Cr} : 요중 크레아티닌 농도 (mg/dL)

3. 사이클로스포린(cyclosporin) 혈중 농도 검사

사이클로스포린 투약 시 치료적 농도를 유지하고 독성 농도를 감지하기 위하여 혈중 약물농도를 주의 깊게 모니터링하여야 한다. 혈액 내 사이클로스포린의 농도가 너무 낮으면 장기이식을 한 경우 거부반응이 일어날 수 있고, 자가면역질환의 경우 증상이 발현될 수 있다. 반면 농도가 너무 높으면 신장 손상, 고혈압, 떨림, 고지혈증 등의 독성 증상이 나타날 수 있으므로 약물 투약 시 혈중 약물농도 모니터링은 매우 중요하다. 약물 용량이나 용법이 확립되지 않은 경우에는 치료 시작과 함께 매일 또는 1주일에 2-3회씩 검사를 시행하고, 약물의 용량이 결정되고 문제가 없다면 1-2개월에 한 번씩 정기적으로 검사할 수 있다. 정상범위는 100-300 ng/mL이다. 사이클로스포린 치료적 약물 농도 감시 검사는 다음 용량 투여 직전의 최저 농도(trough level) 상태 혹은 마지막 약물 투여 후 12시간이 지난 시점에 혈액 채취를 시행한다.

4. 신장 도플러 초음파 검사

신장 도플러 초음파 검사는 신장의 구조와 혈류 상태를 평가하는 비침습적 영상 검사이다. 신장 질환의 진단과 치료 경과를 모니터링하는 데 중요한 역할을 한다. 신장 도플러 초음파 검사는 초음파를 이용하여 신장의 내부 구조와 혈류 상태 실시간으로 시각화하는 검사이다. 특히, 신장 내 혈관의 혈류 속도와 방향을 측정하여 혈관 저항 지수(resistive index, RI) 등을 평가할 수 있다. 대상자의 이식 신장 도플러 감사상 신장의 크기와 형태가 정상적이지만, 피질의 이상 소견과 혈류 저항 증가(RI 0.7-0.8)가 관찰되었다.

질문 3 대상자의 예상되는 진단명은 무엇인가?

급성 신손상(acute kidney injury, AKI)

대상자는 혈청 크레아티닌이 6.96 mg/dL로 현저히 상승하였으며, 나트륨 분획 배설률(FENa)이 7.86%로 신성(intrinsic renal) 급성 신손상을 시사한다. 신장이식 환자라는 점을 고려할 때, 면역억제제인 사이클로스포린의 독성이나 거부반응으로 인한 급성 신손상이 의심된다. 신장질환 국제 임상지침 기구(Kidney Disease: Improving Global Outcomes, KDIGO) 기준에 따르면, 크레아티닌이 기저치의 3배 이상 증가하거나 4.0 mg/dL 이상인 경우 3등급(stage 3)에 해당하는 중증 급성 신손상으로 분류된다.

알아보기

급성 신손상

신장의 구조와 기능에 장애를 초래하는 여러 병적 상태들 중 하나로 급격한 신장 기능의 저하를 특징으로 한다. 급성 세뇨관 괴사, 간질성 신염, 사구체 신염, 혈관염 및 허혈, 신독성 약제 등에 의한 이차적 손상 등 복잡하고 다양한 원인에 의해 발생하는 광범위한 증후군이다. 급성 신손상의 진단과 원인 파악 초기 단계에서는 가역적인 원인을 먼저 확인하고 이를 교정하는 것이 가장 중요하다(표 6, 7). 치료의 핵심은 보존적 치료로서 수액 및 전해질 불균형을 조절하고 동반된 합병증을 치료하는 것이다. 또한 신독성 약물을 즉시 중단하고, 감염이 있는 경우 적절한 치료를 시행하며, 요로폐쇄가 있다면 이를 해소하는 등 근본적인 원인을 제거해야 한다. 보존적 치료로 충분하지 않은 경우에는 적응증에 따라 신대체요법인 투석 치료를 고려해야 한다. 치료 과정에서는 체액 과부하, 전해질 이상, 대사성 산증 등의 합병증을 예방하고 관리하는 것이 중요하다(표 8).

급성 신손상은 조기 진단과 적절한 치료가 이루어질 경우 신기능 회복이 가능하다. 그러나 진단이 지연되거나 부적절한 치료가 시행될 경우 만성 콩팥병으로 진행할 수 있어 신속하고 정확한 대응이 필요하다.

표 6. 급성 신손상 분류 및 원인

분류	원인 및 특징
신전성 (prerenal)	• 체액량 부족: 출혈, 탈수, 구토, 요붕증, 설사, 이뇨제 과다투여, 심한 발한, 화상, 복막염, 췌장염 • 신장내 관류압력 감소: 심부전(울혈성 심부전, 심근경색, 심낭압전, 심박동장애), 간경화, 전신 혈관 확장(패혈증, 산증, 혈관확장제 투여, 아나필락시스), 저혈압 • 특징: 신장 자체의 구조적 손상은 없으며 세뇨관 기능은 유지됨. 체액량 교정으로 신기능 회복 가능하나, 교정 지연 시 허혈성 급성 세뇨관 괴사 발생 위험
신성 (intrinsic renal)	• 분류: 해부학적 위치에 따라 세뇨관성, 간질성, 사구체성, 혈관성 신손상으로 분류 • 주요 원인: 급성 세뇨관 괴사(acute tubular necrosis, ATN)가 신성 신손상의 90% 이상을 차지하며, 신전성 신손상이 지속되거나 신독소에 의해 발생
신후성 (postrenal)	• 원인: 요로폐쇄(결석, 종양, 후복막 섬유화, 양성 전립선 비대증 등) • 기전: 신장에서 만들어진 소변이 배출되지 못하여 신장으로 역류하고, 신장 내 압력 증가로 기능 저하 발생

표 7. KDIGO 급성 신손상 진단 기준 및 단계

등급(stage)	혈청 크레아티닌	요량
1단계	기저치로부터 48시간 내 0.3 mg/dL 이상 상승 또는 7일 내 1.5-1.9배 상승	6시간 이상 요량 〈 0.5 mL/kg/h
2단계	기저치로부터 7일 내 2-2.9배 상승	12시간 이상 요량 〈 0.5 mL/kg/h
3단계	기저치로부터 7일 내 3배 이상 상승, 또는 4.0 mg/dL 이상 상승(단, 급성 상승이 확인된 경우) 또는 신대체요법 개시	24시간 동안 요량 〈 0.3 mL/kg/h 또는 12시간 동안 무뇨

〈계속〉

표 8. 급성 신손상 분류별 치료법

분류	치료
신전성 (prerenal)	**핵심 원칙:** 적절한 신장관류 유지 및 손실된 체액의 조성과 유사한 수액으로 보충 **수액 치료:** • 체액 상태를 반드시 고려하여 수액 치료 결정 • 일반적으로 등장성 식염수를 우선 고려 • 중증 혈역학적 장애 시에도 등장성 식염수로 시작 **원인별 치료:** • 경증-중등증 출혈/혈장손실: 등장성 식염수, 농축 적혈구 • 심부전: 승압제, 전부하/후부하 감소약제, 이뇨제, 항부정맥약제, 대동맥내 풍선펌프 • 간경변: 심한 복수가 있는 환자의 수액치료는 특히 주의 **주의사항**: 0.9% 식염수 과다투여 시 고염소혈증에 의한 대사성 산증 발생 및 사구체여과율 저하 가능
신성 (intrinsic renal)	**원인별 치료:** • 급성 사구체신염/혈관염: 면역억제제, 혈장교환술 • 급성 간질성 신염: 원인 확인 및 제거, 필요시 스테로이드 치료 • 약물독성: 원인 약물 즉시 중단 • 급성 세뇨관 괴사: 보존적 치료, 신대체요법 고려
신후성 (postrenal)	**핵심 원칙:** 폐쇄 원인 제거가 가장 중요 **폐쇄 부위별 치료:** • 요도협착: 도뇨관 삽입 또는 치골상부 방광루술로 일시적 완화 • 요관협착: 경피적 신루 설치술 또는 요관 스텐트 삽입 • 양측 요관폐쇄: 응급 배액술 필요 • 방광목 폐쇄: 도뇨관 삽입 또는 치골상부 방광루술

질문 4 어떤 우선순위로 문제를 해결하겠는가?

1. 혈압강하제 정맥 내 투여

2. 두통 완화를 위한 진통제 투여

3. 혈액 투석

질문 5 어떤 절차와 방법에 따라 문제를 해결하겠는가?

1. 혈압강하제 정맥 내 투여

혈압강하제 니카르디핀(nicardipine)을 지속적 정맥 투여하여 혈압을 조절하였다. 니카르디핀은 심장과 혈관 평활근 세포막에 존재하는 칼슘채널(통로)을 차단하여, 심근 세포 및 혈관 평활근 내로 근육 수축에 필요한 칼슘의 유입을 억제한다. 이를 통해 심근 수축력을 감소시키고 혈관을 확장시켜 혈압을 낮춘다. 대상자의 수축기 혈압을 140–160 mmHg 목표로 수액 속도를 조절하였다.

2. 두통 완화를 위한 진통제 투여

진통제 트라마돌(tramadol)을 정맥 내 투여하여 두통을 완화하였다. 트라마돌은 직접적인 신독성이 없는 장점이 있으나, 대상자의 현재 크레아티닌 수치(6.96 mg/dL)를 고려할 때 약물과 대사체의 축적으로 인한 발작, 호흡억제 등의 부작용 위험이 높으므로 용량 감량 및 면밀한 모니터링이 필요하다.

3. 혈액 투석

KDIGO 3단계의 중증 급성 신손상으로 보존적 치료만으로는 한계가 있어 터널식 투석용 카테터(permanent catheter)를 삽입하여 혈액투석을 시행하였다. 투석의 적응증으로는 심한 대사성 산증(T-CO_2 15.0 mmol/L), 고질소혈증(BUN 59.1 mg/dL), 조절되지 않는 고혈압 등이 해당된다. 투석을 통해 체액 과부하를 교정하고 요독 물질을 제거하여 증상 완화와 합병증 예방을 도모한다.

알아보기

급성 신손상에서 신대체요법의 적응증

급성 신손상 환자에서 신대체요법 시작의 결정은 임상적으로 중요하며, 적절한 시기에 시행하는 것이 환자의 예후에 영향을 미친다. 신대체요법의 적응증은 절대적 적응증과 상대적 적응증으로 구분할 수 있다 (표 9).

〈계속〉

표 9. 급성 신손상에서 신대체요법의 적응증

구분	적응증
절대적 적응증	• 요독 증상(구토, 구역, 식욕 감소 등) • 의식 저하 또는 요독성 뇌병증 • 심낭염 • 요독성 출혈 경향 • 약물 치료로 조절되지 않는 폐부종 등의 체액 과부하 • 대증요법에도 불구하고 악화되는 고칼륨혈증 • 핍뇨 또는 무뇨 환자에서 심한 대사성 산증
상대적 적응증	일반적 기준: • 혈청 크레아티닌이 기저치의 3배 이상 증가 • 기저치 크레아티닌이 4.0 mg/dL 이상인 환자에서 48시간 내 0.5 mg/dL 이상 증가 추가 고려사항: • 급성 신손상이 빠르게 악화되는 경우 • 원인 질환의 중증도가 악화되는 경우 • 이화 항진 상태(hypercatabolic state) • 해결되지 않는 체액 과부하 • 중증 패혈증 • 허용 가능한 수준을 초과한 고탄산혈증 • 잔존 신기능 감소 • 즉각적인 신기능 회복 가능성이 낮은 경우 • 혈액투석으로 제거 가능한 독소에 의한 중독

신대체요법 시작 시점의 고려사항

현재 단기적으로 신손상 악화를 예견할 수 있는 생체표지자가 없는 상황에서, 경한 급성 신손상 환자의 경우 상대적 적응증에 해당하는 여러 인자들을 종합적으로 평가하여 신대체요법 시작을 결정해야 한다. 특히 급성 신손상의 중증도와 악화 추세를 지속적으로 재평가하는 것이 중요하다.

질문 6 대상자에게 필요한 F/U 계획은 무엇인가?

1. 신기능 모니터링

혈청 크레아티닌, 사구체여과율(eGFR), BUN을 정기적으로 검사하여 신기능 회복 정도를 평가한다. 초기에는 주 2-3회, 안정화 후에는 주 1회, 이후 월 1회로 단계적으로 모니터링 간격을 조정한다. 필요시 신장 도플러 초음파를 추가 시행하여 구조적 변화와 혈류 상태를 평가한다.

2. 혈압 조절 및 관리

응급 치료 후 경구 항고혈압제로 전환하여 혈압을 지속적으로 관리한다. 목표 혈압은 130/80 mmHg 미만으로 설정하고, 가정혈압 측정을 통해 일일 혈압 변동을 모니터링한다. 혈압 조절 상태에 따라 약물 용량 조절 및 추가 약물 투여를 고려한다.

3. 면역억제제 조절

사이클로스포린(cyclosporin) 장기간 사용으로 인해 신혈관 수축 및 신독성 발생 가능성을 고려하여 정기적인 혈중 농도 모니터링을 실시한다. 혈중 농도가 치료 범위(100-300 ng/mL)를 초과할 경우 신독성으로 인한 고혈압 악화 및 신기능 저하가 발생할 수 있어 용량 감량 또는 다른 면역억제제로의 변경을 검토한다.

4. 이식 신장 거부반응(rejection) 감별

사이클로스포린(cyclosporin) 혈중 농도가 치료 범위 이하로 낮을 경우 면역억제가 불충분하여 급성 거부반응이 발생할 수 있다. 신기능 악화가 지속되거나 면역억제제 조절에도 불구하고 호전되지 않을 경우 신생검(renal biopsy)을 통해 거부반응 여부를 확인하고, 결과에 따라 항거부반응 치료를 시행한다.

전문간호사의 역할

전문간호사는 직접 임상 실무 제공자로서 신질환 환자의 포괄적 사정, 진단, 간호계획 수립, 검사 결과 해석, 치료 효과 평가 등을 체계적으로 수행하였다. 교육자 및 상담자로서 환자와 가족에게 급성 신손상과 이식 신장 관리에 대한 교육을 제공하고 자가관리 능력 향상을 도모하였다. 자문 역할에서는 환자, 가족, 의료진에게 신장이식 환자의 특수한 요구사항과 관리 방법에 대한 전문적 조언을 제공하였다. 특히 이식 신장의 장기적 기능 유지를 위한 포괄적 관리 계획을 수립하고, 신기능 저하 악화 예방을 위한 구체적 전략을 개발하여 실행하였다. 환자 옹호자로서 환자의 개별적 요구와 선호도를 파악하여 의사결정 과정에 반영하고, 환자가 치료 과정에 적극적으로 참여할 수 있도록 지원하였다.

요약

환자는 면역글로불린 A 신병증(IgA nephropathy)과 고혈압의 기왕력이 있으며, 2013년 신장이식 후 투석을 중단하고 지내왔다. 3일 전부터 발생한 심한 두통과 고혈압(190/134 mmHg)으로 응급실에 내원하여 시행한 검사에서 크레아티닌 6.96 mg/dL, BUN 59.1 mg/dL로 급성 신손상이 확인되었다. 나트륨 분획 배설률(FENa) 7.86% 및 신장 도플러 초음파상 혈류 저항 증가 소견으로 신성 급성 신손상이 의심되며, 이식 신장 환자라는 점을 고려할 때 사이클로스포린 신독성과 급성 거부반응의 감별이 필요한 상황이다. KDIGO 3등급에 해당하는 중증 급성 신손상으로 판단되어 터널식 투석용 카테터를 삽입하고 혈액투석을 시행하였다. 향후 지속적인 신기능 모니터링과 면역억제제 혈중 농도 추적 관찰이 필요하며, 필요시 신장 초음파 및 신생검을 통한 거부반응 감별이 요구된다. 사이클로스포린 신독성이 확인될 경우 용량 감량 또는 다른 면역억제제로의 변경을 고려해야 하며, 이식 신장 보존과 혈압 조절이 치료의 핵심이다.

사례로부터 배울 점

- 급성 신손상(AKI)의 병태생리 및 진단 기준을 적용하여 환자의 신기능 저하를 평가하는 것이 중요하다. 급성 신손상(AKI)은 사구체 여과율(GFR)이 급격히 저하되며, 혈중 크레아티닌(Cr) 상승 및 소변 배출량 감소가 특징적으로 나타난다. 급성 신손상 의심 시 신전성(prerenal), 신성(intrinsic), 신후성(postrenal) 신손상을 감별하는 과정이 필요하며, 원인에 따른 적절한 치료 및 간호전략을 수립하는 것이 중요하다.
- 면역억제제 신독성은 이식 신장 환자에서 급성 신손상(AKI)의 중요한 원인 중 하나로, 신장 혈관 수축을 유발하여 사구체 여과율(GFR) 저하를 초래할 수 있다. 사이클로스포린 혈중 농도가 정상 범위를 초과하면 신독성이 의심되므로, 혈중 농도 모니터링 필수적이다. 신독성이 의심되어 신생검(renal biopsy)을 통한 감별이 필요하다.
- 급성 거부반응 시 신기능 저하와 단백뇨, 고혈압이 동반될 수 있다. 이를 감별하기 위해서는 면역억제제 혈중 농도 모니터링과 신생검이 필수적이며, 면역억제제 농도가 낮다면 거부반응 가능성이 높아진다.
- 고혈압은 신장 이식 환자에서 흔하게 발생하며, 혈압 상승이 신기능 저하를 더욱 악화시킬 수 있다. 이식 신장 환자의 혈압 조절을 위해 칼슘채널차단제가 1차 선택약제로 권장된다.

안지오텐신 전환효소 억제제(ACE inhibitor)와 안지오텐신Ⅱ 수용체 차단제(ARB)는 사구체 내 혈압을 감소시켜 신기능 저하를 유발할 가능성이 있으므로, 신기능 저하가 동반된 경우 신중한 사용이 필요하다.

- 환자는 이식 신장의 급성 신손상(AKI)으로 인한 불안감을 겪고 있을 가능성이 높다. 전문간호사는 신장이식 환자의 정신건강 문제를 조기에 인식하고, 맞춤형 심리사회적 개입과 다학제적 협력을 통해 환자의 치료 순응도를 높이며 삶의 질을 향상시키는 역할을 수행해야 한다.

참고문헌

- 김동기, 주권욱. 급성 신손상의 정의와 평가: 임상 진료 지침. 대한내과학회지. 2015;88(4):357.
- 김정수. 신장 이식에 사용되는 주요 면역억제제와 약물 동력학 검사. Korean journal of pediatrics, 2005;48(5):476-80.
- 서울대학교 의과대학 내과학 교실. 5th Edition SNUH Manual of Medicine. 고려의학; 2020.
- 신규성. 파워내과 3. 군자출판사; 2020.
- 오세원. 급성신손상의 원인과 치료. 대한내과학회지. 2019;94(4):315-21.
- 이미정. 콩팥병 환자에서 진통제 사용방법. 대한내과학회 추계학술발표논문집. 2018;95(2):217-8.
- 이상봉. SMART 응급진료 매뉴얼. 바른의학연구소; 2022.
- 이하정. 약제 유발 신장 손상의 최신 지견. 약물역학위해관리학회지. 2022;14(2):125-32.
- KDIGO Group. KDIGO clinical practice guideline for acute kidney injury. Kidney Int. Suppl., 2012;2,1.

23

급성 이식편대숙주병

학습 목표

환자의 주 호소를 바탕으로 적절한 병력청취와 감별진단을 위한 검사를 알고, 대상자의 특성에 맞춘 간호계획을 수립할 수 있다. 구체적인 목표는 다음과 같다.

❶ 주관적 증상과 객관적 정보를 체계적으로 수집하고 해석할 수 있다.
❷ 수집된 정보를 바탕으로 급성 이식편대숙주병에 대한 임상적 판단을 내릴 수 있다.
❸ 급성 이식편대숙주병의 중증도를 평가하고 단계를 분류할 수 있다
❹ 급성 이식편대숙주병 환자에게 적합한 간호중재를 계획하고 우선순위를 결정할 수 있다.
❺ 급성 이식편대숙주병 환자의 임상 경과를 모니터링하고 합병증 예방을 위한 간호를 수행할 수 있다.

사례

당뇨병 과거력이 있는 40세 남자 환자가 급성 골수성 백혈병 진단을 받고 비혈연 일치 동종 조혈모세포이식(allogenic unrelated matched peripheral blood stem cell transplantation)을 시행했다. 이식 전 처치로는 플루다라빈(fludarabine), 부설판(busulfan), 전신 방사선조사(total body irradiation)를 진행했으며, 이식편대숙주병을 예방하기 위해 저용량 메토트렉세이트(low-dose methotrexate)와 타크로리무스(tacrolimus)를 사용했다.

이식 후 40일째, 환자는 외래에서 추적 관찰을 받으며 경구 타크로리무스를 복용 중이었다. 대상자는 2일 전부터 피부발진이 시작되어 현재 전신이 붉고 가려움을 호소하고 있다. 또한 무른 변과 하루에 4-5회 지속되는 설사, 식욕 감소 및 복통을 겪고 있으며, 최근 3일 동안 2 kg의 체중 감소가 있었다고 보고하였다. 전문간호사는 즉시 혈액내과 전문의에게 이 상황을 전달했고, 환자에게 즉시 입원 치료가 필요함을 안내했다.

질문 1 대상자에게 있어 가장 중요한 문제는 무엇인가?

전신 피부발진과 가려움증, 설사와 복통

동종 조혈모세포이식 후 면역억제제를 복용하는 환자로 전신 피부발진과 함께 수 회의 설사를 호소하고 있다. 이는 동종 조혈모세포이식 환자에게 빈번하게 발생할 수 있는 급성 이식편대숙주병의 징후이다. 특히 첫 이식 100일 이내에 빈번하게 일어나며 치료가 지체되면 심각한 장기 손상과 사망으로 직결되는 중요한 요인이 될 수 있으므로 즉시 치료가 필요하다.

질문 2 대상자의 문제를 해결하기 위해 어떤 정보가 필요한가?

1. 증상 문진 및 신체 사정

당뇨병 과거력이 있는 환자로 급성 골수성 백혈병 완치를 위해 동종 조혈모세포이식을 진행하였고 현재 면역억제제를 복용하고 있다. 문진과 함께 신체 사정을 통해 피부 상태(발진의 범위, 정도), 설사 양상, 혈변 유무, 탈수 여부, 최근 식이 양상(종류, 양, 빈도) 등을 확인하고, 그 외 다른 증상(오심, 구토, 복부 불편감, 황달)은 없는지 확인이 필요하다.

문진 결과 얼굴을 포함한 전신 피부발진 및 소양감, 설사(입원 전 4차례의 설사, 약 200 g가량)와 복통을 호소하고 있었다. 마지막 외래 방문 시 측정한 체중과 현재 체중을 비교하였을 때 2 kg 가량 감소되었다. 병원에서 권고해 준 저균식 외 다른 자극적인 음식은 섭취하지 않았다고 하였다. 현재 설사로 인해 기력이 없다고 표현하였다.

2. 면역억제제 포함 투약력 및 이식 기증자 확인

환자는 동종 조혈모세포이식(allogenic unrelated matched peripheral blood stem cell transplantation) 후 현재 면역억제제인 타크로리무스(tacrolimus)와 함께 감염 예방을 위해 셉트린(septrin), 아시클로버(acyclovir), 이트라코나졸(itraconazole)을 복용 중이다. 또한 이식편대숙주병 발생 위험도 평가를 위해 기증자와 수혜자의 HLA 일치도, 기증자의 성별, 나이 등의 정보도 필요하다.

3. 혈액검사 및 감염 감별검사

전혈구계산(complete blood count, CBC), 간기능검사 및 신장기능검사, 혈액 응고 검사, 전해질 검사, C-반응단백(C-reactive protein, CRP)을 확인한다. 세균성 장염을 감별하기 위한 대변 검사(대변 배양 검사, *Clostridium difficile* 독소 검사)를 시행한다.

감염 감별을 위해 *거대세포바이러스(cytomegalovirus)*, 갈락토만난(galactomannan), 베타-D-글루칸(beta-D-glucan) 검사도 필요하다. 5일 전 시행한 *거대세포바이러스(cytomegalovirus)*, 갈락토만난(galactomannan), 베타-D-글루칸(beta-D-glucan) 검사 결과는 모두 음성으로 조혈모세포이식 환자에서 흔한 거대세포바이러스나 진균 감염은 배제된 상태이다. CBC, 간기능검사, 신상기능검사, 전해질검사, CRP도 모두 정상 범위였다.

4. 장기 침범 정도 평가를 위한 추가 검사

급성 이식편대숙주병의 장기 침범 정도를 평가하기 위해 필요시 상부위장관 내시경이나 대장내시경, 조직검사 등을 고려할 수 있다. 또한 간 침범 여부를 확인하기 위한 빌리루빈, ALT, AST, ALP 등의 간 기능 지표를 확인해야 한다.

질문 3 대상자의 예상되는 진단명은 무엇인가?

급성 이식편대숙주병(acute graft versus host disease, acute GVHD)

동종 조혈모세포이식 후 40일째 발생한 전신 피부발진과 가려움증, 하루 4-5회의 설사와 복통은 급성 이식편대숙주병의 전형적인 임상 양상이다. 급성 이식편대숙주병은 일반적으로 이식 후 100일 이내에 발생하며, 주로 피부, 위장관, 간을 표적 장기로 침범한다. 이 대상자의 경우 피부와 위장관 침범 증상이 뚜렷하게 나타나고 있다. 또한 최근 3일간 2 kg의 체중 감소는 위장관 침범으로 인한 흡수 장애와 설사의 결과로 볼 수 있다. 감염성 원인을 배제하기 위한 거대세포바이러스, 갈락토만난, 베타-D-글루칸 검사 결과가 음성이고, 혈액검사에서도 특이 소견이 없어 다른 원인보다는 급성 이식편대숙주병을 가장 우선적으로 고려해야 한다. 대상자가 비혈연 기증자로부터 이식을 받았고, 전신 방사선조사를 포함한 전처치를 받았다는 점도 급성 이식편대숙주병 발생의 위험 요소로 작용했을 가능성이 높다.

알아보기

급성 이식편대숙주병(acute graft versus host disease, acute GVHD)

이식편대숙주병(graft versus host disease, GVHD)은 동종 조혈모세포이식 후 공여자의 T림프구가 환자의 장기를 공격하는 동종 면역반응에 의한 것으로 인터루킨-1(IL-1), 인터루킨-2(IL-2), 종양괴사인자-알파(TNF-alpha) 등 다양한 염증성 사이토카인이 관여한다. 급성 이식편대숙주병(acute GVHD)은 동종 조혈모세포이식 후 100일 이내에 발생하는 경우가 많으며, 피부, 간, 위장관을 침범한다. 동종 조혈모세포이식 환자의 30-50%에서 acute GVHD가 발생하며 15%가량은 Ⅲ-Ⅳ 등급의 심각한 GVHD를 경험한다. Acute GVHD는 빠르게 악화하는 경우가 많고, 치료가 되지 않으면 사망으로 이어질 수 있어 신속한 초기 대응이 중요하다.

급성 이식편대숙주병의 위험 요인은 다음과 같다;

- 인간 백혈구 항원(human leukocyte antigen, HLA) 부적합: 반일치 가족 공여자 > 비혈연 공여자 > HLA 일치 형제 공여자 순으로 위험도 증가
- 고강도 전처치요법
- 조혈모세포 종류: 말초 조혈모세포 > 골수 조혈모세포
- 성별 부적합: 공여자가 여성이고 수혜자가 남성인 경우
- 연령: 수혜자와 공여자 모두 고령인 경우
- 동종면역 획득: 공여자에 대한 이전 동종면역 노출

〈계속〉

급성 이식편대숙주병을 예방하기 위한 약물로는 항흉선세포글로불린(antithymocyte globulin), 사이클로포스퍼마이드(cyclophosphamide), 사이클로스포린(cyclosporine), 타크로리무스(tacrolimus), 메토트렉세이트(methotrexate), 마이코페놀레이트 모페틸(mycophenolate mofetil, MMF) 등이 있다.

임상 양상으로는 피부를 침범했을 때는 홍반성 반구진 발진(erythematous maculopapular rash)이 발생하며 종종 손바닥, 발바닥을 침범하며 가려움이나 통증을 동반하기도 한다. 간을 침범하였을 때는 간 수치 상승 또는 황달이 발생하는데 담도 주변 염증으로 인한 담즙정체 양상이 관찰되며 아스파르테이트 아미노전이효소/알라닌 아미노전이효소(AST/ALT)보다 알카리성 포스파타제와 감마-글루타밀전이효소(ALP & γ-GT) 상승이 두드러진다. 위장관을 침범하였을 때는 지속적인 오심, 구토, 식욕부진이 발생하며 설사, 심하면 혈변이나 장 마비와 함께 복통이 발생한다.

진단으로는 조직검사가 가장 확실하나 출혈 위험이 있어 주의를 요해야 하며 임상 양상으로만 판단하는 경우 유사 원인과의 감별이 중요하다.

급성 이식편대숙주병 등급으로 마운트 시나이 급성 이식편대숙주병 국제 컨소시엄(Mount Sinai Acute GVHD International Consortium, MAGIC) 기준이 널리 사용된다(표 1, 2). 피부발진 범위는 그림 1과 같다.

표 1. MAGIC 기준 – 장기별 단계 분류

단계(stage)	피부(skin) 발진 범위	간(liver) Bilirubin	상부 위장관(upper GI)	하부 위장관(lower GI) 설사량	하부 위장관(lower GI) 설사 횟수
1	< 25% 체표면적	2-3 mg/dL	지속적 오심, 구토, 또는 식욕부진	성인 500-999 mL/일	3-4회/일
				소아 10-19.9 mL/kg/일	4-6회/일
2	25-50% 체표면적	3.1-6.0 mg/dL		성인 1,000-1,500 mL/일	5-7회/일
				소아 20-30 mL/kg/일	7-10회/일
3	>50% 체표면적	6.1-15 mg/dL		성인 >1,500 mL/일	>7회/일
				소아 >30 mL/kg/일	>10회/일
4	전신적 발진(> 50%) + 수포 + 표피 벗겨짐(> 5%)	>15 mg/dL		심한 복통 또는 육안적 혈변 (설사량과 무관)	

〈계속〉

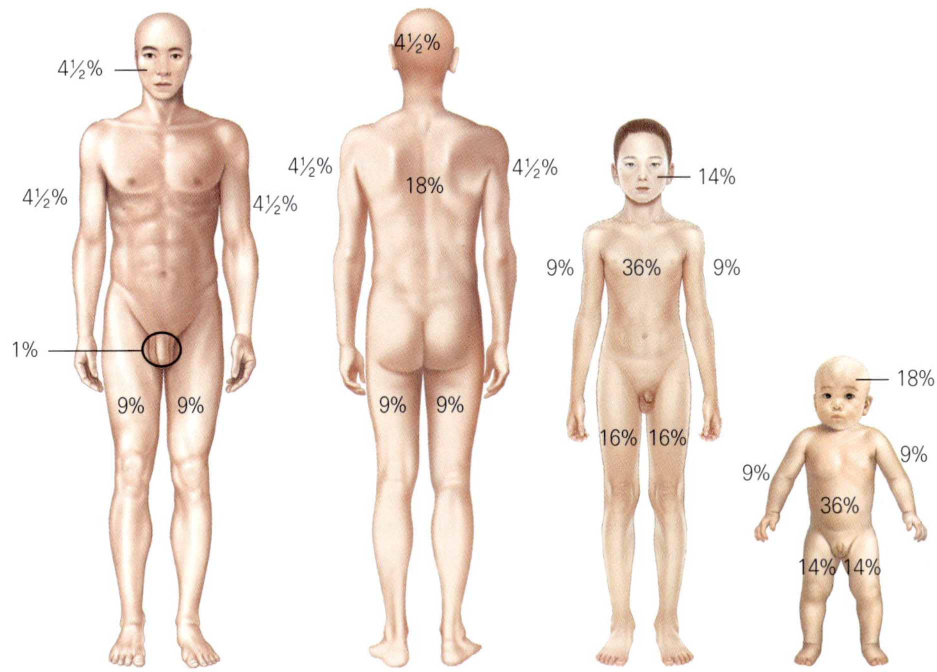

그림 1. 피부발진의 범위(체표면적의 계산)

표 2. 급성 이식편대숙주병 등급

등급	MAGIC 기준
Ⅰ	피부 1-2단계, 간, 상부 위장관, 또는 하부 위장관 침범 없음
Ⅱ	피부에 심한 발진(3단계)이 있거나, 또는 간에 경미한 손상(1단계)이 있거나, 또는 상부 위장관에 경미한 증상(1단계)이 있거나, 또는 하부 위장관에 경미한 증상(1단계)이 있는 경우
Ⅲ	간 2-3단계, 또는 피부 0-3단계와 상부 위장관 0-1단계를 동반한 하부 위장관 2-3단계
Ⅳ	상부 위장관 0-1단계를 동반한 피부 4단계, 또는 간 4단계, 또는 하부 위장관 4단계

- 하부 위장관 침범 정도는 하루 설사량이 중요한 지표이다. MAGIC 기준에서 설사 횟수 기준이 추가되었으나, 설사량이 적으면서 횟수가 많은 경우도 있으므로 종합적 판단이 필요하다.
- 각 장기(피부, 간, 상부 위장관, 하부 위장관)별 단계(1-4)를 평가한 후, 이를 종합하여 최종 급성 GVHD 등급(Ⅰ-Ⅳ)을 결정한다.

〈계속〉

급성 이식편대숙주병의 치료

1) 경증 피부 GVHD 치료(1-2단계 피부 GVHD)

- 국소 스테로이드(topical steroid)를 사용하되, 피부가 얇은 얼굴과 목 부위는 가급적 피하고 항히스타민제를 병용한다. 필요시 저용량 전신 스테로이드를 추가로 사용할 수 있다.

2) II 등급 이상의 급성 이식편대숙주병 치료

(1) 고용량 스테로이드(high dose steroid)

- 표준 용량: 프레드니솔론 2 mg/kg/day를 2회 분할 투여로 시작하는 것이 일반적이다.
- 저용량 시작: 1 mg/kg/day로 시작해서 반응이 없으면 증량하는 경우도 있다.
  - II 등급 급성 GVHD이면서 양상이 심하지 않은 경우(피부만 3단계로 침범한 경우)
  - 스테로이드 부작용 위험이 높은 경우
- 기존 면역억제제 유지: 타크로리무스(tacrolimus) 또는 사이클로스포린(cyclosporine)은 특별한 문제가 없으면 사용을 지속하면서, 치료약물농도모니터링(TDM)을 통해 치료 목적의 혈중 농도를 유지한다.
- 고용량 스테로이드 치료 반응률은 50-60% 정도이다.
- 임상적으로 뚜렷한 호전이 있는 경우 3-7일 후부터 스테로이드를 서서히 감량한다. 스테로이드 감량하는 정도와 속도는 환자의 상태에 따라 결정되며, 현재 정해진 표준기준은 없다.
- 스테로이드와 면역억제제를 감량할 때 acute GVHD가 다시 악화하는 경우가 있어 주의해야 한다.

3) 스테로이드 불응성 급성 이식편대숙주병의 치료

※ 용어 정의

- 스테로이드 불응성(refractory): 고용량 스테로이드 치료 3-5일 후 뚜렷한 증상 악화 또는 5-7일 후에도 증상 호전이 없는 경우
- 스테로이드 의존성(dependent): 프레드니솔론 2 mg/kg으로 7일간 치료 후 호전되었으나 용량 감량이 어렵거나, 스테로이드 감량 시 급성 GVHD가 재발하는 경우
- 스테로이드 불내성(intolerant): 스테로이드 사용 중 심각한 부작용이 발생한 경우

- 스테로이드 불응성 급성 이식편대숙주병은 6개월 생존율이 50%에 불과할 정도로 예후가 불량하여 신속한 대응이 필요하다.
- 약물 선택 시 부작용(특히 감염)이 적으면서 빠른 약물 반응 속도를 보이는 약물을 우선 고려하며, 환자의 경제적 부담도 함께 고려한다.
- 일반적으로 기존 면역억제제를 유지한 상태에서 추가 약물을 병용한다.
- 스테로이드 불응성이라고 하여 스테로이드를 급작스럽게 중단하는 것은 위험하므로, 환자의 임상 양상을 관찰하며 점진적으로 감량한다.
- GVHD 호전 시 부작용 위험이 큰 약물(스테로이드) 또는 효과가 없었던 약물부터 우선 감량하거나 중단을 고려한다.
- 사용하는 약물로는 룩소리티닙(ruxolitinib), 미이코페놀레이트 모페틸(mycophenolate mofetil, MMF), 에타너셉트(etanercept), 바실릭시맙(basiliximab) 등이 있다.

질문 4 어떤 우선순위로 문제를 해결하겠는가?

1. 고용량 스테로이드 투여 및 면역억제제 약물 관리
2. 피부 및 설사와 관련된 증상관리
3. 급성 이식편대숙주병 증상 호전 여부 및 추가 장기 침범 관찰
4. 감염 예방 및 관리

사례

혈액내과 전문의는 입원하여 메틸프레드니솔론(methylprednisolone, MPD)을 1 mg/kg을 12시간 간격으로 정맥 투여를 시작하기로 하였다.

또한 구불결장내시경 조직검사(sigmoidoscopic biopsy)를 통해 장 상태 확인 및 설사의 원인을 감별하고 임상적으로 장 이식편대숙주병(gut GVHD)으로 판단하여 베클로메타손(beclomethasone) 5 mg을 히루 2회(입원 후 3일째) 시작하기로 하였다.

입원 4일 뒤 피부 병변은 호전되기 시작하였으나 설사는 오히려 심해지는 양상을 보여 마이코페놀레이트 모페틸을 추가하였다.

질문 5 어떤 절차와 방법에 따라 문제를 해결하겠는가?

1. 고용량 스테로이드 투여 및 면역억제제 약물 관리

1-2단계 피부 이식편대숙주병의 경우 국소(topical) 스테로이드, 항히스타민제, 저용량 경구 스테로이드를 사용하나 Ⅱ등급 이상의 GVHD에서는 전신 코르티코스테로이드(corticosteroid)치료가 선호된다. 일반적으로 고용량 스테로이드 치료의 반응률은 50-65% 정도이다.

기존에 사용하던 면역억제제는 특별한 문제가 없으면 사용을 지속하고, 치료약물농도모니터링(therapeutic drug monitoring, TDM)을 통해 약물의 치료적 혈중 농도를 유지해야 한다.

마이코페놀레이트 모페틸(MMF)은 스테로이드의 장기간 사용으로 인한 부작용을 줄이고 빠른 스테로이드 감량을 위한 보조적인 역할을 기대하며 임상에서 많이 사용하는 약물이다.

베클로메타손(beclomethasone)은 크론병과 궤양성 대장염에서 장 염증을 억제하는 데 사용되는 강력하고 국소적으로 활성화된 코르티코스테로이드이다. 전신 스테로이드와 관련된 합병증을 피하고자 경증 및 중증 Gut GVHD에 효과적인 치료법으로 사용하기도 한다.

2. 피부 및 설사와 관련된 증상관리

전신 면역억제제 사용과 동시에 자극적이지 않은 비누를 사용하고, 보습로션으로 피부를 건조하지 않게 관리하며 국소 스테로이드를 환부에 바르도록 한다. 또한 중증의 피부 병변이 관찰될 시 피부과 협진을 고려할 수 있다. 항히스타민제를 사용하여 가려움증을 완화시키고, 손톱을 짧게 유지하도록 하여 긁어서 생기는 이차 감염을 예방한다.

Gut GVHD가 있는 경우 영양실조, 단백질 손실성 장병증 및/또는 마그네슘, 아연, 비타민 B12 및 비타민 D 결핍이 발생할 수 있다. 체중과 섭취량, 배설량을 확인하여 필요하면 완전 비경구 영양요법 등으로 영양학적인 관리를 해야 한다. 또한 영양팀과의 협진을 통해 주기적인 영양평가를 시행한다.

설사와 관련하여 복통, 오심, 구토 등이 동반될 수 있어 이에 대한 증상 조절이 필요하며, 전해질 불균형(특히 저칼륨혈증)을 면밀히 모니터링하고 필요시 보충해야 한다.

3. 급성 이식편대숙주병 증상 호전 여부 및 추가 장기 침범 관찰

피부 상태와 설사 및 복통 양상을 매일 사정하여 이식편대숙주병 증상 호전 여부를 면밀히 관찰해야 한다.

간기능검사를 매일 확인하며 간 이식편대숙주병(hepatic GVHD) 발생 여부를 모니터링한다.

또한 만성 이식편대숙주병이 이식 후 1개월 이후부터 나타날 수 있으므로 눈, 폐, 관절 등 다기관에 대한 기능 이상 여부와 관련된 증상을 자세히 관찰해야 한다.

4. 감염 예방 및 관리

고용량 스테로이드와 면역억제제 사용으로 감염 위험이 증가하므로 예방적 항생제, 항진균제, 항바이러스제 사용을 고려한다. 특히 거대세포바이러스(cytomegalovirus, CMV) 재활성화에 대한 모니터링이 필요하다.

매일 발열 여부를 확인하고, 감염 의심 시 신속한 배양검사와 경험적 항생제 치료가 필요하다.

환자와 방문객에게 철저한 손 위생을 교육하고, 필요시 보호 격리를 시행한다.

사례

2주 동안 마이코페놀레이트 모페틸(MMF), 메틸프레드니솔론(MPD), 타크로리무스(tacrolimus), 베클로메타손(beclomethasone), 사이클로포스퍼마이드(cyclophosphamide)를 사용하며 피부 병변의 호전은 있었으나 설사는 매일 10회 이상(하루 1,000 g 이상) 지속되며 심한 복통을 호소하였다. 이에 대하여 스테로이드 불응성 이식편대숙주병으로 판단하여 2차 약제인 룩소리티닙(ruxolitinib)을 하루 2회 경구 투여하도록 처방하였다.

룩소리티닙 투여 후 수일 내에 설사가 점차 감소하며 호전되기 시작하였다.

질문 6 대상자에게 필요한 F/U 계획은 무엇인가?

1. 고용량 스테로이드 사용과 관련된 부작용 관리

면역억제제로서 고용량 스테로이드를 사용 시, 기존에 당뇨병이 있는 환자들은 혈당 조절이 특히 악화될 수 있다. 또한 장기간 스테로이드 사용 시 고혈압, 골다공증, 골 괴사, 호르몬 문제(특히 쿠싱 증후군), 피부 문제, 부정맥, 위장관 합병증, 수면 문제 등 다양한 기관에 다양한 부작용이 발생할 수 있어 면밀한 관찰이 필요하다. 또한 악화된 당뇨병과 관련한 말초신경병증이 나타날 가능성도 있으므로 통증 유무에 대한 관찰도 필요하고 통증 발생 시 적극적인 통증 조절이 필요하다. 주기적인 혈압 측정과 혈당 모니터링을 시행하고, 골밀도 검사를 계획해야 한다.

2. 감염관리

동종 조혈모세포 이식환자는 미성숙한 면역체계, 면역억제제 사용, 스테로이드 사용과 관련하여 바이러스[*거대세포바이러스(cytomegalovirus)*, *엡스타인-바 바이러스(Epstein-Barr virus)*, *단순포진 바이러스(Herpes simplex virus)*, *수두대상포진 바이러스(varicella-zoster virus)*]나 박테리아, 진균 감염[*캔디다(Candida)*, *아스페르길루스(Aspergillus)*, *점액진균증(Mucormycosis)*], *뉴모시스티스 지로베치 폐렴(Pneumocystis jirovecii pneumonia, PJP)*] 우려가 매우 크다. 손 위생 등 개인위생을 철저히 하며 극장, 교회 등 사람이 많이 모이는 장소는 피하도록 안내하며 부득이하게 가야 하면 반드시 마스크를 착용하도록 한다. 또한 38도 이상의 고열, 숨참이나 기침 등의 감염 증상이 있을 때는 즉시 병원에 내원하도록 안내한다. 예방적 항생제, 항진균제, 항바이러스제의 복용 중요성을 교육하고, 정기적인 거대세포바이러스 검사를 시행한다.

3. 영양 관리

설사는 영양불량을 발생시킬 수 있고 이는 수분 전해질 손실, 피부 통합성 장애 등 많은 부분에 영향을 주게 된다.

이에 저잔사식(low residue diet) 섭취, 자극적인 음식 피하기, 충분한 수분 섭취에 대해 적극적으로 환자에게 교육해야 한다. 또한 설사와 관련하여 피부에 문제가 발생할 수 있기 때문에 이에 대한 관리 교육도 해야 한다. 발열, 현기증, 과다한 갈증, 혈변, 심한 복부 경련 시 즉시 병원을 내원하도록 안내해야 한다. 영양사와 협력하여 개별화된 식이 계획을 수립하고, 필요시 비타민과 미네랄 보충제를 고려한다.

4. 낙상 관리

이식편대숙주병 관리를 위한 스테로이드 사용은 부작용으로 근 위축, 골다공증, 골 괴사 등 근골격계 질환을 일으키게 되는데 이때 낙상이 발생하게 되면 골절로 이어지게 된다. 이는 환자에게 심각한 경제적, 신체적 후유증을 일으키기 때문에 낙상 관리에 대한 교육도 놓치지 않아야 한다. 가정 환경 평가를 통해 낙상 위험 요소를 제거하고, 필요시 보행 보조기구 사용을 권장한다.

5. 질환 관련 검사 확인

급성 골수성 백혈병 환자에서 이식 후 재발의 90%가 2년 이내에 발생하게 되는데 이식 후 재발까지의 기간이 짧을수록 예후가 좋지 않은 것으로 알려져 있다. 현재 환자는 급성 이식편대숙주병으로 인해 이식편대백혈병 효과(graft-versus-leukemia effect, GVL)를 기대할 수 있지만, 강력한 면역억제제를 사용하기 때문에 주기적으로 추적 관찰하여 질환 재발을 감시해야 한다. 정기적인 골수검사와 미세잔존실환(minimal residual disease, MRD) 모니터링을 통해 재발을 조기에 발견할 수 있도록 계획해야 한다.

6. 룩소리티닙(ruxolitinib) 부작용 관리

룩소리티닙(ruxolitinib)은 2023년 11월부터 스테로이드 불응에 해당하는 이식편대숙주병에서 급여로 투여할 수 있게 되었다. 룩소리티닙은 선택적 야누스 키나제(janus kinase, JAK) 1, 2 저해제로 염증반응과 관련된 JAK 매개 신호전달을 억제한다. JAK에 의해 인산화된 신호변환 및 전사활성자(signal transducers and activators of transcription, STAT)는 면역 세포 활성화, 분화, 사이토카인의 생성을 유도하여 염증반응, 조직 손상 그리고 장기 부전을 초래하는데 룩소리티닙이 이러한 JAK-STAT 신호전달을 차단함으로써 GVHD 발생을 감소시킬 수 있다.

이 약은 원래 골수 섬유화증 및 진성적혈구증가증에 사용하는 약으로 30% 이상의 환자에게 백혈구, 적혈구, 혈소판이 감소할 수 있어 정기적인 혈액학적 관찰이 필요하다. 일주일에 1-2회 전혈구계산(CBC) 검사를 통해 혈구 감소를 모니터링하고, 필요시 용량 조절을 고려한다.

7. 정서적 지지

GVHD 증상 재발, 기존 백혈병 재발과 관련된 환자와 보호자의 불안감을 사정하고 정서적 지지를 제공하는 것이 필요하다. 만약 불안감과 우울감이 조절되지 않는다면 정신건강의학과와의 협진을 통하여 관련 약물을 투여하는 것도 고려해야 한다. 치료 과정과 예후에 대한 정확한 정보 제공이 환자의 불안감 감소에 도움이 될 수 있으며, 환자 지지 그룹이나 상담 서비스를 연결해줄 수 있다.

전문간호사의 역할

전문간호사는 임상실무 전문가로서 초기 사정 및 평가 과정을 거쳐 급성 이식편대숙주병을 인지하고 환자가 조기에 적절한 치료를 받을 수 있도록 하였다. 또한 환자 가까이에서 지속적으로 관찰하며 급성 이식편대숙주병의 증상변화 여부를 관찰하고 스테로이드 불응성 여부를 확인하여 2차 약물이 적절한 시기에 투여될 수 있도록 관리하였다. 전문간호사는 환자, 보호자, 혈액내과 전문의, 간호사 사이의 의사소통 가교로서 역할뿐만 아니라 근거에 기반한 임상적 추론을 시행하고 관련 중재를 수행함으로써 임상실무 전문가, 자문가 등의 역할을 수행하였다. 또한 이식편대숙주병을 유발할 수 있는 위험요인과 초기 증상을 교육하여 조기 발견과 치료가 가능하도록 하는 교육자 역할도 수행하였다.

요약

당뇨병 과거력이 있는 40세 남자 환자가 급성 골수성 백혈병으로 동종 조혈모세포이식을 시행받았다. 이식 후 40일째 전신 피부발진과 하루 4-5회의 설사로 입원하였으며, 급성 이식편대숙주병으로 진단되었다.

고용량 스테로이드(메틸프레드니솔론), 마이코페놀레이트 모페틸(MMF), 베클로메타손을 사용하였으나 스테로이드 불응성 이식편대숙주병으로 진행하였다. 피부 증상은 호전되었으나 설사가 하루 10회 이상(1,000 g 이상) 지속되고 심한 복통이 있어 2차 약제인 룩소리티닙(ruxolitinib)을 투여한 결과, 수일 내에 증상이 호전되어 퇴원하였다. 전문간호사는 환자와 보호자에게 급성 이식편대숙주병의 증상에 대해 재교육하고, 면역억제제 복용 시 유의해야 할 점과 즉시 병원에 내원해야 하는 응급상황에 대해서도 다시 한번 교육하였다. 또한 당뇨병이 있는 환자에서 스테로이드와 면역억제제 사용으로 인한 부작용 관리와 감염 예방에 대한 교육도 함께 제공하였다.

사례로부터 배울 점

- 이식편대숙주병은 동종 조혈모세포이식 후 발생하는 중요한 합병증으로 임상적으로 악화 정도와 치료에 대한 반응이 환자의 예후를 결정하는 중요한 인자이다. 치료가 지연되면 장기부전으로 인한 사망의 주요 요인이 될 수 있어, 지속적인 증상 관찰 및 증상 발생 시 빠른 치료가 환자의 예후에 매우 큰 영향을 미친다. 특히 스테로이드 불응성은 예후가 불량한 것으로 알려져 있어 2차 약물을 적절한 시기에 선택하여 치료하는 것이 중요하다.
- 본 사례에서는 전문간호사의 임상적 추론을 통해 급성 이식편대숙주병의 전형적 증상(피부발진, 설사)을 신속히 인지하여 조기 치료가 가능했으며, 스테로이드 불응성 상태에서도 적절한 2차 약제 선택으로 환자의 회복을 도울 수 있었다. 또한 이식편대숙주병의 다양한 임상 양상(피부, 위장관, 간 침범)을 이해하고 각 장기별 증상을 정확히 평가하는 것이 중요함을 알 수 있다. 더불어 주 치료제인 고용량 스테로이드와 면역억제제 사용에 따른 감염 위험 증가, 당뇨병 악화 등의 부작용 관리가 함께 이루어져야 함을 배울 수 있다.

참고문헌

- 대한조혈모세포이식학회. KSBMT Handbook. 조혈모세포이식의 실제. 제2판. 2003.
- 대한혈액학회. 혈액학. 3판. 범문에듀케이션; 2018.
- 서성한, 박미경. 스테로이드 투여환자의 혈당관리. J Korean Diabetes. 2016;17:174-84.
- 이성은, 이석, 조병식, 임기성, 김유진, 김희지 외. 급성 이식 대 숙주 질환을 위한 입속 Beclomethasone Dipropionate 치료 스테로이드 Gastrointestinal. Korean J Hematol 2009;44(4).
- 최지원, 금민정, 고종희, 손은선, 유윤미. 단일 기관 내 Steroid-Refractory Graft-versus-Host Disease 환자에서의 Ruxolitinib 반응성 평가. 병원약사회지. 2023;40(2):183-94.
- Garnett C, Apperley JF, Pavlů J. Treatment and management of graft-versus-host disease: improving response and survival. Ther Adv Hematol. 2013;4(6):366 - 78.
- Araujo DD, Rodrigues AB, de Oliveira PP, Silva LS, Vecchia BP, da Silveira EAA. Nursing diagnoses and interventions for patients with graft-versus-host disease submitted to hematopoietic stem cell transplantation. Cogitare Enferm. 2015 Abr/Jun;20(2):305-13.
- Malard F, Holler E, Sandmaier BM, Huang H, Mohty M. Acute graft-versus-host disease. Nat Rev Dis Primers. 2023 Jun 8;9(1):27.
- Iyer RV, Hahn T, Roy HN, Battiwalla M, Cooper M, Anderson B, et al. Long-term use of oral beclomethasone dipropionate for the treatment of gastrointestinal graft-versus-host disease. Biol Blood Marrow Transplant. 2005 Aug;11(8):587-92.
- 국가암정보센터 [Internet]. Cancer.go.kr. [cited 2025 Apr 10]. Available from: https://www.cancer.go.kr/lay1/S1T295C297/contents.do
- Cancer treatments online [Internet]. Org.au. [cited 2025 Apr 9]. Available from: https://www.eviq.org.au
- Stem cell transplantation [Internet]. Lls.org. [cited 2025 Apr 10]. Available from: https://www.lls.org/treatment/types-treatment/stem-cell-transplantation/graft-versus-host-disease
- https://www.uptodate.com/

24

종양분해증후군

학습 목표

환자의 주 호소를 바탕으로 적절한 병력청취와 감별진단을 위한 검사를 알고, 대상자의 특성에 맞춘 간호 계획을 수립할 수 있다. 구체적인 목표는 다음과 같다.

❶ 환자의 주관적 증상과 객관적 정보를 체계적으로 수집하고 해석할 수 있다.
❷ 수집된 정보를 바탕으로 종양분해증후군에 대한 임상적 판단을 내릴 수 있다.
❸ 종양분해증후군의 중증도를 평가하고 위험도에 따른 분류를 할 수 있다.
❹ 종양분해증후군 환자에게 적합한 간호중재를 계획하고 우선순위를 결정할 수 있다.
❺ 종양분해증후군 환자의 치료 경과를 지속적으로 모니터링하고 합병증 예방을 위한 간호를 실행할 수 있다.

사례

63세 여자 환자가 경부 및 좌측 서혜부 림프절 종대(lymph node enlargement)로 내원하였다. 진단적 목적으로 컴퓨터단층촬영(computed tomography, CT), 양전자방출단층촬영(positron emission tomography, PET) 및 골수생검(bone marrow biopsy)을 시행한 결과, 미만성 거대 B세포 림프종(diffuse large B-cell lymphoma, DLBCL) 3기로 진단받았다(그림 1). 환자는 9월 1일 외래에서 첫 번째 R-CHOP 복합항암화학요법[(리툭시맙(rituximab), 사이클로포스퍼마이드(cyclophosphamide), 빈크리스틴(vincristine), 독소루비신(doxorubicin), 프레드니솔론(prednisolone)]을 시작하였다. 전문간호사는 환자와 보호자에게 항암치료 계획 및 항암 부작용에 대해 설명하였고, 특히 종양분해증후군(tumor lysis syndrome, TLS)의 위험성과 증상에 대해 상세히 교육하였다. 예방적 조치로 알로퓨린올(allopurinol) 300 mg을 투여하고 충분한 수분 섭취를 권장하였다. 항암화학요법 종료 후 환자는 오심, 전신 피로감, 소변량 감소를 호소하였다. 주치의와 상의하여 시행한 혈액검사에서 요산(uric acid), 칼륨(potassium), 인(phosphorus) 수치의 상승을 확인하였으며, 검사결과는 다음과 같다(표 1).

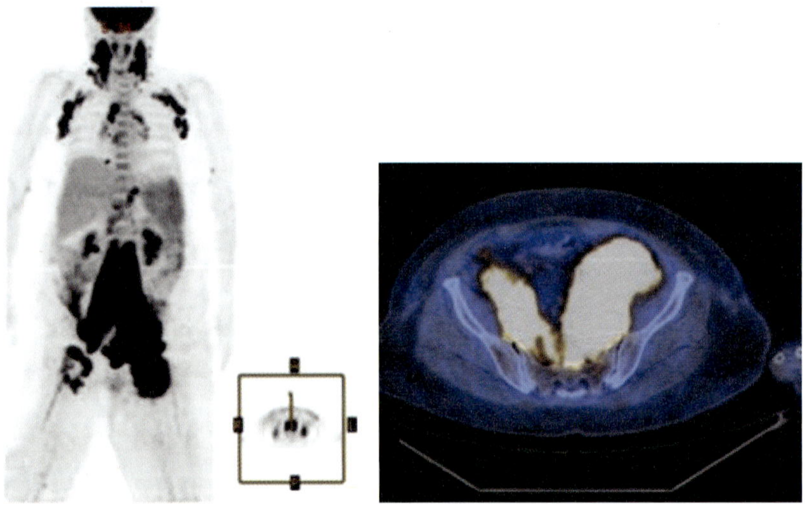

그림 1. 항암치료 전 PET CT 사진

〈계속〉

표 1. 혈액검사 결과

검사명	항암치료 시작 전 결과	항암치료 종료 후 결과
WBC	7.97 x $10^3/\mu L$	9.42 x $10^3/\mu L$
Segmented neutrophil	80.3%	90.8%
ANC (absolute neutrophil count)	6.4 x $10^3/\mu L$	8.55 x $10^3/\mu L$
Hemoglobin	9.3 g/dL	8.8 g/dL
Platelet	137 x $10^3/\mu L$	92 x $10^3/\mu L$
Na, Serum (sodium)	136 mmol/L	133 mmol/L
K, Serum (potassium)	4.8 mmol/L	5.8 mmol/L
Cl, Serum (chloride)	98 mmol/L	96 mmol/L
Ca, Ionized, Serum (calcium)	-	1.36 mmol/L
LDH (lactate dehydrogenase)	1,513 IU/L	4,653 IU/L
Lactic Acid	-	3.95 mmol/L
cTnI (troponin I)	-	0.006 ng/mL
CK-MB (creatine kinase, MB)	-	0.18 ng/mL
Bilirubin, Total	1.0 mg/dL	1.0 mg/dL
AST	44 U/L	39 U/L
ALT	8 U/L	9 U/L
ALP (alkaline phosphatase)	75 U/L	67 U/L
Glucose, Fasting	94 mg/dL	206 mg/dL
BUN	18.5 mg/dL	23.7 mg/dL
Creatinine	1.26 mg/dL	1.04 mg/dL
Uric acid	12.2 mg/dL	15.2 mg/dL
Ca, Total, Serum (calcium)	10.7 mg/dL	10.6 mg/dL
P, Serum (phosphorus)	4.1 mg/dL	6.1 mg/dL

질문 1 대상자에게 있어 가장 중요한 문제는 무엇인가?

전신 피로감과 소변량 감소

대상자는 R-CHOP 항암화학요법 시작 후 요산(15.2 mg/dL), 인(6.1 mg/dL), 칼륨(5.8 mmol/L) 수치가 상승하였다. 또한 LDH 수치(4,653 IU/L) 역시 현저히 증가하여 종양분해증후군으로 진행되고 있음을 확인하고 응급실로 이송하였다. 대상자는 전신 피로감, 어지러움을 호소하였으며, 활력징후는 혈압 92/53 mmHg, 맥박 92회/분, 호흡 수 18회/분, 체온 36.9℃로 저혈압 소견을 보였다.

미만성 거대 B세포 림프종과 같은 고등급 림프종 환자의 1차 항암화학요법 후 발생한 종양분해증후군은 암세포가 빠르게 파괴되면서 심각한 전해질 불균형과 신장 기능 손상을 초래하는 종양응급상황으로, 적절히 치료하지 않을 경우 급성 신부전, 심부정맥, 경련, 사망에 이를 수 있는 치명적인 대사성 합병증이다.

알아보기

종양응급상황(oncologic emergencies)

암환자는 암의 진행, 치료의 합병증 등과 관련하여 응급 상태에 빠질 수 있는데 이를 종양응급상황이라고 한다. 종양응급상황은 즉각적인 평가와 중재가 필요하며, 다음과 같이 세 가지 주요 범주로 구분할 수 있다.

1. 구조적 문제

- 두개내압 상승(increased intracranial pressure, IICP): 뇌종양이나 뇌전이로 인한 압력 증가
- 척수압박(spinal cord compression): 척수를 압박하는 종양으로 인한 신경학적 손상
- 상대정맥증후군(superior vena cava syndrome, SVCS): 상대정맥이 종양에 의해 폐쇄되는 상황
- 심장눌림증(cardiac tamponade): 심낭에 체액이 축적되어 심장 기능을 저하시키는 상태

2. 대사성 문제

- 고칼슘혈증(hypercalcemia): 주로 고형암, 다발골수종에서 발생
- 부적절 항이뇨호르몬 분비 증후군(syndrome of inappropriate antidiuretic hormone, SIADH): 소세포폐암 등에서 발생하는 저나트륨혈증
- 종양분해증후군(tumor lysis syndrome, TLS): 급속한 종양세포 파괴로 인한 급성 대사장애

3. 치료 관련 합병증

- 발열성 호중구감소증(febrile neutropenia, FN): 항암치료 후 면역력 저하로 인한 감염 위험 증가
- 주입관련반응(infusion-related reaction): 항암제나 면역치료제 주입 중 발생하는 알레르기 반응

각 종양응급상황은 고유한 증상, 징후 및 관리 방법이 있으며, 암 환자 간호에서 이러한 응급상황을 조기에 인지하고 적절히 대응하는 것이 중요하다.

질문 2 대상자의 문제를 해결하기 위해 어떤 정보가 필요한가?

1. 혈액검사의 해석과 의미

항암화학요법 종료 후 시행한 혈액검사 결과에서 치료 시작 전에 비해 요산, 칼륨, 인 수치가 상승하였고, 정상 범위를 초과하여 종양분해증후군을 시사하는 소견을 보인다.

1) 요산(uric acid) 상승

혈중 요산의 정상 범위는 7 mg/dL 미만이며, 고요산혈증(hyperuricemia)은 종양분해증후군에서 가장 흔한 대사이상이다. 대상자의 요산 수치는 치료 전 12.2 mg/dL에서 치료 후 15.2 mg/dL로 상승하였다. 고요산혈증은 세포 내 퓨린이 분해되어 발생하며, 신장 손상을 유발할 수 있다.

2) 칼륨(potassium, K) 상승

칼륨의 정상 범위는 3.5–5.1 mmol/L이며, 대상자의 칼륨 수치는 4.8 mmol/L에서 5.8 mmol/L로 상승하였다. 고칼륨혈증(hyperkalemia)은 급성 종양분해증후군 발생 시 종양세포 내 칼륨이 혈액으로 방출되어 발생하며, 특히 신기능 장애가 동반될 때 악화된다. 심각한 고칼륨혈증은 심전도 이상, 부정맥, 심장마비를 유발할 수 있어 정기적인 심전도 모니터링이 필요하다.

3) 인(phosphorus, P) 상승

종양세포의 세포 내 인산 함유량은 정상세포의 4배이며, 고인산혈증은 인산의 정상 범위(2.5–4.5 mg/dL)를 초과할 때 진단된다. 대상자의 인산 수치는 4.1 mg/dL에서 6.1 mg/dL로 상승하였다. 고인산혈증은 칼슘–인산염 침전물 형성을 통해 신장 손상과 저칼슘혈증을 유발할 수 있다.

4) 칼슘(calcium, Ca)

대상자의 총 칼슘 수치는 10.6 mg/dL, 이온화 칼슘은 1.36 mmol/L로 현재 저칼슘혈증이 관찰되지 않았다. 그러나 종양분해증후군에서는 고인산혈증으로 인해 이차적으로 저칼슘혈증이 발생할 수 있으므로 지속적인 모니터링이 필요하다. 저칼슘혈증은 근경련, 테타니(tetany), 발작, QT 간격 연장 등의 증상을 유발할 수 있다.

2. 종양분해증후군 위험 요인 확인

1) 종양 특성 요인

대상자는 미만성 거대 B세포 림프종으로 진단받았다. 이는 고등급 림프종으로 분류되며, 종양분해증후군 발생 위험이 높은 암종이다. 특히 LDH 수치가 1,513 IU/L에서 4,653 IU/L로 현저히 상승한 것은 종양 세포 파괴의 정도가 크다는 것을 의미한다.

2) 치료 요인

R-CHOP 항암화학요법은 리툭시맙(표적치료제)과 세포독성 항암제들의 병합요법으로, 급속한 종양세포 파괴를 유발할 수 있다. 종양분해증후군은 주로 첫 치료 주기의 24-48시간 이내에 발생하며, 예방적 조치에도 불구하고 약 3-5%의 환자에게서 발생할 수 있다.

3) 환자 요인

대싱자의 위험요인으로는 신행된 병기(3기 진단), 높은 LDH 수치(1,513 IU/L), 다발성 림프절 침범(경부 및 서혜부)이 포함된다. 또한 대상자의 활력징후에서 나타난 저혈압(92/53 mmHg)은 체액량 감소 또는 심혈관계 합병증을 시사할 수 있어 즉각적인 평가와 중재가 필요하다.

질문 3 대상자의 예상되는 진단명은 무엇인가?

종양분해증후군(tumor lysis syndrome, TLS)

대상자는 미만성 거대 B세포 림프종(DLBCL)에 대한 R-CHOP 복합항암화학요법 시행 후 고요산혈증(12.2 mg/dL → 15.2 mg/dL), 고인산혈증(4.1 mg/dL → 6.1 mg/dL), 고칼륨혈증(4.8 mmol/L → 5.8 mmol/L) 소견과 LDH의 현저한 상승(1,513 IU/L → 4,653 IU/L)을 보였다. 또한 대상자는 전신 피로감과 어지러움을 호소하며, 활력징후에서 저혈압(92/53 mmHg) 소견을 보이고 있다. 이러한 임상 증상과 검사상 소견은 카이로-비숍(Cairo-Bishop) 진단 기준에 따른 종양분해증후군에 부합하며, 특히 고위험군인 고등급 림프종 환자의 첫 항암화학요법 시행 후 발생했다는 점에서 즉각적인 치료적 개입이 필요한 상태이다.

알아보기

종양분해증후군(tumor lysis syndrome, TLS)

종양분해증후군은 대량의 종양세포가 단시간에 파괴되면서 세포 내 물질과 대사산물이 혈액 내로 급격히 유입되어 신체의 배설 능력을 초과하여 발생하는 응급 대사이상 증후군이다.

이로 인해 고요산혈증(hyperuricemia), 고칼륨혈증(hyperkalemia), 고인산혈증(hyperphosphatemia) 및 저칼슘혈증(hypocalcemia)이 유발되고, 적절히 치료하지 않을 경우 급성 신부전, 심장 부정맥, 경련, 신경학적 합병증 및 사망에 이를 수 있다.

고위험군

1) 세포 증식 속도가 빠른 암종
2) 종양 부담(tumor burden)이 높은 경우(10 cm를 초과하는 부피가 큰 종양이나 림프절)
3) 치료에 감수성이 높은 암(항암화학요법에 빠르게 반응하는 암)
4) 첫 항암치료 주기

고위험 악성종양

1) 림프종(lymphoma)
 : 버킷 림프종(burkitt lymphoma)
 림프모구성 림프종(lymphoblastic lymphoma)
 미만성 거대B세포 림프종(diffuse large B-cell lymphoma)
2) 백혈병(leukemia)
 : 급성 림프모구성 백혈병(acute lymphoblastic leukemia)
 급성 골수성 백혈병(acute myeloid leukemia), 특히 백혈구 수치가 높은 경우
 만성 골수성 백혈병의 급성전환기(blast crisis of chronic myeloid leukemia)
3) 고형암
 : 증식속도가 빠르고 치료에 빠르게 반응하는 암종
 소세포폐암, 신경모세포종 등

환자관련 위험 요인

1) 기존 신장 기능 장애나 신부전, 탈수 상태
2) 기존 요산 대사 장애나 고요산혈증, 고인산혈증
3) 백혈구 증가($25 \times 10^3/\mu L$), LDH 상승(정상 상한치의 2배 초과)

알아보기

카이로-비숍(Cairo-Bishop) 진단 기준

카이로-비숍 진단 기준은 종양분해증후군을 진단하기 위한 표준화된 분류체계로, 검사상 종양분해증후군과 임상적 종양분해증후군으로 구분된다(표 2, 3).

종양분해증후군은 항암화학요법 시작 3일 전부터 7일 후까지의 기간 동안 발생할 수 있으며, 특히 치료 시작 후 24-48시간 내에 발생 위험이 높다. 조기 발견과 예방적 중재가 합병증 예방의 핵심이다.

표 2. 검사상 종양분해증후군(laboratory tumor lysis syndrome, LTLS) 진단 기준

검사 항목	혈중 측정치	기준치로부터 변화
요산	8 mg/dL 이상	25% 증가
칼륨	6.0 mEq/L 이상	25% 증가
인	4.5 mg/dL 이상(성인), 6.5 mg/dL 이상(소아)	25% 증가
칼슘	7.0 mg/dL 이하 또는 이온화 칼슘 1.12 mmol/L 이하	25% 감소

- 화학요법 시작 3일 전부터 7일 후까지, 요산, 칼륨, 인 또는 칼슘 수치의 이상 중 두 개 이상을 만족하면 또는 상기 검사결과가 25% 이상 증가(단, 칼슘은 감소)하면 진단

표 3. 임상적 종양분해증후군(clinical tumor lysis syndrome, CTLS) 중증도 분류

합병증	0	1	2	3	4	5
크레아티닌(Cr) 상승	기저치의 1.5배 미만	기저치의 1.5배	기저치의 1.5-3.0배	기저치의 3.0-6.0배	기저치의 6.0배 이상	사망
심장부정맥	없음	처치 불필요	약물요법 (응급성 없음)	증상 있음 (약물요법, 제세동으로는 불충분)	중증	사망
경련	없음	없음	단시간, 일과성	의식변화를 동반한 발작; 약물치료에도 불구하고 통제불능 발작	장시간, 반복성 (통제하기 어려움)	사망

- 검사상 종양분해증후군(LTLS)의 기준을 충족하면서 한 개 이상의 임상증상(신부전, 부정맥, 발작, 급사)을 동반하면 진단

알아보기

종양분해증후군의 임상적 증상

종양분해증후군과 관련된 대사불균형은 세포와 전신의 정상적인 기능에 영향을 줄 수 있다. 주요 전해질 이상에 따른 임상 증상은 다음과 같다:

- **고요산혈증(hyperuricemia)**
  - 초기에는 무증상일 수 있음
  - 급성 요산 신병증: 측복부 통증, 복통
  - 급성 신손상: 소변량 감소, 부종
  - 요로결석: 극심한 측복부 통증, 혈뇨
- **고칼륨혈증(hyperkalemia)**
  - 근육 약화, 마비
  - 심장 부정맥: 서맥, 심실세동
  - 심전도 변화: T파 상승, QRS 연장, PR 간격 연장
  - 심한 경우 심정지
- **고인산혈증(hyperphosphatemia)**
  - 오심, 구토, 설사
  - 저칼슘혈증 유발
  - 칼슘-인 침전으로 인한 신장, 관절, 연조직 손상
  - 급성 신손상
- **저칼슘혈증(hypocalcemia)**
  - 신경근육 과민성: 테타니, 근육경련
  - 손발 저림, 감각이상
  - 복통, 근육통
  - 심한 경우 경련, QT 간격 연장, 부정맥

환자 평가 시 신경계 기능(의식 수준, 지남력, 근력, 반사, 감각), 심혈관계 기능(활력징후, 부정맥, 심음), 신장 기능(소변량, 부종, 체중 변화)을 포괄적으로 모니터링해야 한다. 임상 증상은 대사이상의 정도와 발생 속도에 따라 경증에서 생명을 위협하는 수준까지 다양하게 나타날 수 있으며, 특히 고위험군 환자에서는 항암치료 시작 후 24-48시간 내 증상 발현에 주의해야 한다.

질문 4 어떤 우선순위로 문제를 해결하겠는가?

1. 급성 신손상 예방
2. 혈청 전해질 및 요산, 칼륨, 인산 수치 교정
3. 신장내과 협진 의뢰
4. 환자 교육과 상담

질문 5 어떤 절차와 방법에 따라 문제를 해결하겠는가?

1. 급성 신손상 예방

1) 수액요법

수액요법을 시행하여 신장 관류와 사구체 여과율을 증가시켜 요산과 칼슘-인 침전물의 세뇨관 침착을 최소화하는 것이 필요하다. 폐쇄요로병과 같은 급성 신손상의 가역적인 원인이 있는지 먼저 확인하여 이와 같은 원인이 있다면 수액요법을 시작하기 전에 교정을 해야 한다.

R-CHOP 항암화학요법 초기에는 스테로이드 사용으로 인해 체액 정체 및 고혈압의 위험이 있을 수 있지만, 급성 신손상과 종양분해증후군(TLS) 예방을 위해서는 저장성 용액(hypotonic solution)이 아닌 등장성 생리식염수(0.9% NaCl) 사용이 원칙이다. 저장성 수액(0.45% NaCl)은 혈장의 삼투압을 낮춰 수분이 세포내로 이동하고, 이로 인해 세포내 부종과 뇌부종 위험이 증가할 수 있다. 일일 소변량이 80-100 mL/m^2/hr 이상을 유지하도록 0.9% 생리식염수 용액을 시간당 150 mL 속도로 시작하였다. 요량과 일일 소변량을 측정하면서 관련 검사결과를 확인하여 급성 신손상 진행 위험성에 대한 모니터링을 시행하였다. 수액 과다로 인한 폐부종 관찰을 위해 매 근무시마다 섭취량과 배설량을 측정하고 임상 증상을 사정하도록 간호사들을 교육하였다. 이뇨제는 급격한 신기능 악화를 유발할 수 있어 체액량과 요량 등을 종합적으로 평가하여 투여를 검토해야 한다.

2) 알로퓨린올(allopurinol)을 통한 요산 억제

혈중 요산 농도의 증가로 인해 신장의 원위세뇨관과 집합관에 요산 결정이 침착되면서 급성 신손상(acute kidney injury, AKI)을 일으킬 수 있으므로 요산 생성을 저하시키는 약제인 알로퓨린올을 하루 1회 300 mg 복용 시작하고, 소변량과 요산 수치의 변화를 8시간 간격으로 확인하였다.

2. 혈청 전해질 및 요산, 칼륨, 인산 수치 교정

종양분해증후군 진단 시 대사이상으로 인해 환자 상태가 빠르게 악화할 수 있어, 적절한 예방 요법과 조속한 진단, 적극적인 치료가 중요하다. 지속적인 관찰과 조정을 위해 입원 치료를 받기로 결정하여 혈청 전해질 및 요산, 칼륨, 인산 등의 수치에 대한 평가와 교정을 8시간 간격으로 시행하였다. 항암화학요법 후 칼륨 수치가 4.8 mmol/L에서 5.8 mmol/L 그리고 6.2 mmol/L로 점차 상승하여 시행한 심근 세포의 손상을 초기 진단하는 데 사용되는 심근효소인 트로포닌 아이(troponin I)와 크레아틴인산화효소 MB동종효소(creatine kinase-MB isoenzyme, CK-MB) 검사에서는 이상 소견이 발견되지 않았다. 상승된 칼륨 수치를 낮추기 위해 경구 약제인 칼슘 폴리스티렌 설포네이트(calcium polystyrene sulfonate, 카리메트산) 10 g을 하루 3회, 소비톨 분말(sorbitol powder) 1 g을 하루 1회 시작하였다. 탄산수소나트륨(sodium bicarbonate, NaHCO3)을 체중당 1-2 mEq 정맥 내로 투여하면, pH가 0.1 상승할 때마다 칼륨은 1 mEq/L씩 감소하고, 심근과민성과 대사 산증을 완화시키는 효과가 있다. 탄산수소나트륨 100 mL를 5% 포도당 1리터 용액에 혼합하여 150 mL/hr 속도로 주입하면서 고칼륨혈증 및 소변량의 감소를 확인하고, 전해질 이상에 따른 임상 증상이 발생하는지 관찰하였다. 만약, 이와 같은 증상이 발생하면 혈액투석과 같은 적극적인 치료를 고려해야 한다.

3. 신장내과 협진 의뢰

대상자는 알로퓨린올 복용과 알칼리 수액 투여를 시작한 이후에도 요산 수치가 지속적으로 상승하였다. 이에 급성 신손상으로의 진행 위험성이 높아 신장내과 협진을 통해 0.9% 생리식염수를 시간당 120 mL 속도를 유지하였고, 라스부리카제(rasburicase) 11.5 mg을 생리식염수 50 mL에 희석해서 즉시 투약하였다. 칼슘 폴리스티렌 설포네이트는 그대로 유지하고 신손상 합병 시 추가 협진을 통해 신대체요법(renal replacement therapy, RRT)을 고려하기로 하였다.

알아보기

종양분해증후군의 치료

1. 수액요법, 이뇨제

- 고위험군 환자는 항암치료 시작 전 충분한 수액 치료를 시작
- 급성 신손상 예방: 신장 관류와 사구체 여과율을 증가시켜 요산과 칼슘-인 침전물의 세뇨관 침착을 최소화
- 수액요법: 항암화학요법 시작 24-48시간 전부터 2-3 L/m²/day의 속도로 시행
- 소변량은 80-100 mL/m²/hr 이상을 유지하노록 함
- 수액과다로 인한 부종, 폐부종 예방을 위해 필요시 이뇨제 사용(혈량 저하 또는 폐쇄요로병 동반 시 이뇨제 사용 금기)

〈계속〉

2. 알로퓨린올(allopurinol)

- 요산 생성 억제제(잔틴 산화효소 억제제)
- 고위험 환자는 항암 시작 2-3일 전부터 투약을 시작
- 용량: 300-600 mg/day 또는100 mg/m^2 8시간마다 사용(최대 800 mg/day)
- 상호작용 주의: 사이클로포스퍼마이드(cyclophosphamide), 벤다무스틴(bendamustine), 고용량 메토트렉세이트(high dose methotrexate), 암피실린(ampicillin), 아목시실린(amoxicillin), 카바마제핀(carbamazepine), 고리작용이뇨제(loop diuretics), 싸이아자이드(thiazide) 등
- 부작용: 피부발적, 가려움, 설사, 간기능 이상, 스티븐슨-존슨 증후군

3. 페북소스타트(febuxostat)

- 요산 생성 저해제(비퓨린 선택적 잔틴 산화효소 억제제)
- 잔틴(xanthine)과 하이포잔틴(hypoxanthine)이 요산으로 변환되는 것을 차단
- 알로퓨린올에 과민반응이 있거나 신기능 저하 환자에서 선호됨

4. 라스부리카제(rasburicase)

- 치료적 용량: 0.1-0.2 mg/kg/day(요산 수치 모니터링하면서 최대 7일까지 투여 가능)
- 재조합 요산 산화효소(recombinant urate oxidase): 요산을 용해도가 5-10배 강한 알란토인(allantoin)으로 전환
- 고위험 환자에게 예방적 사용 또는 알로퓨린올 효과 없는 경우 투약

5. 고칼륨혈증 조절

- 칼륨 포함된 수액 금지, 칼륨 제한 식이 제공
- 칼슘 폴리스티렌 설포네이트(calcium polystyrene sulfonate, 카리메트산)을 1 g/kg을 6시간마다 투여
- 속효성 인슐린(10-20단위)과 포도당 수액을 투약하고, 혈당 검사를 시행
- 심각한 부정맥 발생 시: 10% 칼슘글루코네이트 100-200 mg/kg 투약, 심전도 모니터링

6. 고인산혈증 조절

- 수산화 알루미늄 투약(인산염과 결합하여 대변으로 배설)
- 고칼슘혈증 없으면 탄산칼슘(calcium carbonate) 투약
- 인 함유 식품 제한

7. 저칼슘혈증 조절

- 무증상 저칼슘혈증은 일반적으로 치료하지 않음
- 저칼슘혈증 증상(테타니, 경련, 부정맥) 발생 시 10% 칼슘글루코네이트 투약
- 칼슘-인 침전 및 연조직 석회화 예방을 위해 신중히 투약

〈계속〉

8. 치료에 반응이 없거나 급성 신손상 발생 시 혈액투석을 시행

- 적응증: 심한 고요산혈증(>10 mg/dL), 고칼륨혈증(>6.5 mmol/L), 고인산혈증(>10 mg/dL), 증상이 있는 저칼슘혈증, 용량 조절에도 반응하지 않는 대사성 산증, 체액과부하

종양분해증후군의 치료는 위험도에 따른 예방적 치료를 우선 시행하며, 치료 효과를 평가하여 필요시 2차 약물이나 투석을 고려하는 단계적 치료 전략을 사용한다(그림 2).

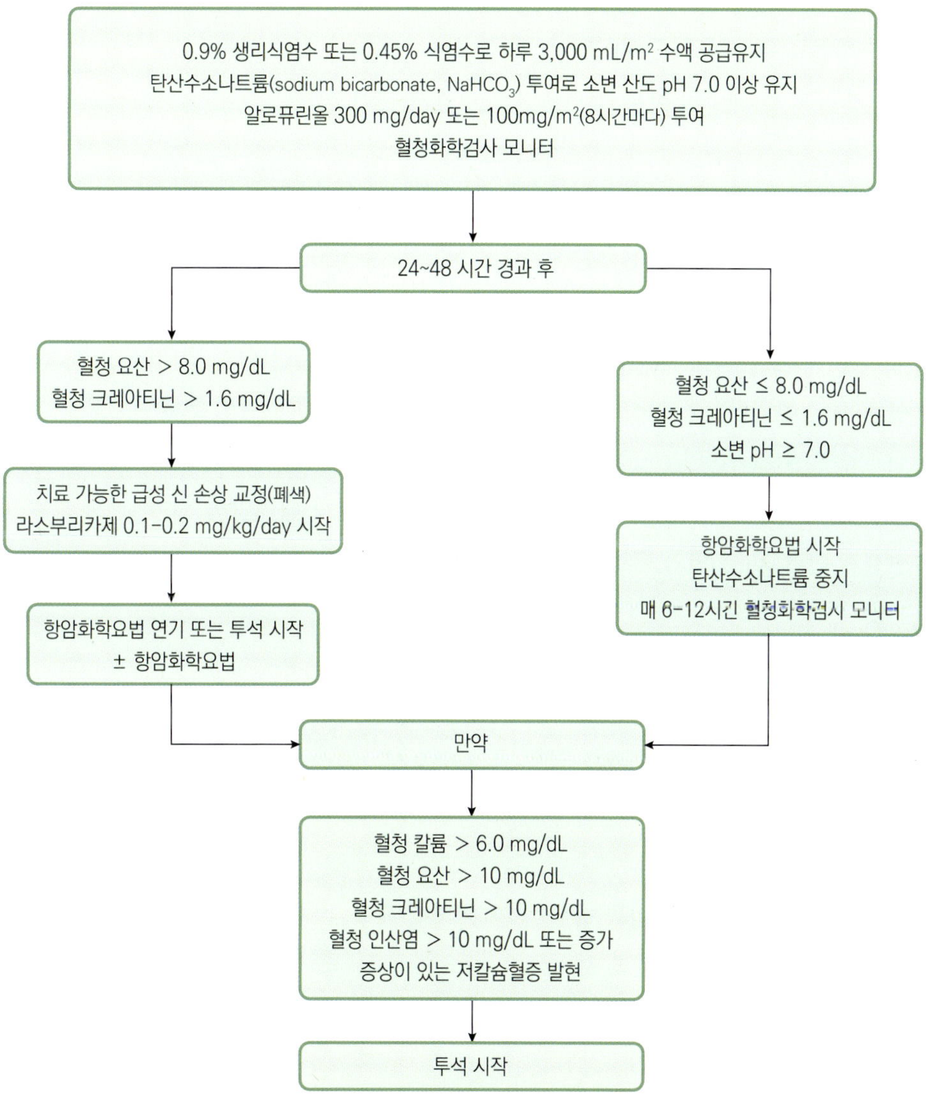

그림 2. 종양분해증후군 치료 알고리즘

4. 환자 교육과 상담

종양분해증후군의 대사 이상과 관련된 징후와 증상을 숙지하여 체계적인 환자 사정과 교육을 시행하였다.

- 항암화학요법 시작 전 고위험 환자 교육
  - 종양분해증후군의 발생 위험성과 주요 증상 설명
  - 하루 2-3 L(최소 8-10컵) 이상의 수분 섭취 중요성 강조
  - 고퓨린(육류, 해산물), 고인산(유제품, 견과류), 고칼륨(바나나, 감자) 식품 제한 안내
  - 알로퓨린올 등 예방적 약물의 복용법과 중요성 설명

- 종양분해증후군 관련 증상 모니터링
  - 전해질 불균형 증상 사정: 고칼륨혈증(심계항진, 부정맥), 저칼슘혈증(근육경련, 저림), 고인산혈증(구역, 구토)
  - 주요 검사 결과 모니터링: 요산, 칼륨, 인, 칼슘, 크레아티닌 수치의 의미 설명
  - 신체 계측 관리: 매일 체중, 섭취량과 배설량 측정의 목적과 방법 교육
  - 신기능 관찰: 소변량 감소, 소변색 변화, 부종 발생 시 즉시 보고하도록 안내
  - 심혈관계 관찰: 혈압 변화, 맥박 이상, 호흡곤란 발생 시 대처방법
  - 신경계 관찰: 의식 변화, 경련, 혼돈 등 발생 시 응급 대응 방법

- 안전한 환경 유지
  - 낙상 예방: 어지러움, 무력감으로 인한 낙상 위험 감소 전략
  - 감염 예방: 면역력 저하에 따른 위생 관리 중요성

- 가족 참여 유도
  - 보호자에게 모니터링 방법과 응급 상황 대처법 교육

질문 6 대상자에게 필요한 F/U 계획은 무엇인가?

1. 종양분해증후군 관련 검사 결과 추적 관찰

종양분해증후군의 치료는 예방적 수액요법, 요산 생성 억제제 또는 요산 분해 효소 투여, 대사이상 교정으로 이루어진다. 대상자는 신부전 예방을 위해 0.9% 생리식염수를 시간당 120 mL 속도로 정맥 투여하고, 경구 수분섭취를 격려하여 요산과 기타 대사산물의 신장 배설을 촉진하였다. 알로퓨린올 용량은 하루 300 mg으로 유지하고, 신기능 모니터링을 통해 필요시 용량 조절이 가능하도록 하였다(신부전 진행 시 알로퓨린올과 그 대사물의 축적 위험으로 최대 50%까지 감량 고려). 고칼륨혈증 치료를 위해 칼슘 폴리스티렌 설포네이트(카리메트산)를 투여하였고, 라스부리카제 투여 후 요산 수치가 감소하는 양상을 보였다.

치료 결과, 상승했던 요산(15.2 → 6.8 mg/dL), 칼륨(5.8 → 4.2 mmol/L), 인(6.1 → 3.8 mg/dL) 수치가 정상 범위로 감소하였고, 신기능도 점차 회복되는 추세를 보였다(크레아티닌 1.43 → 0.81 mg/dL)(표 4).

표 4. 검사결과 변화 추이

검사명 \ 시행일	9/2	9/2	9/2	9/3	9/3	9/3	9/4	9/4	9/4	9/5	9/5	9/5	9/6	9/6
WBC (x 10³/μL)	21,150			16,430			11,010						0.79	
Segmented neutrophil (%)	97.7			97.3			96.8						67	
ANC (x 10³/μL)	20.66			15.990			10,660						53	
LDH (lactate dehydrogenase)	4,181						2,286			1,102			887	
Na (mmol/L)	136	137	136	141	139	140	142	138	139	141	140	141	144	141
K (mmol/L)	6.2	5.8	4.5	4.3	3.8	3.8	3.5	3.4	3.8	3.2	3.4	3.2	3.2	4.0
Cl (mmol/L)	100	101	102	101	102	100	100	95	102	99	100	101	104	100
Ca, Ionized (mmol/L)	1.33	1.26	1.30	1.27	1.29	1.30	1.29	1.28	1.30	1.27	1.29	1.28	1.25	1.27
Ca (mg/dL)	9.5						8.6						8.7	
P (mg/dL)	6.7	6.4	6.5	6.4	6.1	6.0	6.4	6.2	5.5	5.3	4.4	4.0	3.9	3.7
Lactic Acid (mmol/L)	2.96			2.39						3.83			2.96	
BUN (mg/dL)	46.6	33.6		40.6	46.6		50.2			44.4			35.7	
Creatinine (mg/dL)	1.43	1.40		1.38			1.43	1.24	1.18	1.08			0.81	
Uric Acid (mg/dL)	18.9	19.2	17.9	16.5	15.1	14.7	6.2	4.8	5.4	5.6	6.2	6.6	6.7	6.6

2. 종양분해증후군 관련 증상 발현 여부 확인

종양분해증후군이 발생하면 심전도를 포함한 집중 감시와 반복적인 혈액검사가 필요하다. 예방과 마찬가지로 위험군에 따른 접근이 필요하다. 종양분해증후군 발생 시 나타날 수 있는 임상증상을 숙지하여 신체 검진과 관련 증상 발현 여부를 사정해야 한다. 이러한 과정을 통해 합병증을 조기에 발견하여 빠른 치료를 시작하는 것이 매우 중요하다. 급성 신손상을 예방하기 위해 하루 소변량이 3-4 L 정도 유지되도록 수액요법을 시행하였고, 체액 과부하의 위험을 고려하여, 수액요법 중 활력징후와 섭취/배설량을 측정하였다.

3. 추가 항암화학요법 계획 및 이차 종양분해증후군 예방

일부 비호지킨 림프종 환자는 첫 번째 항암화학요법 후 종양부담이 감소하여 이후 치료에서 종양분해증후군 발생 위험이 낮아지지만, 완전 관해가 되지 않은 경우 후속 치료에서도 발생할 수 있다. 따라서 다음 R-CHOP 항암화학요법 계획을 수립하고, 항암치료 시작 48-72시간 전부터 예방적 수액요법과 알로퓨린올 투여를 시작한다. 주요 증상과 예방법을 교육하고, 추후 항암화학요법 진행 전 관련 증상을 사정하며, 혈액검사 수치를 주의 깊게 모니터링한다.

4. 환자 교육 및 지지

종양분해증후군의 위험성과 경고 증상에 대한 환자와 보호자 교육을 지속적으로 실시한다. 충분한 수분 섭취의 중요성, 고위험 식품 제한, 처방된 약물 복용법을 강조하고, 퇴원 후 응급 상황 발생 시 즉시 내원해야 하는 증상에 대해 구체적으로 설명한다. 환자의 불안과 우려를 경청하고, 심리적 지지를 제공한다.

전문간호사의 역할

전문간호사는 고등급 림프종 환자의 첫 항암화학요법 후 종양분해증후군 발생 위험을 감지하여 대상자의 상태를 지속적으로 감시하고 평가하였다. 임상실무 전문가로서 종양분해증후군의 고위험군을 선별하고 위험 요인을 평가하며, 근거에 기반하여 종양분해증후군에 대한 임상적 판단을 수행하였다. 또한 전해질 불균형과 신기능 변화에 대한 세밀한 모니터링을 통해 카이로-비숍(Cairo-Bishop) 진단 기준에 따라 증상 및 검사 결과를 정확히 해석하는 역할을 담당하였다. 조정자로서 종양분해증후군의 예방과 조기 발견 및 빠른 문제해결이 가능하도록 의료진 간 효과적인 의사소통을 촉진하고 다학제적 접근을 조율하였다. 상담자와 교육자로서 환자의 신체 사정을 시행하고 검사결과를 종합적으로 분석하여 상담을 진행하였다. 상태 변화 시 일어날 수 있는 문제와 예방적 조치, 치료 과정 등의 교육을 대상자와 가족에게 제공하였으며, 응급상황 인지 및 대처 방법에 대한 구체적인 지침을 제시하였다. 또한 일상생활 복귀 시 자가 관리 방법 및 후속 치료 계획에 대한 정보를 제공하여 환자와 가족의 불안을 감소시키고 치료 참여를 독려하였다.

요약

63세 여자 환자가 경부 및 좌측 서혜부 림프절 종대로 내원하여 미만성 거대 B세포 림프종 3기로 진단받았다. 첫 번째 R-CHOP 복합항암화학요법 시행 전 종양분해증후군 예방을 위해 알로퓨린올 300 mg 투여와 충분한 수분 섭취를 권장하였다. 항암치료 종료 후 환자는 오심, 전신 피로감, 소변량 감소를 호소하였으며, 혈액검사에서 요산(15.2 mg/dL), 칼륨(5.8 mmol/L), 인(6.1 mg/dL) 수치 상승과 LDH(4,653 IU/L)의 현저한 증가를 보여 종양분해증후군으로 진단되었다. 활력징후에서 저혈압(92/53 mmHg)을 보여 응급실로 이송되었다. 치료는 0.9% 생리식염수를 이용한 적극적인 수액요법, 알로퓨린올 지속 투여, 라스부리카제 정맥주사, 전해질 교정을 시행하였다. 고칼륨혈증에 대해서는 칼슘 폴리스티렌 설포네이트와 탄산수소나트륨을 투여하였다. 치료 결과 요산(15.2 → 6.8 mg/dL), 칼륨(5.8 → 4.2 mmol/L), 인(6.1 → 3.8 mg/dL) 수치가 정상 범위로 감소하였고, 신기능도 점차 회복되어(크레아티닌 1.43 → 0.81 mg/dL) 안정된 상태로 퇴원하였다. 향후 추가 R-CHOP 항암화학요법 시행 전 48-72시간부터 예방적 수액요법과 알로퓨린올 투여를 계획하고, 혈액검사를 통한 지속적인 모니터링과 환자 교육을 통해 종양분해증후군 재발을 예방하기로 하였다.

사례로부터 배울 점

- 종양분해증후군은 암 또는 치료와 관련되어 나타나는 잠재적인 생명을 위협할 수 있는 응급 상황으로 빠른 진단과 적절한 치료는 증상 완화와 예후를 위해 매우 중요하다. 예방 요법이 부적절하거나 지연되는 경우 급성 신손상과 같은 추가적인 합병증의 발생 위험이 증가할 수 있다.
- 급성 신손상을 예방하고 사망을 막기 위해 빠른 진단과 중재가 이루어질 수 있도록 종양분해증후군의 고위험군에 대한 지식을 가지고 있어야 하고, 카이로-비숍 진단 기준을 활용한 정확한 평가와 치료 방법에 따라 전문간호를 수행할 수 있는 실무 역량을 갖추는 것이 필요하다.
- 급성 종양분해증후군의 위험 인자로는 치료 전 높은 혈청 LDH와 요산 수치, 종양의 높은 병기, 복강 내 침범이 있는 림프구성 종양, 체액량 부족, 농축된 산성뇨, 암조직 세포검사상 높은 핵분열수, 기존의 급성 신손상, 요관폐쇄, 패혈증 등이 알려져 있다. 특히 미만성 거대 B 세포 림프종과 같은 고등급 림프종의 첫 항암화학요법에서는 항암제 투여 전 48-72시간부터 예방적 중재를 시작하는 것이 중요하다.
- 종양분해증후군 치료의 1차적 목표는 급성 신손상을 예방하고 심한 전해질 불균형을 예방하는 것이다. 수액 보충과 요량, 고요산혈증, 전해질 불균형 이 세 가지를 조절하는 것이 중요하다. 또한 종양분해증후군의 대사이상 증상을 조기에 인지하고 즉각적인 중재가 이루어질 수 있도록 간호사의 세심한 관찰과 주기적인 환자 사정이 필수적이다.

참고문헌

- Howard SC, Jones DP, Pui CH. The Tumor Lysis Syndrome. N Engl J Med. 2011 May;364(19):1844 – 54.
- Kasper DL, Braunwald E, Hauser S, et al. Harrison's 내과학 제1권. 16th ed. 도서출판 MIP; 2006. p. 627–8.
- Kim DJ, Hahn JS, Jang JH, et al. Acute tumor lysis syndrome in patients with non-Hodgkin's lymphoma. Korean J Med. 2000 Mar;58(3):301–9.
- Kim H. Tumor lysis syndrome. Pediatr Emerg Med J. 2016 Dec;3(2):37–42.
- Lee SK, Geum MJ, Ko JH, et al. Use of Prophylactic Drugs according to Risk Classification for TLS in Patients with Hematological Malignancies. J Kor Soc Health-syst Pharm. 2023 Feb;40(1):59–71.
- Yarbro CH, Wujcik D, Gobel BH. 암환자 증상관리. 현문사; 2011. p. 464–74.
- 聖路加国際病院内科チーフレジデント. 내과 주치의 필수노트. 도서출판 대한의학; 2021. p. 235–7.

Index

한글

ㅂ

ㅅ

ㅇ

ㅈ

ㅊ

ㅋ ㅌ

ㅍ

ㅎ

영어

A

B

C

D E

F

G

H

I

J

L

M

N

O

P

Q

R

S

T

V